国家标准 GB 42301—2022
《口岸公共卫生核心能力建设技术规范》
解读

全国卫生检疫标准化技术委员会　编

中国海关出版社有限公司

·北京·

图书在版编目（CIP）数据

国家标准GB 42301—2022《口岸公共卫生核心能力建设技术规范》解读 / 全国卫生检疫标准化技术委员会编. 北京：中国海关出版社有限公司，2024. --ISBN 978 - 7 - 5175 - 0859 - 5

Ⅰ. R185.3-65

中国国家版本馆 CIP 数据核字第 2024UD6606 号

国家标准 GB 42301—2022《口岸公共卫生核心能力建设技术规范》解读

GUOJIA BIAOZHUN GB 42301—2022《KOUAN GONGGONG WEISHENG HEXIN NENGLI JIANSHE JISHU GUIFAN》JIEDU

作　　者：全国卫生检疫标准化技术委员会
责任编辑：吴　婷
责任印制：孙　倩
出版发行：中国海关出版社有限公司
社　　址：北京市朝阳区东四环南路甲 1 号　　邮政编码：100023
编 辑 部：01065194242-7532（电话）　　01065194231（传真）
发 行 部：01065194221/4222/4227（电话）　　01065194233（传真）
社办书店：01065195616（电话）　　01065195127（传真）
https：//weidian.com/？userid=319526934（网址）
印　　刷：北京联兴盛业印刷股份有限公司　　经销：新华书店
开　　本：787mm×1092mm　1/16
印　　张：21.5　　字数：483 千字
版　　次：2024 年 12 月第 1 版
印　　次：2024 年 12 月第 1 次印刷
书　　号：ISBN　978-7-5175-0859-5
定　　价：85.00 元

本书编委会

主　　编：朱兆银

副 主 编：陈孟裕、庞连萍、刘苏振

执行主编：周力沛

编　　委：霍益亮、王德伟、杨　光、滕文赫、施惠祥、张　升、王康琳、齐润姿、宋志刚、马　研、胡江雯、杨定波、周　斌、严毕冬、余世杰、黄亦馨、巫毅鸿、刘曦宇、席海洋、李　涵、陈　鑫、赵　鋆、宋　歌、卢嘉威、周冬根、李　红、刘永磊、靳木子、邱文毅

前 言

口岸公共卫生核心能力是《国际卫生条例（2005）》对缔约方在指定的口岸监测发现、科学预警、有效应对公共卫生风险和突发公共卫生事件的能力要求。加强口岸公共卫生核心能力建设是切实维护人民群众健康和生命安全、国家公共卫生安全的必然要求，更是履行政府职能、国际承诺的应尽之责。

国家标准 GB 42301—2022《口岸公共卫生核心能力建设技术规范》的颁布实施，标志着中国口岸公共卫生核心能力建设拥有了国家层面的强制性技术要求，进一步丰富完善了口岸公共卫生核心能力建设"三位一体"制度体系。为了更好地帮助广大读者学习和理解好该标准，编者组织相关专家对该标准进行了解读。

本书通过逐条解读的方式，系统介绍条目编制的依据、适用范围和特别情形，进一步明确了相关技术要求，同时梳理标准涉及的法律法规、规范性文件等内容，以帮助读者更好地理解标准，避免在实际工作中产生理解和执行的偏差。本书可供开展口岸公共卫生核心能力建设的单位和部门的人员培训、学习和参考之用。

本书由海关总署卫生检疫司和宁波海关牵头编写，海关总署国际检验检疫标准与技术法规研究中心、北京海关、呼和浩特海关、南京海关、杭州海关、福州海关、南宁海关等单位的多位同仁参与，在此一并向他们表示感谢。限于编者的水平、经验，本书疏漏之处在所难免，恳请广大读者批评指正。

编 者

2024 年 10 月

目　录

第一章

口岸公共卫生核心能力建设概述

第一节 定 义

口岸公共卫生核心能力是《国际卫生条例（2005）》对缔约方在指定的航空、水运、公路和铁路等口岸监测发现、科学预警、有效应对公共卫生风险和突发公共卫生事件的能力要求，包括协调沟通、风险防控、应急处治的能力，以及能够及时获取相应技术支持的能力。

第二节 口岸公共卫生核心能力建设的重要性

口岸公共卫生核心能力建设是口岸公共卫生治理能力和治理水平的综合体现，是有效应对复杂多变的国际公共卫生安全形势的重要抓手。加强口岸公共卫生核心能力建设，是切实维护人民群众健康和生命安全、国家公共卫生安全的必然要求，是维护社会和谐稳定、经济平稳发展的重要保障，是履行政府职能、国际承诺的应尽职责。

一、加强口岸公共卫生核心能力建设是落实总体国家安全观的必然要求

党中央、国务院高度重视口岸公共卫生核心能力建设，党的十八大以来，习近平总书记作出“筑牢口岸检疫防线”等系列重要指示批示。党的二十大报告明确提出，要“健全公共卫生体系，提高重大疫情早发现能力，加强重大疫情防控救治体系和应急能力建设”。《“健康中国 2030”规划纲要》明确提出要“持续巩固和提升口岸核心能力，创建国际卫生机场（港口）”。口岸是进出境的必经门户，是国内国际双循环的交汇枢纽，要坚决贯彻落实习近平总书记重要指示批示精神，从总体国家安全观的角度，以口岸公共卫生核心能力建设为抓手，牢固树立“大卫生、大健康”理念，构建地方政府及口岸运营单位、海关等多部门的口岸公共卫生治理多元共建格局，提升口岸公共卫生治理能力现代化水平。

二、加强口岸公共卫生核心能力建设是有效应对公共卫生风险的现实需求

进入 21 世纪，先后发生传染性非典型肺炎、甲型 H1N1 流感、埃博拉病毒病、寨卡病毒病、中东呼吸综合征以及新型冠状病毒感染等疫情，世界卫生组织自 2009 年以来共宣布 7 次“国际关注的突发公共卫生事件”。随着经济全球化进程加快，人流物流跨境规模突飞猛进，国际贸易往来、旅游、留学等交流互动不断增多，疫情跨境传播形势日趋严峻，有可能一次跨境航班便可传播疫病，口岸公共卫生工作面临的形势愈发严峻。因此，我国各口岸需要构建口岸公共卫生核心能力建设长效机制，提升包括预防、控制和应对突

发公共卫生事件的综合治理能力。

三、加强口岸公共卫生核心能力建设是助力高水平对外开放的发展需要

党的二十大报告指出，“推进高水平对外开放”“推动共建‘一带一路’高质量发展”“推动构建人类命运共同体”。构建人类卫生健康共同体是构建人类命运共同体的重要组成部分，中国在推动构建人类卫生健康共同体方面发挥了重要作用，积累了丰富的经验。建设更高水平开放型经济新体制，实施更大范围、更宽领域、更深层次的对外开放，构建以国内大循环为主体、国内国际双循环相互促进的新发展格局，推动共建“一带一路”高质量发展，随着高水平对外开放战略的实施，共建“一带一路”等倡议纵深推进，为口岸发挥更大作用提供了广阔空间，要以此为契机，将口岸公共卫生核心能力建设作为引领口岸公共卫生体系建设、深层次参与全球卫生治理的具体抓手和工作切入点，践行人类卫生健康共同体理念，加强与共建“一带一路”国家和地区进行卫生检疫合作，助力“健康丝绸之路”建设，在国际上积极分享口岸公共卫生核心能力建设经验，实现“中国经验，世界共享”。

第三节　建设过程

海关总署及各地海关是中国政府指定的《国际卫生条例（2005）》第 22 条所指的入境口岸主管机构。按照《国际卫生条例（2005）》缔约方承诺，2009 年，国家质量监督检验检疫总局[①]启动了中国境内口岸公共卫生核心能力建设工作，与各部门，各地方政府、口岸运营单位、口岸查验部门、技术支持部门等共同推动口岸公共卫生核心能力建设。截至 2023 年年底，中国共有 273 个口岸全部达到口岸公共卫生核心能力建设标准。

一、准备阶段（2005 年至 2008 年）

第 58 届世界卫生大会于 2005 年 5 月 23 日通过《国际卫生条例（2005）》，该条例于 2007 年 6 月 15 日生效。2007 年 5 月 14 日，中国政府在第 60 届世界卫生大会开幕当天发表声明:《国际卫生条例（2005）》适用于中华人民共和国全境，包括香港特别行政区、澳门特别行政区和台湾地区。按照国务院部署，国家质量监督检验检疫总局结合《国际卫生条例（2005）》对口岸公共卫生核心能力建设的要求，对运营口岸深入开展摸底调研，提出分步实施推进计划，充分做好口岸公共卫生核心能力建设的前期准备工作。

二、实施阶段（2009 年至 2014 年）

2009 年，国家质量监督检验检疫总局正式启动口岸公共卫生核心能力建设，明确建设目标和要求。鉴于中国口岸实际，中国政府于 2012 年 6 月向世界卫生组织申请延期两

① 2018 年 3 月，中共中央印发了《深化党和国家机构改革方案》，将国家质量监督检验检疫总局的出入境检验检疫管理职责和队伍划入海关总署。

年达标并获同意。2013 年 7 月，国务院办公厅转发国家卫生和计划生育委员会[1]等部门《关于切实履行〈国际卫生条例（2005）〉加快推进公共卫生应急核心能力建设的指导意见》，全力推动口岸公共卫生核心能力建设工作。到 2014 年 6 月，中国当时正常运营的对外开放口岸全部通过口岸公共卫生核心能力建设技术评审，世界卫生组织对此给予高度肯定，并于 2014 年 7 月在中国宁波召开指定入境口岸公共卫生核心能力建设国际研讨会，中国作为承办国在会上分享建设经验。

三、动态管理阶段（2015 年至今）

2018 年机构改革前，为建立健全长效工作机制，原国家质量监督检验检疫总局积极推进口岸公共卫生核心能力动态监督管理。2016 年 10 月，中共中央、国务院印发《"健康中国 2030"规划纲要》，明确提出要"持续巩固和提升口岸公共卫生核心能力，创建国际卫生机场（港口）"，口岸公共卫生核心能力成为国家公共卫生体系建设的重要内容。2018 年机构改革后，海关总署延续口岸公共卫生核心能力建设要求，强化顶层设计，完善建设机制和技术架构，持续组织开展年度口岸公共卫生核心能力建设达标考核和复核督查，进一步巩固、发展和提升中国口岸公共卫生核心能力。2023 年 2 月，中共中央、国务院印发《质量强国建设纲要》，明确提出要"持续推进口岸公共卫生核心能力建设，进一步提升防控传染病跨境传播能力"，口岸公共卫生核心能力建设成为推动高质量发展的重要举措。

第四节　建设成效

历经十多年的实践，我国依照法律法规，对接《国际卫生条例（2005）》对入境口岸公共卫生核心能力建设的要求，结合国家生态文明建设、总体国家安全观和打造现代化的疾病防控体系等要求，构建形成了"政府主导、企业主责、海关主管、多方联动"的建设模式，形成了口岸公共卫生核心能力动态管理机制，口岸资源得以有效整合。地方政府、口岸运营者、口岸查验部门和技术支持部门共同参与口岸公共卫生核心能力建设，整体打造口岸公共卫生安全治理"一盘棋"，实现了由单个口岸卫生安全"堡垒"到口岸卫生安全"长城"的模式转变。构筑全方位、坚固的口岸公共卫生安全屏障，可真正实现预防为主、共享共建、全民健康，形成"大卫生""大健康"多元共建格局。我国全面打造口岸公共卫生安全"防火墙"，营造了良好的口岸开放环境，切实履行了缔约国承诺。

口岸公共核心能力建设以地方政府为主导，强化部门间"信息互通、执法互助、处置互动"，充分发挥口岸运营者的主责作用，统筹深化"境外、口岸、境内"三道防线建设，实现"境外、国门、家门"全链条闭环管理，形成国际联通、国内融通的大协作、大

① 2018 年 3 月，根据第十三届全国人民代表大会第一次会议批准的国务院改革方案，设立国家卫生健康委员会，不再保留国家卫生和计划生育委员会。

联动良好局面，全面构建口岸疫情防控新格局。

口岸公共核心能力建设充分调动地方政府和口岸运营者的积极性，有效加大对口岸卫生检疫基础设施的投资力度，促进口岸软硬件环境的改善。上海港、厦门港成功建设邮轮母港；宁波以口岸公共核心能力建设为抓手，创建全国首个“全港创卫示范城市”，全力服务宁波舟山港世界一流强港建设。口岸公共核心能力建设营造了良好的口岸对外开放环境，有效促进外贸保稳提质，为地方生态安全、环境保护乃至城市发展重大战略提供保障，全面提升服务地方发展“贡献度”，为当地经济发展注入新动能。

此外，中国海关积极参与卫生领域国际组织和区域合作，利用口岸公共卫生核心能力建设的中国实践，为促进全球公共卫生治理贡献中国方案，全面提升全球公共卫生的中国“影响力”。世界卫生组织前总干事陈冯富珍女士用“非凡”一词高度评价中国口岸公共卫生核心能力建设工作。

第二章

标准制定情况概述

第一节 标准制定的目的和意义

一、目的

为适应当前公共卫生管理模式变化、国际疫情流行新形势、统一技术评价方法、国门公共卫生安全监管等要求，进一步完善口岸公共卫生核心能力建设技术评价体系，我国制定强制性国家标准《口岸公共卫生核心能力建设技术规范》，并将本项强制性国家标准与国家口岸公共卫生核心能力建设管理规章、验证规则相配套，与《中华人民共和国国境卫生检疫法》（以下简称《国境卫生检疫法》）、《中华人民共和国传染病防治法》（以下简称《传染病防治法》）、《中华人民共和国生物安全法》（以下简称《生物安全法》）、《中华人民共和国食品安全法》（以下简称《食品安全法》）、《突发公共卫生事件应急条例》等相关法律法规衔接，形成完善的口岸公共卫生核心能力建设制度体系。该标准也将融入口岸卫生检疫法律法规体系和国家公共卫生法律体系之中，成为国家卫生标准的组成部分。

二、意义

口岸公共卫生核心能力建设对口岸高水平对外开放发展具有以下几点意义。

一是健全口岸公共卫生体系。将本项工作纳入构建新时代中国特色口岸公共卫生体系，成为体系中的一项重要内容，同时也是落实《"健康中国2030"规划纲要》中"持续巩固和提升口岸公共卫生核心能力"的技术措施。

二是筑牢口岸检疫防线。构建口岸公共卫生安全屏障，是中国在对外交往和经济贸易中防控传染病、公共卫生有害物质等重大公共卫生风险跨境传播的有效途径，通过提升口岸公共卫生治理能力来服务国家全面对外开放。

三是满足地方经济和贸易开放发展的需要。口岸公共卫生核心能力建设是口岸对外开放建设的重要内容，是推进口岸卫生检疫执法和服务模式改革、提升口岸外贸进出境通关服务便利化水平的重要基础。

四是提升国际公共卫生治理软实力。形成与《国际卫生条例（2005）》等国际条约和标准接轨的口岸公共卫生核心能力国家标准体系，同时促进、加强国际公共卫生技术合作交流，开展联合公共卫生风险监测和信息通报，是口岸创建国际卫生港等具有安全、健康、卫生、环保理念的国际化人文品牌的必要条件。

第二节 标准制定与编写

一、标准制定过程

2022 年 12 月 29 日，国家市场监督管理总局（国家标准化管理委员会）以中华人民共和国国家标准公告 2022 年第 19 号发布了《口岸公共卫生核心能力建设技术规范》（GB 42301—2022），该标准自 2024 年 1 月 1 日起实施。

标准制定过程分为三个阶段。

（一）起草阶段

海关总署标准起草组完成《口岸公共卫生核心能力建设技术规范》（草案）的编写工作，较为详细地提出了各类型口岸的公共卫生核心能力建设要求；征求标准化专家意见后，将各类型口岸通用要求内容进行整合，对结构和内容重新提炼，突出条理性、精准性和可操作性，兼顾相关法律法规的规定和国家标准的要求，统一验证评价尺度，形成了《口岸公共卫生核心能力建设技术规范》（征求意见稿）。

（二）征求意见阶段

2022 年 5 月—6 月，海关总署向各直属海关和相关口岸业务联系单位征集了意见，同时向相关的部门（包括国家卫生健康委员会、应急管理部、国家市场监督管理总局、国家铁路局、国家疾病预防控制局等 9 个涉及的主管机构）发出征求意见函，并收到回函和意见反馈。此外，2022 年 5 月—7 月，还通过国家标准制修订管理信息系统对社会各界公开征求意见。《口岸公共卫生核心能力建设技术规范》（征求意见稿）共征集到意见建议 157 条，其中采纳 127 条、部分采纳 3 条、未采纳 27 条。2022 年 9 月，海关总署再次征求全国卫生检疫标准化技术委员会委员意见建议，共征集到意见建议 49 条，其中采纳 35 条、部分采纳 1 条、未采纳 13 条。

（三）技术审查阶段

2022 年 9 月 27 日，全国卫生检疫标准化技术委员会以线上视频会议方式在北京组织召开技术审查会。国家标准技术审评中心及全国卫生检疫标准化技术委员会的 60 名专家参加会议。会议听取了标准起草组的汇报，逐项进行审议和质询，通过了标准技术审查。

会议审查后，海关总署标准起草组汇总审查会议意见，并据此进行了修改，形成报批稿，上报国家标准化管理委员会。

二、标准编写的重点

在标准的编写中重点关注了以下几个方面的问题。

（一）明确标准的执行者和监督者

标准明确了口岸公共卫生核心能力建设的参与者，包括政府及其相关职能部门（如卫生健康、口岸管理、商务、交通运输、市场监管等部门）；执行和采取口岸卫生检疫措施的海关，以及边检、海事等口岸查验机构；承担口岸经营作业和安全、卫生、环保等主体责任的口岸运营者，以及交通工具运营者和食品饮用水生产经营单位；医学诊疗、实验室检测和鉴定、卫生监测、卫生处理、废弃物处置等技术支持部门。进一步明确了口岸公共卫生核心能力建设的监督管理者为海关总署，各级海关承担口岸公共卫生核心能力建设技术指导工作。

（二）内容结构体现技术性要求

内容结构较着重体现相关能力的技术性要求。

一是突出技术性规定。如涉及人事管理方面，突出专业技术岗位人员的技术能力要求，又如与政府等相关部门之间的沟通，突出信息互联和应急组织能力的要求。

二是将协调沟通能力与其他能力融合。联防联控机制各部门之间的政策协调、技术协作、应急协同、执法互助、信息互联、结果互认等协调沟通能力所涉及的技术性内容分别写入风险防控能力、应急处置能力和技术支撑能力的相关章节，分解到具体条款。

三是强调技术协作。为达到口岸公共卫生技术能力要求，可通过技术合作协议、委托协议和购买服务等方式实现技术协作，鼓励第三方专业机构参与提供技术服务。

四是增加实验室技术能力要求。将实验室检测鉴定能力和质量安全管理要求写入标准正文，突出了实验室检测和鉴定技术在口岸公共卫生风险防控和应急处置方面的重要性。

（三）兼顾不同口岸类别和口岸分级要求

一是明确纳入标准的口岸类别。鉴于不同口岸基础设施和业务量的差别较大，标准无法对所有口岸设置统一要求。纳入本标准[①]的口岸范围包括航空、水运、公路和铁路四类口岸，部分口岸如临时开放口岸、企业交通工具停靠点可以纳入其归属的口岸参与能力达标考核。由于口岸建设要求的差异，本标准不涵盖跨境通道、边民互市贸易区、非口岸检疫查验区（内陆监管场所、邮包处理区）等口岸和海关监管区域。

二是明确口岸范围和执法范围。本标准所指的口岸范围是依据国务院批复文件规定的口岸开放区域。本标准进一步强化口岸卫生监管部门之间执法监管合作要求，口岸公共卫生核心能力建设所涉及的卫生监督结果、检测报告、卫生许可证等验证材料均可以通过执法互助和结果互认等方式获得。

三是明确病媒生物监测范围。本标准的病媒生物监测范围是口岸区域及口岸区域向外

① 注：本书中的本标准均指国家标准 GB 42301—2022《口岸公共卫生核心能力建设技术规范》。

扩展 400 米的境内陆地区域，如遇城镇区域，可与地方相关部门合作开展病媒生物监测，或采纳地方监测数据。

四是明确实施提升要求的口岸。本标准的口岸分级与口岸开放考核的规定相统一，按照进出境人员、交通工具、货物的数量判定口岸等级。确定为按照提升要求进行达标考核的口岸包括：Ⅰ级口岸；有进出境旅客的Ⅱ级、Ⅲ级水运口岸和铁路口岸，不含Ⅱ级、Ⅲ级航空口岸和公路口岸；经评估为生物安全高风险的人员、运输工具、货物和物品的进境指定口岸。

（四）选择体现能力的关键指标

口岸公共卫生能力要求较多，本标准作为强制性国家标准，选择体现口岸公共卫生核心能力的关键指标来验证评价。

一是在口岸公共卫生核心能力建设的内容选择上，以制度建设、执行能力、人员能力、卫生设施和设备为主要内容。

二是在口岸公共卫生核心能力建设的范围选择上，强化两个方面的概念，即进出境环节和口岸区域，前者是指人员、交通工具、集装箱、货物、物品从离开境外口岸启航到本口岸通关放行的全过程，后者是指涉及自然生境、食品饮用水、公共场所、废弃物、病媒生物、储存场地等公共卫生风险防控的口岸开放区域。

三是本标准区别于业务规范。标准与业务规范的目的、范围和评价方法不一样，本标准主要规定了口岸公共卫生能力建设、评价和验证要求，与卫生检疫业务规范着重于规范卫生检疫执法监督行为和技术操作的要求不同，本标准对完善卫生检疫业务规范有借鉴意义，但不能替代业务规范。

（五）注重标准的普遍适用

一是对专用术语进行调整：引入风险管理、应急管理理念，减少使用行业机构的专用业务术语，如本标准中的风险识别对海关而言指检疫查验和卫生监督，对口岸运营者而言指能够识别异常健康状况。风险监测对海关而言指的是对人员传染病、病媒生物、食品饮用水和公共场所的卫生监测。

二是按技术方法分类编写：标准内容编写未按照现有监管部门职能分工范围来划分，也未按照人员、交通工具、集装箱、货物、物品等法定监管对象的类别划分，而是按照风险防控、应急处置、卫生检测等技术方法分类编写。

（六）确定验证方式和要求

标准确定了 4 种能力验证方式，对不同的能力要求提出验证重点。

一是验证审核：要求提供的客观证据应完整，形成可被阅读理解的文件资料，进行符合性审定。包括查文件、查记录、查档案、查图像等。

二是现场核查：要求口岸现场的检查、询问应能够证实相应的场地、设施、设备，以及网络和信息系统是真实存在、有效运行的，符合本标准相关要求。包括查流程、查记录、查装备、查网络、查信息系统等。

三是符合性比对：要求卫生检查、卫生处理、检测鉴定的结果，或经抽样分析的结果应符合预先设定条件的要求。包括盲样符合性比对、留样复测符合性比对、人员比对、常规实验符合性比对等。

四是模拟测试：要求应按照规范和流程完成设定场景的技术动作和问答，验证岗位人员的专业知识和技术操作能力。包括现场问答、模拟操作、书面考核等。

三、标准编写中把握的逻辑关系

（一）通用要求和提升要求的关系

一是通用要求和提升要求是面对不同对象的必选项。通用要求是基础性达标要求，提升要求是在达到基础性要求后增加的更高技术要求，提升要求不是可选项或附加项。

二是通用要求和提升要求在内容上均涉及软硬件两方面的要求。软件方面包括规范、操作、人员的能力，硬件方面包括设施、设备的能力。提升要求在信息化建设和口岸卫生设施方面提出更高要求，如具备信息数据处理平台，具备负压排查区、应急处置专用通道和区域等。

（二）与口岸对外开放建设的关系

一是口岸公共卫生核心能力建设标准是海关对口岸对外开放的要求之一。口岸运营者的口岸公共卫生管理能力和设施条件是口岸对外开放的条件之一，与《国境卫生检疫法》和海关总署发布的海关查验设施建设的公告要求相统一，而且功能描述更加具体。

二是在口岸对外开放建设的同时做好核心能力建设。在口岸对外开放建设的同时，海关和口岸运营者相互协调，明确口岸公共卫生核心能力建设的要求，完成口岸公共卫生核心能力建设的各项指标要求，并提出口岸公共卫生核心能力达标考核申请。

（三）与联防联控机制的关系

一是联防联控机制的主要内容都写入标准。联防联控机制各部门之间的政策协调、技术协作、应急协同、信息互联、结果互认等要求均在标准里有体现。

二是强化联防联控机制建设。首先是常态化的沟通联络机制应当保持，如各部门之间的联防联控工作机制会议制度，政策信息和口岸卫生检疫技术措施的通报。其次是具备有效的平急转换机制。突发事件的应急职责不能卸，组织不能散，应急机构和职能不能撤销，平时支持口岸卫生设施建设，应急处置时确保政策、资金、物资和人员支持，突发事件的通报和现场应急处置时信息传递通畅。

三是建立信息通报和共享机制。本标准明确了公共卫生风险监测预警信息数据共享的提升要求，包括：建立信息数据共享机制或平台，多部门参与，进出境监管对象的多渠道疫情监测，多部门信息数据交换（报告和反馈），多点触发预警，等等。风险监测预警信息数据共享的参与部门包括：地方政府及其口岸协调、医疗卫生、疾病预防控制、环境保护、交通运输、商务、市场监督、外办等管理部门；海关、边检、海事等口岸监管部门，以及国际旅行卫生保健单位；口岸运营者及其口岸食品饮用水生产经营、病媒生物防治、废弃物处置等单位；交通工具运营者及其代理单位。

四是发挥地方政府在突发公共卫生事件应急处置中的牵头作用。牵头作用具体体现在三个方面。一要履行应急处置牵头职责，地方政府根据《传染病防治法》《生物安全法》《食品安全法》《突发公共卫生应急条例》等法律法规规定履行应急处置牵头职责。二要建立口岸公共卫生核心能力建设长效机制，长效机制是否有效的体现包括：明确突发事件应急责任部门，在落实《质量强国建设纲要》和《“健康中国 2030”规划纲要》工作中将口岸公共卫生体系建设纳入政府年度考核机制，保障突发公共卫生事件应急物资和资金，等等。三要建立应急协同机制，将口岸突发公共卫生事件应急处置纳入地方突发事件应急机制；地方卫生管理部门牵头制定包括口岸进出境卫生检疫管控措施在内的突发公共卫生事件应急处置方案，海关在口岸协助地方政府完成口岸现场管控、信息通报和卫生检测任务。

（四）与技术支持部门的关系

一是技术支持部门是口岸公共卫生核心能力建设的参与方。鼓励政府、查验机构和口岸运营者等以外的技术机构参与口岸公共卫生核心能力建设。技术支持部门应按照政府和查验机构的要求提供技术支持，或者与口岸运营者签订委托服务协议，按照协议要求提供技术服务，对服务质量负责。技术支持部门也是口岸公共卫生核心能力的考核对象，但委托方应在委托合同或协议中明确要求和服务质量责任，在口岸公共卫生核心能力建设中不能简单地把出现的问题责任推脱给技术支持部门。

二是技术支持部门是海关和口岸运营者技术能力的补充。技术支持部门协助海关或口岸运营者处理自身无法解决的专业技术问题，但海关和口岸运营者还需要不断提升自身的技术能力，过度依赖技术支持部门的支持是不可取的，本标准的提升要求对海关自身具备独立开展风险防控和应急处置的技术能力提出了要求。

三是技术支持部门应当具备口岸公共卫生核心能力要求的技术资质或能力。为确保有效防控公共卫生风险，技术支持部门应具备按照强制性国家标准开展技术服务的人员和设施、设备条件，出具的技术报告必须真实、准确。

（五）与口岸运营者之间的关系

一是对海关和口岸运营者有不同的能力要求。同样一项工作，各参与者有不同的能力要求。例如在风险识别方面，海关承担进出境卫生检疫工作；口岸运营者应关注进出境环节和口岸区域的健康异常状况人员，发现后应及时报告；专业机构承担医学诊断、实验室检测等工作。又如在口岸病媒生物防控方面，海关以病媒生物监测发现高风险病媒生物的工作为主，口岸运营者以病媒生物防治达到国家标准要求的密度控制水平的工作为主。

二是界定口岸设施建设的主体责任。依据口岸开放建设、疫情应急联防联控机制、海关总署公告等要求，口岸运营者（包括食品饮用水供应单位）和委托的技术支持部门（包括废弃物处置、医学病媒生物防治等机构）承担相关设施的建设职责。

（六）与技术发展要求的关系

一是发挥技术发展导向作用。为促进口岸公共卫生能力的不断提升，在技术上要具备前瞻性，本标准设置了个别适度超前的条文，目的在于发挥口岸公共卫生风险防控技术发展的导向作用。如应用信息化技术平台、参与国家层面的专项技术工作、具备实验室全项目检测能力等要求。

二是留出后续配套标准的完善细化空间。本标准需要逐步完善配套标准，如风险监测标准、风险评估标准、应急处置标准、国际卫生港建设标准等。

（七）在执行标准过程中需要同步解决的问题

在执行标准过程中，要同步完善口岸公共卫生能力建设的制度体系，配套建立管理层面的法律法规、行政法令和规范性文件，从而使本标准的要求更好地落实，如明确口岸公共卫生核心能力建设的执行部门和监督管理部门；明确地方政府等口岸公共卫生核心能力建设参与者的职责分工；明确达标口岸的通关便利措施和未达标口岸的监管措施；明确国家（地区）间边境区域公共卫生双边业务合作制度；落实《生物安全法》有关高公共卫生风险监管对象进境指定口岸制度；建立地方政府对口岸公共卫生核心能力建设工作的长效机制；明确口岸卫生检疫专业岗位人员配备要求；口岸区域执法范围界定及与地方政府之间的执法监管协作；口岸公共卫生核心能力建设达标考核与口岸开放建设达标考核验收程序的衔接等。

（八）关于行政管理措施和专业技术措施

本标准纳入了行政管理措施中涉及技术层面的要求。考虑到公共卫生专业措施是基于控制传染源、阻断传播途径、保护易感人群的专业技术措施和建议，这些专业措施和建议很多需要通过行政强制性指令予以落实，如果以公共卫生风险防控和突发公共卫生事件应急处置为目的，就不能排除这些行政措施的专业属性，如突发公共卫生事件应急处置的组织、保障、预案、培训、预警等内容大多涉及行政措施，本标准将这些措施以技术要求的形式表述，纳入专业技术措施范畴。

其他一些行政管理要求，如成立组织机构、人员和单位资质等方面要求，又如“要求按照国家有关法律法规及规章执行”等指向不明确的表述，均未纳入本标准。

（九）关于参与者的职责问题

规定参与者的职责已经超出技术标准的内容范畴。参与方的职责主要依据分为以下两个方面。

一是由制定本标准所依据的法律法规、行政规章所规定的。也包括与之配套的强制性国家标准、各部门机构的职责分工、联防联控机制等现行制度体系规定的。法律法规、行政规章对地方政府和口岸查验部门在口岸开放和口岸建设中形成的行政约束，也同样体现在执行本标准的行为中，制定本标准的依据就是参与者执行本标准的职责依据。

二是地方政府落实相关国家战略的工作任务。国家发布的《质量强国建设纲要》和《"健康中国 2030"规划纲要》中均涉及口岸公共卫生体系建设的要求，地方政府在落实纲要要求时，应同时做好口岸公共卫生体系建设的强制性国家标准的应用。

第三节　制定原则和方法

本标准的编写坚持系统思维，充分引入风险管理、应急管理、联防联控机制、质量控制体系、技术协作、数据管理技术等现代管理理念和模式，与《国际卫生条例（2005）》的公共卫生管理理念充分衔接。

一、风险管理

（一）实现从管理几种传染病向管理公共卫生风险的转变

口岸公共卫生核心能力已经不限于对已知的几种传染病的管理，任何一种传染病或者公共卫生有害物质，如果存在跨境传播或者引起口岸公共卫生事件的可能性，就应当受本标准的约束。其技术措施的严格程度随着公共卫生风险等级的变化而变化。

（二）实现风险管理理念与口岸卫生检疫职能的契合

明确风险识别、风险监测、风险评估、风险预警和风险处置等各项风险管理措施的范围、方式和技术要求。

一是将口岸检疫查验、卫生监督等进出境传染病和公共卫生有害物质的检查、检测、鉴定等技术措施归入风险识别范畴，提出了口岸运营者和交通工具运营者对口岸公共卫生风险的识别和报告要求。

二是将进出境人员传染病、口岸食品饮用水卫生、口岸病媒生物、口岸公共场所的监测技术措施归入风险监测范畴。

三是将风险评估分为现场风险评估、监测风险评估、准入风险评估、传播风险评估和事件风险评估五类，分别对应口岸现场检疫查验和卫生监督、卫生监测、高风险物品准入、疫情跨境流行趋势、口岸突发公共卫生事件等风险评估要求。

（三）实现口岸公共卫生体系核心管理构件的搭建

将风险管理区别于应急管理，作为常态化口岸公共卫生风险管控的技术措施，任何能触发突发口岸公共卫生事件应急响应、启动应急预案的卫生检疫技术措施，均纳入风险管理范畴。

二、应急管理

（一）实现从应急预案管理向形成应急协同机制的转变

不能简单地用应急预案代替应急协同机制。突发公共卫生事件应急预案应当根据事件的原因、类别、传播范围、风险强度、技术能力、发展趋势和地理特性等因素的不同而进行调整和完善，即没有一成不变的应急预案。然而，突发公共卫生事件的应急协同机制是不变的，包括应急组织、应急预案和培训、应急响应和预警、应急技术措施、应急保障等应急管理措施。应急预案只是应急管理措施的组成部分，这些应急管理措施在触发应急响应、启动应急预案后应当由多个专业管理条线形成的应急协同机制来共同完成，无论口岸现场或口岸区域管理机构都无法单独应对突发公共卫生事件。

（二）实现针对性解决公共卫生事件的特殊需要

应急处置是针对口岸突发公共卫生事件而形成的管理机制，不属于常态化口岸公共卫生技术措施，对人员、技术、设施、设备等技术能力有更高的要求，面对突发事件，启动相关的应急协同机制，开展风险研判，划定应急响应等级，启动应急预案，控制传染源，阻断传播途径，保护易感人群，提供人员、技术、装备、资金、后勤等保障措施，均有别于常规风险处置，属于应急处置措施范畴。

三、联防联控机制

（一）实现联防联控机制的专业化要求

本标准进一步实现了联防联控机制的专业技术要求。口岸公共卫生联防联控机制涉及各部门之间的政策协调、技术协作、应急协同、执法互助、信息互联、结果互认等内容，与口岸公共卫生核心能力的要求目标一致，内容大部分重合，转化为本标准时，保留了涉及协调沟通、应急处置的技术性措施内容。

（二）实现联防联控机制的强制性要求

口岸公共卫生联防联控机制是一种多部门协调机制，在执行层面，由于各部门、各区域、各环节的制度性规定和要求不尽一致，往往影响政策的衔接和落实，存在实施效果无统一评判尺度等问题。转化为本技术标准后，在专业措施层面形成了强制性的技术要求和统一的评判标准。

四、质量控制体系

质量控制体系由制度体系控制、技术体系控制、评价体系控制三部分组成。

（一）纳入口岸公共卫生制度体系

在修订口岸公共卫生法律法规、行政规章、规范性文件、操作技术规范时，将口岸公共卫生核心能力建设作为建立口岸公共卫生风险跨境传播防控体系的重要组成部分，进一步完善口岸公共卫生体系。

（二）建立实验室检测质量控制体系

在人员培训、技术能力储备、设施安全性、装备有效性、岗位职能管理、操作过程质量控制、检测结果准确性评估、持续性人员能力提升等方面，确保实验室检测工作质量。

（三）建立口岸公共卫生核心能力建设考核评价体系

建立口岸公共卫生核心能力建设考核评价体系需要制订口岸公共卫生核心能力的验证审核、现场核查、符合性比对、模拟测试四种考核评价方式，细化风险防控、应急处置和技术支撑三种能力的具体验证内容，明确评价要求和尺度。

五、技术协作

（一）建立跨行业系统的技术协作机制

口岸卫生检疫执法监管的技术支持，不仅来源于海关系统自身的技术机构，还需要具备能力资质的地方政府或者其他专业技术机构提供支持，如医疗机构提供的医学检查和医学诊断，疾病预防控制机构提供的传染病监测和流行病学调查，医学检测机构提供的病原体检测，病媒生物防控机构提供的病媒生物鉴定和卫生处理，网络数据服务机构提供的网络监控和远程数据服务，以及相关的卫生技术培训等，建立跨行业系统的技术协作机制是提升能力的有效保障。

（二）统一地方技术机构参与口岸公共卫生技术活动的要求

一是明确参与口岸公共卫生技术活动的技术机构均应当符合口岸公共卫生核心能力的技术要求。二是提出结果互认的要求，以共同确认的技术规范为基础，地方技术支持部门（包括第三方技术机构）与海关技术机构所采取的卫生技术措施的结果和效果应予互认，避免出现重复检查、检测或鉴定等情形，提升口岸通关或通行效率。

（三）弥补口岸公共卫生风险防控技术能力短板

基于统一的口岸公共卫生核心能力要求，部分不具备技术能力的口岸运营者、海关可以委托或者寻求技术支持机构提供技术支持，包括远程技术支持。只要经过验证，该技术支持能够及时获取且能够有效实施，就可以确认该口岸符合口岸公共卫生核心能力的相关要求。

六、数据管理技术

（一）数据信息平台的建立和使用

标准中数据信息平台的内容主要涉及三个方面：一是地方政府的政务服务平台应具备面向公众的口岸公共卫生风险信息发布和咨询功能；二是地方疾病预防控制部门的传染病

疫情直报系统应覆盖海关，包括国际旅行卫生保健中心和口岸现场发现的疫情，报告形式规范、符合保密要求、内容可追溯；三是海关系统要完善智慧卫生检疫信息管理系统的应用，各海关之间实现信息数据直报。

（二）数据的收集、分析

标准提出的数据采集要求包括：一是进出境环节和口岸区域开展的卫生检疫业务数据的采集要求，强化智能终端设备数据采集功能的提升和应用；二是对风险监测和应急处置数据的评估分析要求，要求完成对卫生监测结果数据进行风险评估分析；三是对境外通航国家（地区）和口岸区域传染病疫情流行动态和公共卫生事件发生情况进行收集和分析的要求，如在举办重大国际交流活动时应开展疫情跨境传播风险评估。

（三）数据信息的交换和通报

本标准提出的信息数据交换和通报要求包括：一是实现海关与地方政府及其卫生管理部门、疾控机构之间的信息通报和风险预警；二是实现口岸查验单位之间的信息通报和风险预警；三是实现面向进出境旅客的进出境政策和国际旅行风险信息告知，实现前往境外地区的风险预警。

第四节　制定标准的依据

制定口岸公共卫生核心能力建设技术标准的依据包括：

一、《国际卫生条例（2005）》对入境口岸、风险监测和评估的要求；

二、《国境卫生检疫法》及其实施细则对检疫查验、传染病监测、卫生监督应急处置和口岸公共卫生能力的要求；

三、《传染病防治法》对传染病防控职能和信息通报的要求；

四、《生物安全法》对具有生物安全风险对象的管控要求；

五、《食品安全法》对食品检验和食品安全事故处置的要求；

六、《突发公共卫生事件应急条例》对应急组织、信息报告、应急处理和应急保障的要求；

七、《病原微生物实验室生物安全管理条例》对病原微生物实验室生物安全管理的要求；

八、《医疗废物管理条例》对医疗废物管理的要求；

九、海关总署公告 2021 年第 4 号《关于修订〈海关监管作业场所（场地）设置规范〉〈海关监管作业场所（场地）监控摄像头设置规范〉和〈海关指定监管场地管理规范〉的公告》中关于海关监管作业场所（场地）的要求。

上述法律法规、规章、规范性文件的内容摘要可参见本书附录。

第三章

标准条文解读

第一节　标准的适用范围

一、条目原文

本文件规定了口岸公共卫生核心能力建设的通用要求和提升要求，并描述了相应的验证方法。

本文件适用于经国家批准对外开放的航空、水运、公路和铁路等口岸的公共卫生核心能力建设。临时开放口岸、口岸开放预验收的技术要求可参照本文件。

本文件不适用于跨境通道、边民集市贸易区，以及非口岸区域的进境交通工具、集装箱、货物、物品的卫生检疫查验和卫生处理的场所。

二、依据

《国际卫生条例（2005）》第一编第二条、附件 1、附件 4。

三、解读

本条目明确了本标准的适用范围。

（一）“通用要求”是口岸公共卫生核心能力的基础要求，所有口岸均需达到此要求。

（二）“提升要求”是本标准 5.2 条所列的口岸在达到通用要求的基础上还需要达到的要求。

（三）“航空口岸”是指国际航班到达或离开的任何机场。

（四）“水运口岸”是指国际航行的船舶到达或离开的第一个海港或内陆水路港口。

（五）“公路口岸”是指有道路连接可供车辆通行的陆地进出境通道和区域。

（六）“铁路口岸”是指有铁路连接可供火车通行的陆地进出境通道和区域。

（七）“临时性开放口岸”是指经国家批准的非开放港口、水域、机场、陆路边境，允许人员、交通运输工具、货物、物品在一定期限内进出境。

（八）“口岸开放预验收”是指在国家口岸管理部门正式验收前，由地方政府参照本标准要求组织开展的验收评审活动。

（九）“边民集市贸易区”是指中国边境线 2 万米以内，经政府批准的开放点或指定的集市，边境地区边民可以在此区域内进行不超过规定的金额或者数量范围内的商品交换活动。

四、适用范围和特别情形

（一）本标准适用于航空、水运、公路和铁路等口岸的公共卫生核心能力建设。

（二）本标准适用于口岸公共卫生核心能力建设的技术支持部门或服务场所。

（三）临时开放口岸或准备对外开放的进境交通工具停靠点、作业区（如企业码头和场站，交通工具制造和维修企业的停靠点）可参照本标准执行。

（四）本标准不适用于临时公路通道、边民通道、水上渡口等跨境通道。

（五）本标准不适用于口岸区域以外的国际航行交通工具、集装箱、货物、物品的卫生检疫查验和卫生处理的场所。

第二节　规范性引用文件

相关标准及文件为对食品饮用水、公共场所、废弃物、病媒生物、船舶压载水（即压舱水），以及实验室管理等的卫生要求。所列标准及文件中的内容通过规范性引用而构成标准文件必不可少的条款。其中，注日期的引用文件，仅该日期对应的版本适用于本标准。不注日期的引用文件，其最新版本（包括所有的修改单）适用于本标准。具体包括：

GB 2761　食品安全国家标准　食品中真菌毒素限量

GB 2762　食品安全国家标准　食品中污染物限量

GB 2763　食品安全国家标准　食品中农药最大残留限量

GB 3552　船舶水污染物排放控制标准

GB 5749　生活饮用水卫生标准

GB 14881　食品安全国家标准　食品生产通用卫生规范

GB 16889　生活垃圾填埋场污染控制标准

GB 17051　二次供水设施卫生规范

GB 18466　医疗机构水污染物排放标准

GB 19489　实验室　生物安全通用要求

GB/T 23346　食品良好流通规范

GB/T 27025　检测和校准实验室能力的通用要求

GB/T 27404　实验室质量控制规范　食品理化检测

GB/T 27405　实验室质量控制规范　食品微生物检测

GB/T 27770　病媒生物密度控制水平　鼠类

GB/T 27771　病媒生物密度控制水平　蚊虫

GB/T 27772　病媒生物密度控制水平　蝇类

GB/T 27773　病媒生物密度控制水平　蜚蠊

GB 29921　食品安全国家标准　预包装食品中致病菌限量

GB 31650　食品安全国家标准　食品中兽药最大残留限量

GB 31650.1　食品安全国家标准　食品中 41 种兽药最大残留限量[①]

GB/T 31712　病媒生物综合管理技术规范　环境治理　鼠类

① 编者注：本标准为在国家标准 GB 42301—2022 上进行的补充。

GB/T 31717　病媒生物综合管理技术规范　环境治理　蚊虫

GB/T 32146.1　检验检测实验室设计与建设技术要求　第 1 部分：通用要求

GB/T 32146.3　检验检测实验室设计与建设技术要求　第 3 部分：食品实验室

GB 37488　公共场所卫生指标及限值要求

GB 50346　生物安全实验室建筑技术规范

RB/T 199　实验室设备生物安全性能评价技术规范

SN/T 1876　医学媒介生物标本采集、制作及保存规程

SN/T 3302　国境口岸医学媒介生物实验室建筑设计规范

WS 233　病原微生物实验室生物安全通用准则

WS/T 368　医院空气净化管理规范

WS/T 640　临床微生物学检验样本的采集和转运

CNAS—CL01—A001　检测和校准实验室能力认可准则在微生物检测领域的应用说明

CNAS—CL01—A002　检测和校准实验室能力认可准则在化学检测领域的应用说明

CNAS—CL01—A012　检测和校准实验室能力认可准则在卫生检疫领域的应用说明

CNAS—CL01—A024　检测和校准实验室能力认可准则在基因扩增检测领域的应用说明

CNAS—CL02　医学实验室质量和能力认可准则

2004 年国际船舶压载水和沉积物控制与管理公约①　国际海事组织（IMO）

第三节　标准的术语和定义

一、自然生境

（一）条目原文

3.1　自然生境　natural habitat

口岸区域及其周边 400 m 范围内适于病原微生物和病媒生物个体、种群或群落生活繁衍的自然环境。

［来源：《国际卫生条例（2005）》，有修改］

（二）依据

《国际卫生条例（2005）》附件 5。

（三）解读

本条目旨在明确口岸区域以及周边生物栖息的自然环境。

1.“自然生境”包括口岸区域的湖泊、河流、海域等自然水体，山丘、树林、草原等

① 编者注：此处与标准原文不一致，作者根据实际名称进行了修改。

自然地形，池塘、绿化带、灌木、沟渠等人造地形。

2.“口岸区域”是指经国家批准对外开放的口岸范围。

3.“周边 400 m 范围”是指口岸开放区域向境内陆地延伸 400 米的范围。

4.“病媒生物”是指能够将病原体从人或者其他动物传播给人的生物，如鼠、蚊、蝇、蚤类等。

二、特殊物品

（一）条目原文

3.2 特殊物品 special products

微生物、人体组织、生物制品、血液及其制品。

（二）依据

《中华人民共和国国境卫生检疫法实施细则》（以下简称《国境卫生检疫法实施细则》）第十一条。

（三）解读

本条目旨在明确具有公共卫生风险的特殊物品类别。

1.“微生物”是指可以侵犯人体，引起感染甚至传染病的微生物，包括病毒、细菌、真菌、放线菌、立克次氏体、螺旋体、衣原体、支原体、朊病毒等微生物菌（毒）种及样本，以及寄生虫。

2.“人体组织”是指人体细胞、细胞系、胚胎、器官、组织、骨髓、分泌物、排泄物等直接来源于人体的物质。

3.“生物制品”是指用于人类医学相关领域的疫苗、抗毒素、诊断用试剂、细胞因子、酶及其制剂，以及毒素、抗原、变态反应原、抗体、抗原－抗体复合物、核酸等生物活性制剂。

4.“血液”是指人类的全血、血浆、血清和特殊血液成分。

5.“血液制品”是指各种人类血浆蛋白制品。

三、口岸运营者

（一）条目原文

3.3 口岸运营者 operator of points of entry/exit

承担口岸经营作业以及安全、卫生、环保等主体责任的单位或个人，或者授权的相关单位或个人。

（二）依据

《国际卫生条例（2005）》第一条。

（三）解读

本条目旨在明确口岸区域与口岸公共卫生核心能力建设相关的运营单位和个人。

口岸运营者是承担口岸区域人员跨境通行、交通工具运营、货物装卸、物流仓储、生产加工、物资供应、公共场所和生活服务的经营主体，或其委托为口岸运营提供配套服务的食品生产经营、饮用水供应、储存场地、废弃物处置、卫生处理等单位。

四、公共卫生风险

（一）条目原文

3.4 公共卫生风险 public health risk

进出境环节或口岸区域发现受到感染或污染、携带感染源或污染源的可能性，特别是构成不利于人群健康的跨境传播的情况或突发公共卫生事件。

[来源：《国际卫生条例（2005）》，有修改]

（二）依据

《国际卫生条例（2005）》第一条。

（三）解读

本条目旨在明确口岸面临的公共卫生风险。

1.“进出境环节”是指进境人员、交通工具、集装箱、货物、物品从离开境外始发口岸开始，到目的地口岸完成通关为止的跨境航行或旅行全过程。出境人员、交通工具、集装箱、货物、物品从进入口岸区域开始，到完成出境为止的口岸通关环节。

2.“感染”见本标准 3.6 条的解读。

3.“污染”见本标准 3.7 条的解读。

4.“感染源”是指病原体自然生存、繁殖并排出的宿主或场所，如患有疾病且能排出病原体的人体，携带且传播病原体的野生动物和病媒生物，被污染的场所（空气、水源和物品表面），被污染的食品、烟雾、粉尘等物质。

5.“污染源”是指排放或携带有害物质或对环境造成有害影响的污染物（如物理性、化学性、生物性污染物），并成为播散污染的发生源（如被污染的场所、设备、装置、物品、人体）。

6.“构成不利于人群健康的跨境传播的情况”是指发现、发生不利于人群健康的人类传染病（如人体异常健康状况）、公共卫生有害物质（如核辐射超标）等风险因素，并存在跨境传播的可能性。

7.“公共卫生事件”是指突然发生，造成或者可能造成人群健康严重损害的传染病疫情、群体性不明原因疾病、食物中毒和职业中毒的事件，以及其他严重影响人群健康的有害物质污染的事件。

五、公共卫生有害物质

（一）条目原文

3.5 公共卫生有害物质 public health hazardous agent or matter

能够导致公共卫生风险（3.4）的有毒有害物质。

如核与辐射、生物战剂、化学毒剂等物质。

［来源：《国际卫生条例（2005）》，有修改］

（二）依据

《国际卫生条例（2005）》第一条。

（三）解读

本条目旨在明确可能造成人体健康损害的物质类别。

“有害物质”是指可能造成人群健康严重损害和环境污染的化学性污染物；使人致病、致癌、致死的核物质和过量放射性射线；通过病原体进入人类或动植物体内繁殖并引起大规模发病或死亡的生物制剂；具有剧烈毒性、能大规模地毒害或杀伤人畜和植物的化学毒剂等。

六、感染

（一）条目原文

3.6　感染　infection

传染性病原体进入人体和动物并在体内发育或繁殖，并可能构成公共卫生风险（3.4）。

［来源：《国际卫生条例（2005）》，有修改］

（二）依据

《国际卫生条例（2005）》第一条。

（三）解读

本条目旨在明确感染风险的成因。

“病原体”是指可造成人或动物感染疾病的微生物和寄生虫。病人、病原携带者和受感染的动物，因其体内有病原体生长、繁殖并且能排出病原体，能使病原体通过一定途径侵入另一机体，从而引发公共卫生风险。

七、污染

（一）条目原文

3.7　污染　contamination

传染性病原体或有害物质存在于人体或动物体表、在消费产品中（上）或在其他无生命物体（包括交通工具）上，并可能构成公共卫生风险（3.4）。

［来源：《国际卫生条例（2005）》，有修改］

（二）依据

《国际卫生条例（2005）》第一条。

（三）解读

本条目旨在明确污染风险的成因。

当传染性病原体或有害物质接触人体、动物、交通工具、集装箱、货物、物品等媒介物后，在人或动物的身体表面、消费产品内（表面）或其他无生命物体（包括交通工具）上附着存活，而依托媒介物的跨境航行或旅行引发的公共卫生风险。

第四节　口岸类型和分级解读

一、条目原文

4.1　口岸类型按进出境交通运输方式分为航空口岸、水运口岸、公路口岸和铁路口岸。

4.2　各类型口岸按建设规模分为Ⅰ级、Ⅱ级和Ⅲ级。

注：各类型口岸的分级见建标 185—2017 第八条、第四十二条、第七十二条、第一百零五条。

二、依据

建标 185—2017《国家口岸查验基础设施建设标准》第八条、第四十二条、第七十二条、第一百零五条。

三、解读

本条目确定了口岸分类和分级标准。

“交通运输方式”是指航空运输、水路运输、公路运输、铁路运输四种不同的运输方式。

口岸分级依据建标 185—2017《国家口岸查验基础设施建设标准》中规定的年进出境人员、货物、交通运输工具的吞吐量来判定。新建、改建、扩建的口岸分级按照口岸设计或口岸对外开放申报的吞吐量判定，参与核心能力建设复核的口岸分级按照前三年年度平均吞吐量判定。口岸年进出境人员、货物、交通运输工具的吞吐量中任一项达到标准即可做出相应分级判定。

四、适用范围和特别情形

本条目适用于航空、水运、公路和铁路口岸。

口岸与国家批复的口岸开放范围一致，上述口岸吞吐量是该口岸所有开放区域的业务量总和。

五、规范性引用文件

建标 185—2017《国家口岸查验基础设施建设标准》。

【口岸建设规模分级的标准】

根据建标 185—2017《国家口岸查验基础设施建设标准》，口岸建设规模分级的标准如下。

1. 水运口岸建设规模分级标准。

根据运输工具吞吐量等主要指标进行确定，前述主要指标由地方口岸主管部门会同有关部门合理审核确定。其中，旅检查验基础设施按照年进出境人员吞吐量确定，货检查验设施按照年进出境货物吞吐量确定，交通运输工具查验设施按照年进出境船舶吞吐量确定。水运口岸查验基础设施建设规模分级宜符合表 3–1 的规定。

表 3–1　水运口岸查验基础设施建设规模分级

配置等级	水运口岸进出境吞吐量区间		
	人员 Y（万人次 / 年）	货物 X（万吨 / 年）	船舶 Z（艘次 / 年）
Ⅰ级	Y ≥ 30	X ≥ 3000	Z ≥ 12000
Ⅱ级	5 ≤ Y<30	500 ≤ X<3000	2000 ≤ Z<12000
Ⅲ级	Y<5	X<500	Z<2000

2. 航空口岸建设规模分级标准。

航空口岸查验基础设施建设规模按照口岸设计的年进出境人员、货物吞吐量等主要指标进行确定，前述主要指标由地方口岸主管部门会同有关部门合理审核确定。其中，旅检查验基础设施按照年进出境人员吞吐量确定，货检查验设施按照年进出境货物吞吐量确定。特大型口岸（年进出境人员吞吐量 1000 万人次以上或年进出境货物吞吐量 100 万吨以上）查验基础设施建设规模由相应权限的发展改革部门在审批、核准该建设项目时参照本标准合理审核确定。具备国际中转功能的航空口岸，可依据实际情况配套建设封闭的国际中转场地和查验设施。航空口岸查验基础设施建设规模分级宜符合表 3–2 的规定。

表 3–2　航空口岸查验基础设施建设规模分级

配置等级	航空口岸进出境吞吐量区间	
	人员 Y（万人次 / 年）	货物 X（万吨 / 年）
Ⅰ级	Y ≥ 300	X ≥ 20
Ⅱ级	50 ≤ Y<300	2 ≤ X<20
Ⅲ级	Y<50	X<2

3. 公路口岸建设规模分级标准。

公路口岸查验基础设施建设规模按照口岸设计的年进出境人员、货物、交通运输工具吞吐量等主要指标进行确定，前述主要指标由地方口岸主管部门会同有关部门合理审核确定。其中，旅检查验基础设施按照年进出境人员吞吐量确定，货检查验设施按照年进出境货物吞吐量确定，交通运输工具查验设施按照年进出境车辆吞吐量确定。特大型口岸（年进出境人员吞吐量1000万人以上）查验基础设施建设规模由相应权限的发展改革部门在审批、核准该建设项目时参照本标准合理审核确定；受所属地理环境限制的边境公路口岸，在不影响查验功能发挥的前提下，可依据实际情况下调面积指标。公路口岸查验基础设施建设规模分级宜符合表3-3的规定。

表3-3 公路口岸查验基础设施建设规模分级

配置等级	公路口岸进出境吞吐量区间		
	人员Y（万人次/年）	货物X（万吨/年）	车辆Z（辆次/年）
Ⅰ级	Y ≥ 200	X ≥ 200	Z ≥ 200000
Ⅱ级	10 ≤ Y<200	20 ≤ X<200	30000 ≤ Z<200000
Ⅲ级	Y<10	X<20	Z<30000

4.铁路口岸建设规模分级标准。

铁路口岸查验基础设施建设规模按照口岸设计的年进出境人员、货物吞吐量等主要指标进行确定，前述主要指标由地方口岸主管部门会同有关部门合理审核确定。其中，旅检查验基础设施按照年进出境人员吞吐量确定，货检查验基础设施按照年进出境货物吞吐量确定。铁路口岸查验基础设施建设规模分级宜符合表3-4的规定。

表3-4 铁路口岸查验基础设施建设规模分级

配置等级	铁路口岸进出境吞吐量区间	
	人员Y（万人次/年）	货物X（万吨/年）
Ⅰ级	Y ≥ 50	X ≥ 1000
Ⅱ级	10 ≤ Y<50	100 ≤ X<1000
Ⅲ级	Y<10	X<100

第五节 标准的能力要求解读

一、通用要求

（一）条目原文

5.1 所有口岸应具备以下能力的通用要求：

a）公共卫生风险识别、监测、评估、预警和处置的风险防控能力；

b）控制感染源或污染源，切断传播途径，保护易感人群，降低或消除公共卫生风险的应急处置能力；

c）提供医学检查、医学诊断、卫生检测和鉴定、卫生处理等技术支撑的能力。

（二）依据

《国际卫生条例（2005）》附件 1。

（三）解读

本条目明确口岸必须具备的基础能力。应具备的基础能力可以描述为以下几个方面。

一是了解公共卫生风险产生的原因以及其传播途径；能够在出现突发公共卫生事件时对其识别；可以根据发现的情况评估此次事件的风险等级；及时与相关部门、企业联系发出预警信息；采取各种措施和方法对已发生的公共卫生事件做出处置。

二是发现感染源或污染源后可以及时控制污染区域，立刻切断可能让感染源或污染源扩散传播的途径，对可能感染的人群进行隔离，消灭感染源或污染源，尽可能减少事件发生时造成的损失。

三是可以通过对进出境人员健康状况进行医学检查得到是否存在染疫风险的判定；可以对口岸（包括环境、物品、食品、饮用水、固液体废弃物等）的卫生情况进行检测鉴定；可以对发现健康异常症状人员实施隔离、留验、就地诊验等医学措施，对可能受到污染的进出境交通工具、环境、物品等实施消毒、除鼠、除虫、除污等卫生措施。

本条目 a）中：

1.“风险识别”是指发现、判定人类传染病和公共卫生有害物质及其传播媒介、可能导致公共卫生风险跨境传播的行为等风险要素的过程。

2.“风险监测”是指通过信息采集、现场监测和实验室检测等技术手段，对公共卫生风险要素的事件、过程、现象、后果进行观察、检测、鉴定、记录，判定是否存在和量化的过程。

3.“风险评估”是指判定口岸公共卫生风险要素的产生原因、严重程度和影响范围，提出针对性的防控意见的过程。

4.“风险预警”是指根据风险识别、风险监测、风险评估的结果，向口岸监管部门、口岸运营主体、进出境相关单位和社会公众通报或发布风险警示信息，帮助和指导防控口岸公共卫生风险。

5.“风险处置”是指通过消除、转移、降低、控制口岸公共卫生风险，达到相关卫生标准，使其不足以产生公共卫生危害跨境传播。

本条目 b）中：

1.“感染源”见本标准 3.4 条的解读。

2.“污染源”见本标准 3.4 条的解读。

3.“传播途径”是指病原体、公共卫生有害物质从传染源或污染源排出，经过一定的传播方式，到达与侵入新的易感者的过程。传播方式包括且不限于：

（1）空气传播：经被污染的飞沫、飞沫核、尘埃等传播；

（2）医源性传播：经医学检查、卫生检查、生物制品等传播；

（3）介水传播：经饮用或接触受病原体污染的水、水源、管网系统传播；

（4）食物传播：经被污染的食品，食品包装和器具，食品生产、加工、运输、储存和销售环节传播；

（5）接触传播：经直接、间接接触传染源或污染源（如生活用品、邮件等）传播；

（6）病媒生物传播：经啮齿动物（如鼠类）、节肢动物（如昆虫纲的蚊、蝇、蚤、虱，蛛形纲的蜱、螨等）体内繁殖成为宿主或机械性携带传播；

（7）土壤传播：经被污染的土壤传播（如肠道寄生虫、破伤风杆菌、炭疽杆菌等）；

（8）母婴传播：经被感染的母体传播给子代。

4.“易感人群”是指对某种传染缺乏免疫力、易受感染的人群。

5.“应急处置”是指应对口岸突发公共卫生事件所实施的应急制度建设、应急组织、应急响应、应急培训演练和应急处置措施，以及人员、资金、技术、设施、设备等应急保障，应急处置是多部门多岗位参与的公共卫生联防联控和技术协作。

本条目 c）中：

1.“医学检查”是指以排除传染病为目的，通过临床仪器设备和技术手段对人体进行观察、测量和评估，获取人的身体健康状态或所患疾病的情况。

2.“医学诊断”是指医疗机构开展医学诊查并出具疾病诊断报告。

3.“卫生检测和鉴定”是指实验室依据标准进行的有害物质、病原体检测，以及病媒生物鉴定。

4.“卫生处理”是指消毒、除鼠、除虫、除污等卫生措施。

（四）适用范围和特别情形

本条目适用于航空、水运、公路和铁路等口岸。

二、提升要求

（一）条目原文

5.2 下列口岸还应具备本文件风险防控能力、应急处置能力、技术支撑能力的提升要求：

a）Ⅰ级口岸；

b）有进出境旅客的Ⅱ级、Ⅲ级水运口岸和铁路口岸；

c）经评估为生物安全高风险的人员、运输工具、货物和物品等的进境指定口岸。

（二）依据

《国际卫生条例（2005）》附件 1。

（三）解读

本条目明确适用本标准提升要求的口岸范围。

本条目 a）中：

“Ⅰ级的口岸”是指依据建标 185—2017《国家口岸查验基础设施建设标准》的口岸分级规定判定为Ⅰ级的航空、水运、公路和铁路等口岸。

本条目 b）中：

“有进出境旅客的Ⅱ级、Ⅲ 级水运口岸和铁路口岸”是指有客运航线进出境的水运口岸（如客轮、邮轮），有旅客列车进出境的铁路口岸。

本条目 c）中：

“进境指定口岸”是指海关总署根据《生物安全法》规定，经风险评估并公布的生物安全高风险人员、交通工具、货物和物品的进境指定口岸。

本条目 c）中的生物安全高风险情形包括，但不限于：

1. 世界卫生组织宣布某种传染病疫情全球大流行；

2. 世界卫生组织宣布某种传染病疫情或其他生物安全相关事件为“国际关注的突发公共卫生事件”；

3. 境外国家或地区出现某种不明原因疾病暴发、流行的；

4. 境外国家或地区发生生物安全事件并可能存在输入风险的；

5. 短时间内境内多个口岸发生因进境人员、交通工具引发的严重危害口岸公共卫生安全的事件，且有证据表明相关事件之间有关联性。

（四）适用范围和特别情形

本条目适用于航空、水运、公路和铁路等口岸。

不适用提升要求的口岸包括：

1. Ⅱ级、Ⅲ级的航空口岸和公路口岸；

2. 无进出境旅客的Ⅱ级、Ⅲ级水运口岸和铁路口岸；

3. 生物安全高风险的人员、运输工具、货物和物品等的出境口岸。

第六节 风险防控能力解读

一、口岸公共卫生风险识别与监测技术操作规范的要求

（一）条目原文

6.1.1.1 应建立口岸公共卫生风险识别与监测技术操作规范，包括范围、方法、判定标准、技术要求等内容，并满足以下要求：

a）建立进出境人员、交通工具、集装箱、货物、物品公共卫生风险防控措施和要求，具有识别传染病和公共卫生有害物质的感染或污染风险，以及进出境特殊物品、尸体、骸骨公共卫生风险的能力，具有识别卫生处理指征的能力。

b）建立口岸区域食品、饮用水、公共场所、固液体废弃物、病媒生物等公共卫生风

险防控措施和要求。食品生产、食品销售、餐饮服务单位应建立食品安全自查评价、进货检查验收、加工储运等安全卫生控制措施，食品中真菌毒素、污染物、农药、兽药、致病菌等的限量符合 GB 2761、GB 2762、GB 2763、GB 31650、GB 29921 的要求；饮用水供应单位建立水质检验、设施防护、储存供应等卫生控制措施；公共场所经营单位应开展公共场所空气质量、微小气候、水质、公共用品用具等卫生检测和控制，符合 GB 37488 的要求；口岸运营者应建立口岸区域固液体废弃物的收集网络，实施卫生处理、集中存放和收运，与城市转运处置设施衔接。

注 1：交通工具指用于国际航行的航空器、船舶、火车、公路车辆或其他交通运输工具。

注 2：物品指行李物品、邮递物品和其他物品。

（二）依据

1.《国际卫生条例（2005）》第二十二条、第二十三条第一款、第二十七条第一款、第二十八条、附件 1、附件 2。

2.《生物安全法》第十四条、第十五条、第十八条、第二十三条、第二十四条。

3.《国境卫生检疫法》第十条、第十五条、第二十二条、第二十四条、第三十四条。

4.《国境卫生检疫法实施细则》第十九条。

（三）解读

本条目明确了应建立不同类别的公共卫生风险识别与监测技术操作规范的要求。

“监测技术操作规范”是指用于在进出境环节和口岸区域实施卫生检疫查验和卫生监督措施的操作指导性规范和程序。

本条目 a）中：

1.“人员”是指进行跨境旅行的所有进境、出境、过境的人员，以及交通工具上的员工。

2.“集装箱”是指适合反复使用、安装了易于搬运的装置、便于装卸、以一种或多种运输方式运送货物的运输设备，包括航空、水运、公路和铁路使用的货物运输设备。

3.“货物”是指使用交通工具或集装箱运载的贸易性商品。

4.“公共卫生风险防控措施和要求”是指消除、转移、降低、控制进出境公共卫生风险，从而达到相关卫生标准，或使得风险不足以导致公共卫生危害跨境传播的医学措施和卫生措施。此处还包括对这些措施的规范性实施要求。

5.“公共卫生有害物质”参见本标准 3.5 条的解读，可能导致公共卫生危害的有害物质包括但不限于以下几项。

（1）砷、镉、钴、铬、汞、铅、锌等重金属离子。

（2）国家禁止生产、使用和进出口的剧毒或高毒农药。

（3）列入国家禁止进口货物目录的化学性有害物质。

（4）列入国家严格限制的有毒化学品名录的化学性有害物质。

（5）列入国家限控的持久性有机污染物名录的有机污染物。

（6）核与辐射物质：能够自发核衰变释放出 α、β 或 γ 射线的天然和人工放射性物质，产生中子的中子发生装置，以及经过加工能够用于核工业及军事等用途的核材料。

（7）生物战剂：细菌类（如炭疽芽孢杆菌、鼠疫耶尔森菌、霍乱弧菌、布鲁氏菌属、土拉弗朗西斯菌、鼻疽伯克霍尔德菌、伤寒杆菌、痢疾杆菌、大肠杆菌 O157:H7、结核分枝杆菌）、病毒类（如天花病毒、埃博拉病毒、马尔堡病毒、裂谷热病毒、拉沙热病毒、口蹄疫病毒、禽流感病毒）、真菌类（如荚膜组织孢浆菌、肺球霉菌、烟曲霉菌）、立克次氏体类（如普氏立克次体）、衣原体类（如鹦鹉衣原体）、毒素类（如肉毒毒素、相思子毒素、产气荚膜梭菌 ε 毒素、蓖麻毒素、金黄色葡萄球菌肠毒素）等各种生物病原体和毒素。

（8）化学毒剂：神经性毒剂［如沙林、梭曼、塔崩、维埃克期（VX）等］、糜烂性毒剂（如芥子气、路易氏剂等）、全身中毒性毒剂（如氢氰酸、氯化氰等）、窒息性毒剂（如光气、双光气等）、失能性毒剂［如华兹（BZ）毒剂、一些麻醉性强效镇痛剂等］。

6. 传染病的感染或污染风险包括但不限于：

（1）进出境人员感染传染病；

（2）进出境人员存在疑似传染病的异常健康状况（健康异常症状或体征）；

（3）进出境人员来自传染病疫情暴发流行区域；

（4）进出境人员出现不明原因死亡；

（5）进出境交通工具来自传染病疫情暴发流行区域；

（6）进出境交通工具的食品、饮用水被病原体污染；

（7）进出境交通工具、集装箱、货物、物品中或表面存在病媒生物；

（8）进出境交通工具、集装箱、货物、物品，以及其包装物和废弃物被传染病病人或其排泄物、分泌物污染；

（9）进出境野生动物、病媒生物。

7. 公共卫生有害物质的感染或污染风险包括但不限于：

（1）进出境人员被有害物质污染；

（2）进出境人员随身携带物检出有害物质；

（3）进出境行李物品、邮递物品或其他物品检出有害物质；

（4）进出境交通工具、集装箱、货物及其包装物和废弃物检出有害物质。

8. 特殊物品、尸体、骸骨公共卫生风险包括但不限于：

（1）进出境特殊物品未取得有关管理部门的批准文件；

（2）进出境特殊物品及其包装、运输、储存和使用不符合生物安全要求；

（3）进出境尸体的死因是感染传染病死亡或死因不明；

（4）进出境尸体的处理不符合防止疾病传播的要求；

（5）进出境骸骨的处理不符合防止疾病传播的要求。

9.“卫生处理指征”是指实施卫生处理措施应具备的行政技术规定、风险评估结果、公共卫生风险、公共卫生事件等适应特征，包括但不限于：

（1）被检疫传染病污染的进出境交通工具、集装箱、货物、物品；

（2）发现与人类健康有关的病媒生物的进出境交通工具、集装箱、货物、物品，以及包装物；

（3）承运因传染病死亡或死因不明的进出境人员的交通工具；

（4）被病原体污染的进出境交通工具的食品、饮用水；

（5）检出病原体，且适用于《2004年国际船舶压载水和沉积物控制与管理公约》控制要求的船舶压载水（即压舱水）；

（6）进境交通工具卸下的人体排泄物；

（7）进境交通工具卸下的可能引起传染病传播的生活垃圾、废水等固体和液体废弃物；

（8）进境废交通工具，及其可能引起传染病传播的固体、液体废弃物；

（9）进境集装箱、货物、物品发现人体排泄物；

（10）发现存在传播检疫传染病风险的固体废弃物的进出境集装箱、货物、物品，以及包装物；

（11）发现破损泄漏或有病媒生物的进出境尸体、特殊物品的外包装；

（12）可能被检疫传染病污染的环境和物品；

（13）涉及突发公共卫生事件的进出境交通工具、集装箱、货物、物品，以及环境。

本条目 b）中：

1.“口岸区域”见本标准3.1条的解读，如果口岸区域内无实施进出境集装箱、货物和物品卫生检疫查验和卫生处理的区域，或无为进出境人员提供食品饮用水供应、公共场所、废弃物处置、病媒生物防控等服务的单位，其他相关区域也适用于本条目要求。

2.“公共卫生风险防控措施和要求”见本标准6.1.1.1条a）的解读。

3.“食品安全自查评价”是指对食品生产、加工、销售、运输、储存等重点环节和从业人员管理等食品安全隐患进行抽查或全面检查，并做出是否符合制度、规范、流程要求的评价意见。

4.“进货检查验收”是指对食品原材料、食品成品、预包装食品等在进货环节对供应单位、货物品种和质量、相关票据的检查验收。

5.“加工储运”是指对食品加工和储运环节的卫生、安全管理。

6.“水质检验”是指对供应进出境人员、交通工具的生活饮用水应按规定实施物理、化学、卫生、感官性状指标的水质检验。

7.“设施防护”是指对供应进出境人员、交通工具的生活饮用水设施，以及相关管道和器具所采取的卫生防护措施，避免微生物和化学性有害物质污染。

8.“储存供应”是指供进出境人员、交通工具的生活饮用水的储存设施和设备、供应车辆（船）、容器和器械。

9. 口岸区域产生的生活性固液体废弃物应按如下方式处理：

（1）在废弃物产生场所设立收集存放点、在口岸区域设立集中收集存放点，并形成收集网络；

（2）按照规定实施卫生处理；

（3）与废弃物处置单位建立委托协议，集中存放和收运；

（4）做到口岸区域收集网络与城市转运处置设施衔接，或按地方相关规定进行处置。

（四）适用范围和特别情形

本条目适用于：

1. 海关在进出境环节的卫生检疫查验和卫生监督行为；

2. 海关在口岸区域食品、饮用水、公共场所、固液体废弃物、病媒生物的卫生监督行为；

3. 口岸运营者在口岸区域对食品、饮用水、公共场所、固液体废弃物、病媒生物公共卫生风险的防控措施；

4. 口岸区域食品生产、食品销售、餐饮服务单位的食品安全卫生控制措施；

5. 饮用水供应单位的水质卫生控制措施；

6. 公共场所经营单位的公共场所卫生检测和控制措施；

7. 口岸运营者的固液体废弃物的卫生控制措施。

各单位的技术规范应符合本口岸类别、业务种类、监管部门职能等实际情况，不能照抄、照搬上一级海关的规定或其他技术方案。上一级海关发布的技术方案能够满足本口岸业务需要的，可以直接使用。

本条目“公共卫生风险识别与监测”中的“监测”是指依托进出境环节的卫生检疫查验和卫生监督开展的传染病监测或卫生监测活动，如人员传染病监测、船舶压舱水放射性监测等，应注意与本标准 6.1.1.2 条中的专项监测活动的区别。

允许豁免范围如下：

1. 无进出境集装箱的口岸，如专用散杂货口岸区域，可不制订集装箱卫生检疫技术规范。

2. 无旅客口岸，可不制订旅客卫生检疫技术规范。

（五）规范性引用文件

1. GB 2761—2017《食品安全国家标准　食品中真菌毒素限量》。

2. GB 2762—2022《食品安全国家标准　食品中污染物限量》。

3. GB 2763—2021《食品安全国家标准　食品中农药最大残留限量》。

4. GB 31650—2019《食品安全国家标准　食品中兽药最大残留限量》。

5. GB 31650.1—2022《食品安全国家标准　食品中 41 种兽药最大残留限量》。

6. GB 29921—2021《食品安全国家标准　预包装食品中致病菌限量》。

7. GB 37488—2019《公共场所卫生指标及限值要求》。

【食品中真菌毒素限量指标要求】

GB 2761—2017《食品安全国家标准　食品中真菌毒素限量》（节选）[①]

4　指标要求

4.1　黄曲霉毒素 B_1

4.1.1　食品中黄曲霉毒素 B_1 限量指标见表 1。

表 1　食品中黄曲霉毒素 B_1 限量指标

食品类别（名称）	限量 μg/kg
谷物及其制品	
玉米、玉米面（渣、片）及玉米制品	20
稻谷[a]、糙米、大米	10
小麦、大麦、其他谷物	5.0
小麦粉、麦片、其他去壳谷物	5.0
豆类及其制品	
发酵豆制品	5.0
坚果及籽类	
花生及其制品	20
其他熟制坚果及籽类	5.0
油脂及其制品	
植物油脂（花生油、玉米油除外）	10
花生油、玉米油	20
调味品	
酱油、醋、酿造酱	5.0
特殊膳食用食品	
婴幼儿配方食品	
婴儿配方食品[b]	0.5（以粉状产品计）
较大婴儿和幼儿配方食品[b]	0.5（以粉状产品计）

① 编者注：加框内容为直接引用的标准等内容。

表 1　食品中黄曲霉毒素 B_1 限量指标（续）

食品类别（名称）	限量 μg/kg
特殊医学用途婴儿配方食品	0.5（以粉状产品计）
婴幼儿辅助食品	
婴幼儿谷类辅助食品	0.5
特殊医学用途配方食品[b]（特殊医学用途婴儿配方食品涉及的品种除外）	0.5（以固态产品计）
辅食营养补充品[c]	0.5
运动营养食品[b]	0.5
孕妇及乳母营养补充食品[c]	0.5

[a] 稻谷以糙米计。

[b] 以大豆及大豆蛋白制品为主要原料的产品。

[c] 只限于含谷类、坚果和豆类的产品。

4.1.2　检验方法：按 GB 5009.22 规定的方法测定。

4.2　黄曲霉毒素 M_1

4.2.1　食品中黄曲霉毒素 M_1 限量指标见表 2。

表 2　食品中黄曲霉毒素 M1 限量指标

食品类别（名称）	限量 μg/kg
乳及乳制品[a]	0.5
特殊膳食用食品	
婴幼儿配方食品	
婴儿配方食品[b]	0.5（以粉状产品计）
较大婴儿和幼儿配方食品[b]	0.5（以粉状产品计）
特殊医学用途婴儿配方食品	0.5（以粉状产品计）
特殊医学用途配方食品[b]（特殊医学用途婴儿配方食品涉及的品种除外）	0.5（以固态产品计）
辅食营养补充品[c]	0.5
运动营养食品[b]	0.5
孕妇及乳母营养补充食品[c]	0.5

[a] 乳粉按生乳折算。

[b] 以乳类及乳蛋白制品为主要原料的产品。

[c] 只限于含乳类的产品。

4.2.2　检验方法：按 GB 5009.24 规定的方法测定。

4.3　脱氧雪腐镰刀菌烯醇

4.3.1　食品中脱氧雪腐镰刀菌烯醇限量指标见表 3。

表 3　食品中脱氧雪腐镰刀菌烯醇限量指标

食品类别（名称）	限量 μg/kg
谷物及其制品	
玉米、玉米面（渣、片）	1000
大麦、小麦、麦片、小麦粉	1000

4.3.2　检验方法：按 GB 5009.111 规定的方法测定。

…………

4.5　赭曲霉毒素 A

4.5.1　食品中赭曲霉毒素 A 限量指标见表 4。

表 4　食品中赭曲霉毒素限量指标

食品类别（名称）	限量 μg/kg
谷物及其制品	
谷物[a]	5.0
谷物碾磨加工品	5.0
豆类及其制品	
豆类	5.0
酒类	
葡萄酒	2.0
坚果及籽类	
烘焙咖啡豆	5.0
饮料类	
研磨咖啡（烘焙咖啡）	5.0
速溶咖啡	10.0
[a] 稻谷以糙米计。	

4.5.2　检验方法：按 GB 5009.96 规定的方法测定。

【食品中污染物最大残留限量指标要求】

GB 2762—2022《食品安全国家标准　食品中污染物限量》(节选)

4　指标要求

4.1　铅

4.1.1　食品中铅限量指标见表1。

表1　食品中铅限量指标

食品类别(名称)	限量(以 Pb 计) mg/kg
谷物及其制品[a][麦片、面筋、粥类罐头、带馅(料)面米制品除外]	0.2
麦片、面筋、粥类罐头、带馅(料)面米制品	0.5
蔬菜及其制品	
新鲜蔬菜(芸薹类蔬菜、叶菜蔬菜、豆类蔬菜、生姜、薯类除外)	0.1
叶菜蔬菜	0.3
芸薹类蔬菜、豆类蔬菜、生姜、薯类	0.2
蔬菜制品(酱腌菜、干制蔬菜除外)	0.3
酱腌菜	0.5
干制蔬菜	0.8
水果及其制品	
新鲜水果(蔓越莓、醋栗除外)	0.1
蔓越莓、醋栗	0.2
水果制品[果酱(泥)、蜜饯、水果干类除外]	0.2
果酱(泥)	0.4
蜜饯	0.8
水果干类	0.5
食用菌及其制品(双孢菇、平菇、香菇、榛蘑、牛肝菌、松茸、松露、青头菌、鸡枞、鸡油菌、多汁乳菇、木耳、银耳及以上食用菌的制品除外)	0.5
双孢菇、平菇、香菇、榛蘑及以上食用菌的制品	0.3
牛肝菌、松茸、松露、青头菌、鸡枞、鸡油菌、多汁乳菇及以上食用菌的制品	1.0
木耳及其制品、银耳及其制品	1.0(干重计)
豆类及其制品	
豆类	0.2
豆类制品(豆浆除外)	0.3
豆浆	0.05

表1　食品中铅限量指标（续）

食品类别（名称）	限量（以Pb计）mg/kg
藻类及其制品	
新鲜藻类（螺旋藻除外）	0.5
螺旋藻	2.0（干重计）
藻类制品（螺旋藻制品除外）	1.0
螺旋藻制品	2.0（干重计）
坚果及籽类（生咖啡豆及烘焙咖啡豆除外）	0.2
生咖啡豆及烘焙咖啡	0.5
肉及肉制品	
肉类（畜禽内脏除外）	0.2
畜禽内脏	0.5
肉制品（畜禽内脏制品除外）	0.3
畜禽内脏制品	0.5
水产动物及其制品	
鲜、冻水产动物（鱼类、甲壳类、双壳贝类除外）	1.0（去除内脏）
鱼类、甲壳类	0.5
双壳贝类	1.5
水产制品（鱼类制品、海蜇制品除外）	1.0
鱼类制品	0.5
海蜇制品	2.0
乳及乳制品（生乳、巴氏杀菌乳、灭菌乳、调制乳、发酵乳除外）	0.2
生乳、巴氏杀菌乳、灭菌乳	0.02
调制乳、发酵乳	0.04
蛋及蛋制品	0.2
油脂及其制品	0.08
调味品（香辛料类除外）	1.0
香辛料类[b]［花椒、桂皮（肉桂）、多种香辛料混合的香辛料除外］	1.5
花椒、桂皮（肉桂）、多种香辛料混合的香辛料	3.0

表 1　食品中铅限量指标（续）

食品类别（名称）	限量（以 Pb 计）mg/kg
食糖及淀粉糖	0.5
淀粉及淀粉制品	
食用淀粉	0.2
淀粉制品	0.5
焙烤食品	0.5
饮料类（包装饮用水、果蔬汁类及其饮料、含乳饮料、固体饮料除外）	0.3
包装饮用水	0.01 mg/L
含乳饮料	0.05
果蔬汁类及其饮料［含浆果及小粒水果的果蔬汁类及其饮料、浓缩果蔬汁（浆）除外］	0.03
含浆果及小粒水果的果蔬汁类及其饮料（葡萄汁除外）	0.05
葡萄汁	0.04
浓缩果蔬汁（浆）	0.5
固体饮料	1.0
酒类（白酒、黄酒除外）	0.2
白酒、黄酒	0.5
可可制品、巧克力和巧克力制品以及糖果	0.5
冷冻饮品	0.3
特殊膳食用食品	
婴幼儿配方食品[c]	0.08（以固态产品计）
婴幼儿辅助食品	0.2
特殊医学用途配方食品（特殊医学用途婴儿配方食品涉及的品种除外）	
10 岁以上人群的产品	0.5（以固态产品计）
1 岁 ~ 10 岁人群的产品	0.15（以固态产品计）
辅食营养补充品	0.5
运动营养食品	

表 1 食品中铅限量指标（续）

食品类别（名称）	限量（以 Pb 计）mg/kg
固态、半固态或粉状	0.5
液态	0.05
孕妇及乳母营养补充食品	0.5
其他类	
果冻	0.4
膨化食品	0.5
茶叶	5.0
干菊花	5.0
苦丁茶	2.0
蜂蜜	0.5
花粉（松花粉、油菜花粉除外）	0.5
油菜花粉	1.0
松花粉	1.5

[a] 稻谷以糙米计。
[b] 新鲜香辛料（如姜、葱、蒜等）应按对应的新鲜蔬菜（或新鲜水果）类别执行。
[c] 液态婴幼儿配方食品根据 8 ∶ 1 的比例折算其限量。

4.1.2 检验方法：包装饮用水按 GB 8538 规定的方法测定，其他食品按 GB 5009.12 规定的方法测定。

4.2 镉

4.2.1 食品中镉限量指标见表 2。

表 2 食品中镉限量指标

食品类别（名称）	限量（以 Cd 计）mg/kg
谷物及其制品	
谷物（稻谷[a]除外）	0.1
谷物碾磨加工品［糙米、大米（粉）除外］	0.1
稻谷[a]、糙米、大米（粉）	0.2

表 2 食品中镉限量指标（续）

食品类别（名称）	限量（以 Cd 计）mg/kg
蔬菜及其制品	
新鲜蔬菜（叶菜蔬菜、豆类蔬菜、块根和块茎蔬菜、茎类蔬菜、黄花菜除外）	0.05
叶菜蔬菜	0.2
豆类蔬菜、块根和块茎蔬菜、茎类蔬菜（芹菜除外）	0.1
芹菜、黄花菜	0.2
水果及其制品	
新鲜水果	0.05
食用菌及其制品（香菇、羊肚菌、獐头菌、青头菌、鸡油菌、榛蘑、松茸、牛肝菌、鸡枞、多汁乳菇、松露、姬松茸、木耳、银耳及以上食用菌的制品除外）	0.2
香菇及其制品	0.5
羊肚菌、獐头菌、青头菌、鸡油菌、榛蘑及以上食用菌的制品	0.6
松茸、牛肝菌、鸡枞、多汁乳菇及以上食用菌的制品	1.0
松露、姬松茸及以上食用菌的制品	2.0
木耳及其制品、银耳及其制品	0.5（干重计）
豆类及其制品	
豆类	0.2
坚果及籽类	
花生	0.5
肉及肉制品（畜禽内脏及其制品除外）	0.1
畜禽肝脏及其制品	0.5
畜禽肾脏及其制品	1.0
水产动物及其制品	
鲜、冻水产动物	
鱼类	0.1
甲壳类（海蟹、虾蛄除外）	0.5

表 2　食品中镉限量指标（续）

食品类别（名称）	限量（以 Cd 计）mg/kg
海蟹、虾蛄	3.0
双壳贝类、腹足类、头足类、棘皮类	2.0（去除内脏）
水产制品	
鱼类罐头	0.2
其他鱼类制品	0.1
蛋及蛋制品	0.05
调味品	
食用盐	0.5
鱼类调味品	0.1
饮料类	
包装饮用水（饮用天然矿泉水除外）	0.005 mg/L
饮用天然矿泉水	0.003 mg/L
特殊膳食用食品	
婴幼儿谷类辅助食品	0.06
[a] 稻谷以糙米计。	

4.2.2　检验方法：包装饮用水按 GB 8538 规定的方法测定，其他食品按 GB 5009.15 规定的方法测定。

4.3　汞

4.3.1　食品中汞限量指标见表 3。

表 3　食品中汞限量指标

食品类别（名称）	限量（以 Hg 计）mg/k	
	总汞	甲基汞 [a]
水产动物及其制品（肉食性鱼类及其制品除外）	—	0.5
肉食性鱼类及其制品（金枪鱼、金目鲷、枪鱼、鲨鱼及以上鱼类的制品除外）	—	1.0
金枪鱼及其制品	—	1.2

表 3　食品中汞限量指标（续）

食品类别（名称）	限量（以 Hg 计）mg/k	
	总汞	甲基汞[a]
金目鲷及其制品	—	1.5
枪鱼及其制品	—	1.7
鲨鱼及其制品	—	1.6
谷物及其制品		
稻谷[b]、糙米、大米（粉）、玉米、玉米粉、玉米糁（渣）、小麦、小麦粉	0.02	—
蔬菜及其制品		
新鲜蔬菜	0.01	—
食用菌及其制品（木耳及其制品、银耳及其制品除外）	—	0.1
木耳及其制品、银耳及其制品	—	0.1（干重计）
肉及肉制品		
肉类	0.05	—
乳及乳制品		
生乳、巴氏杀菌乳、灭菌乳、调制乳、发酵乳	0.01	—
蛋及蛋制品		
鲜蛋	0.05	—
调味品		
食用盐	0.1	—
饮料类		
饮用天然矿泉水	0.001 mg/L	—
特殊膳食用食品		
婴幼儿罐装辅助食品	0.02	—

注："—" 指无相应限量要求。

[a] 对于制定甲基汞限量的食品可先测定总汞，当总汞含量不超过甲基汞限量值时，可判定符合限量要求而不必测定甲基汞；否则，需测定甲基汞含量再作判定。

[b] 稻谷以糙米计。

4.3.2　检验方法：饮用天然矿泉水按 GB 8538 规定的方法测定，其他食品按 GB 5009.17 规定的方法测定。

4.4　砷

4.4.1　食品中砷限量指标见表 4。

表 4　食品中砷限量指标

食品类别（名称）	限量（以 As 计）mg/kg	
	总砷	无机砷[b]
谷物及其制品		
谷物（稻谷[a]除外）	0.5	—
稻谷[a]	—	0.35
谷物碾磨加工品［糙米、大米（粉）除外］	0.5	—
糙米	—	0.35
大米（粉）	—	0.2
水产动物及其制品（鱼类及其制品除外）	—	0.5
鱼类及其制品	—	0.1
蔬菜及其制品		
新鲜蔬菜	0.5	—
食用菌及其制品（松茸及其制品、木耳及其制品、银耳及其制品除外）	—	0.5
松茸及其制品	—	0.8
木耳及其制品、银耳及其制品	—	0.5（干重计）
肉及肉制品	0.5	—
乳及乳制品		
生乳、巴氏杀菌乳、灭菌乳、调制乳、发酵乳	0.1	—
乳粉和调制乳粉	0.5	—
油脂及其制品（鱼油及其制品、磷虾油及其制品除外）	0.1	—
鱼油及其制品、磷虾油及其制品	—	0.1
调味品（水产调味品、复合调味料和香辛料类除外）	0.5	—
水产调味品（鱼类调味品除外）	—	0.5

表 4　食品中砷限量指标（续）

食品类别（名称）	限量（以 As 计）mg/kg	
	总砷	无机砷[b]
鱼类调味品	—	0.1
复合调味料	—	0.1
食糖及淀粉糖	0.5	—
饮料类		
包装饮用水	0.01 mg/L	—
可可制品、巧克力和巧克力制品以及糖果		
可可制品、巧克力和巧克力制品	0.5	—
特殊膳食用食品		
婴幼儿辅助食品		
婴幼儿谷类辅助食品（添加藻类的产品除外）	—	0.2
添加藻类的产品	—	0.3
婴幼儿罐装辅助食品（以水产及动物肝脏为原料的产品除外）	—	0.1
以水产及动物肝脏为原料的产品	—	0.3
辅食营养补充品	0.5	—
运动营养食品		
固态、半固态或粉状	0.5	—
液态	0.2	—
孕妇及乳母营养补充食品	0.5	—

注：划“—”者指无相应限量要求。

[a] 稻谷以糙米计。

[b] 对于制定无机砷限量的食品可先测定其总砷，当总砷含量不超过无机砷限量值时，可判定符合限量要求而不必测定无机砷；否则，需测定无机砷含量再作判定。

4.4.2　检验方法：包装饮用水按 GB 8538 规定的方法测定，其他食品按 GB 5009.11 规定的方法测定。

…………

4.7　铬

4.7.1　食品中铬限量指标见表 7。

表 7　食品中铬限量指标

食品类别（名称）	限量（以 Cr 计）mg/kg
谷物及其制品	
谷物[a]	1.0
谷物碾磨加工品	1.0
蔬菜及其制品	
新鲜蔬菜	0.5
豆类及其制品	
豆类	1.0
肉及肉制品	1.0
水产动物及其制品	2.0
乳及乳制品	
生乳、巴氏杀菌乳、灭菌乳、调制乳、发酵乳	0.3
乳粉和调制乳粉	2.0
[a]稻谷以糙米计。	

4.7.2　检验方法：按 GB 5009.123 规定的方法测定。

4.8　亚硝酸盐、硝酸盐

4.8.1　食品中亚硝酸盐、硝酸盐限量指标见表 8。

表 8　食品中亚硝酸盐、硝酸盐限量指标

食品类别（名称）	限量 mg/kg	
	亚硝酸盐（以 $NaNO_2$ 计）	硝酸盐（以 $NaNO_3$ 计）
蔬菜及其制品		
酱腌菜	20	—
乳及乳制品		
生乳	0.4	—
乳粉和调制乳粉	2.0	—
饮料类		

表 8　食品中亚硝酸盐、硝酸盐限量指标（续）

食品类别（名称）	限量 mg/kg	
	亚硝酸盐（以 $NaNO_2$ 计）	硝酸盐（以 $NaNO_3$ 计）
包装饮用水（饮用天然矿泉水除外）	0.005 mg/L（以 NO_2^- 计）	—
饮用天然矿泉水	0.1 mg/L（以 NO_2^- 计）	45 mg/L（以 NO_3^- 计）
特殊膳食用食品		
婴幼儿配方食品[a]		
婴儿配方食品、较大婴儿配方食品、幼儿配方食品	2.0[b]（以固态产品计）	100[c]（以固态产品计）
特殊医学用途婴儿配方食品	2.0（以固态产品计）	100（以固态产品计）
婴幼儿辅助食品		
婴幼儿谷类辅助食品	2.0[d]	100[c]
婴幼儿罐装辅助食品	4.0[d]	200[c]
特殊医学用途配方食品（特殊医学用途婴儿配方食品涉及的品种除外）	2.0[e]（以固态产品计）	100[c]（以固态产品计）
辅食营养补充品	2.0[b]	100[c]
孕妇及乳母营养补充食品	2.0[d]	100[c]

注：划“—”者指无相应限量要求。

[a] 液态婴幼儿配方食品根据 8 ∶ 1 的比例折算其限量。
[b] 仅适用于乳基产品。
[c] 不适用于添加蔬菜和水果的产品。
[d] 不适用于添加豆类的产品。
[e] 仅适用于乳基产品（不含豆类成分）。

4.8.2　检验方法：饮料类按 GB 8538 规定的方法测定，其他食品按 GB 5009.33 规定的方法测定。

4.9 苯并［a］芘

4.9.1 食品中苯并［a］芘限量指标见表9。

表9 食品中苯并［a］芘限量指标

食品类别（名称）	限量 μg/kg
谷物及其制品	
稻谷[a]、糙米、大米（粉）、小麦、小麦粉、玉米、玉米粉、玉米糁（渣）	2.0
肉及肉制品	
熏、烧、烤肉类	5.0
水产动物及其制品	
熏、烤水产品	5.0
乳及乳制品	
稀奶油、奶油、无水奶油	10
油脂及其制品	10
[a] 稻谷以糙米计。	

4.9.2 检验方法：按 GB 5009.27 规定的方法测定。

4.10 N-二甲基亚硝胺

4.10.1 食品中N-二甲基亚硝胺限量指标见表10。

表10 食品中N-二甲基亚硝胺限量指标

食品类别（名称）	限量 μg/kg
肉及肉制品	
肉制品（肉类罐头除外）	3.0
熟肉干制品	3.0
水产动物及其制品	
水产制品（水产品罐头除外）	4.0
干制水产品	4.0

4.10.2 检验方法：按 GB 5009.26 规定的方法测定。

4.11 多氯联苯

4.11.1 食品中多氯联苯限量指标见表 11。

表 11 食品中多氯联苯限量指标

食品类别（名称）	限量[a] μg/kg
水产动物及其制品	20
油脂及其制品	
水产动物油脂	200
[a] 多氯联苯以 PCB28、PCB52、PCB101、PCB118、PCB138、PCB153 和 PCB180 总和计。	

4.11.2 检验方法：按 GB 5009.190 规定的方法测定。

【食品中农药最大残留限量指标要求】

GB 2763—2021《食品安全国家标准 食品中农药最大残留限量》（节选）

4 技术要求

…………

4.122 对硫磷（Parathion）

…………

4.122.4 最大残留限量：应符合表 122 的规定。

表 122

食品类别 / 名称	最大残留限量，mg/kg
谷物	
稻谷	0.1
麦类	0.1
旱粮类	0.1
杂粮类	0.1
油料和油脂	
大豆	0.1
棉籽类	0.1
蔬菜	
鳞茎类蔬菜	0.01
芸薹属类蔬菜	0.01

表 122（续）

食品类别 / 名称	最大残留限量，mg/kg
叶菜类蔬菜	0.01
茄果类蔬菜	0.01
瓜类蔬菜	0.01
豆类蔬菜	0.01
茎类蔬菜	0.01
根茎类和薯芋类蔬菜	0.01
水生类蔬菜	0.01
芽菜类蔬菜	0.01
其他类蔬菜	0.01
水果	
柑橘类水果	0.01
仁果类水果	0.01
核果类水果	0.01
浆果和其他小型类水果	0.01
热带和亚热带类水果	0.01
瓜果类水果	0.01

4.122.5 检测方法：谷物、蔬菜、水果按照 GB 23200.113、GB/T 5009.145 规定的方法测定；油料和油脂按照 GB 23200.113 规定的方法测定。

…………

4.164 氟啶胺（Fluazinam）

…………

4.164.4 最大残留限量：应符合表 164 的规定。

表 164

食品类别 / 名称	最大残留限量，mg/kg
油料和油脂	
油菜籽	0.05[a]
蔬菜	
大蒜	0.05
洋葱	0.05
韭菜	30

表 164（续）

食品类别 / 名称	最大残留限量，mg/kg
葱	10
青蒜	15
蒜薹	5
花椰菜	3
芥蓝	10
菜薹	30
蕹菜	10
叶芥菜	20
芜菁叶	20
大白菜	0.2
番茄	2
茄子	0.2
辣椒	3
黄瓜	0.3
苦瓜	0.2
丝瓜	0.2
冬瓜	0.2
南瓜	0.5
根芥菜	2
芜菁	1
马铃薯	0.5
水果	
柑	2
橘	2
橙	2
苹果	2
番木瓜	0.5
饮料类	
菊花（鲜）	5

表 164（续）

食品类别 / 名称	最大残留限量，mg/kg
菊花（干）	15
药用植物	
三七块根（干）	1
三七须根（干）	2
[a] 该限量为临时限量。	

4.164.5 检测方法：蔬菜、水果按照 SN/T 4591 规定的方法测定；饮料类按照 GB 23200.34 规定的方法测定；药用植物参照 GB 23200.34 规定的方法测定。

…………

4.382 三氯杀螨砜（Tetradifon）

…………

4.382.4 最大残留限量：应符合表 382 的规定。

表 382

食品类别 / 名称	最大残留限量，mg/kg
水果	
苹果	2

4.382.5 检测方法：水果按照 GB 23200.113、NY/T 1379 规定的方法测定。

…………

4.428 涕灭威（Aldicarb）

…………

4.428.4 最大残留限量：应符合表 428 的规定。

表 428

食品类别 / 名称	最大残留限量，mg/kg
谷物	
小麦	0.02
大麦	0.02
玉米	0.05
油料和油脂	
棉籽	0.1
大豆	0.02

表 428（续）

食品类别 / 名称	最大残留限量，mg/kg
花生仁	0.02
葵花籽	0.05
花生油	0.01
棉籽油	0.01
蔬菜	
鳞茎类蔬菜	0.03
芸薹属类蔬菜	0.03
叶菜类蔬菜	0.03
茄果类蔬菜	0.03
瓜类蔬菜	0.03
豆类蔬菜	0.03
茎类蔬菜	0.03
根茎类和薯芋类蔬菜（马铃薯、甘薯、山药、木薯除外）	0.03
马铃薯	0.1
甘薯	0.1
山药	0.1
木薯	0.1
水生类蔬菜	0.03
芽菜类蔬菜	0.03
其他类蔬菜	0.03
水果	
柑橘类水果	0.02
仁果类水果	0.02
核果类水果	0.02
浆果和其他小型类水果	0.02
热带和亚热带类水果	0.02
瓜果类水果	0.02
糖料	
甜菜	0.05
调味料	
果味调味料	0.07

表 428（续）

食品类别 / 名称	最大残留限量，mg/kg
根茎类调味料	0.02
哺乳动物肉类（海洋哺乳动物除外）	0.01
生乳	0.01

4.428.5　检测方法：谷物、调味料按照 GB 23200.112 规定的方法测定；油料和油脂按照 GB 23200.112、GB/T 14929.2 规定的方法测定；蔬菜、水果、糖料按照 GB 23200.112、NY/T 761 规定的方法测定；哺乳动物肉类（海洋哺乳动物除外）、生乳按照 SN/T 2560 规定的方法测定。

【食品中兽药最大残留限量指标要求】

GB 31650—2019《食品安全国家标准　食品中兽药最大残留限量》（节选）

4　技术要求

4.1　已批准动物性食品中最大残留限量规定的兽药

…………

4.1.11　杆菌肽（Bacitracin）

…………

4.1.11.4　最大残留限量：应符合表 11 的规定。

表 11

动物种类	靶组织	残留限量，μg/kg
牛、猪、家禽	可食组织	500
牛	奶	500
家禽	蛋	500

…………

4.1.13　倍他米松（Betamethasone）

…………

4.1.13.4　最大残留限量：应符合表 13 的规定。

表 13

动物种类	靶组织	残留限量，μg/kg
牛、猪	肌肉	0.75
	肝	2
	肾	0.75
牛	奶	0.3

…………

4.1.22 黏菌素（Colistin）

…………

4.1.22.4 最大残留限量：应符合表 22 的规定。

表 22

动物种类	靶组织	残留限量，μg/kg
牛、羊、猪、兔	肌肉	150
	脂肪	150
	肝	150
	肾	200
鸡、火鸡	肌肉	150
	皮＋脂	150
	肝	150
	肾	200
鸡	蛋	300
牛、羊	奶	50

…………

4.1.31 地塞米松（Dexamethasone）

…………

4.1.31.4 最大残留限量：应符合表 31 的规定。

表 31

动物种类	靶组织	残留限量，μg/kg
牛、猪、马	肌肉	1.0
	肝	2.0
	肾	1.0
牛	奶	0.3

…………

4.1.40 多西环素（Doxycycline）

…………

4.1.40.4 最大残留限量：应符合表 40 的规定。

表 40

动物种类	靶组织	残留限量，μg/kg
牛（泌乳期禁用）	肌肉	100

表 40（续）

动物种类	靶组织	残留限量，μg/kg
牛（泌乳期禁用）	脂肪	300
	肝	300
	肾	600
猪	肌肉	100
	皮＋脂	300
	肝	300
	肾	600
家禽（产蛋期禁用）	肌肉	100
	皮＋脂	300
	肝	300
	肾	600
鱼	皮＋肉	100

…………

4.1.79　土霉素、金霉素、四环素（Oxytetracycline，Chlortetracycline，Tetracycline）

…………

4.1.79.4　最大残留限量：应符合表 79 的规定。

表 79

动物种类	靶组织	残留限量，μg/kg
牛、羊、猪、家禽	肌肉	200
	肝	600
	肾	1200
牛、羊	奶	100
家禽	蛋	400
鱼	皮＋肉	200
虾	肌肉	200

…………

4.1.93　磺胺类（Sulfonamides）

…………

4.1.93.4　最大残留限量：应符合表 93 的规定。

表 93

动物种类	靶组织	残留限量，μg/kg
所有食品动物（产蛋期禁用）	肌肉	100
	脂肪	100
	肝	100
	肾	100
牛、羊	奶	100（除磺胺二甲嘧啶）
鱼	皮 + 肉	100

…………

4.1.104　维吉尼亚霉素（Virginiamycin）

…………

4.1.104.4　最大残留限量：应符合表 104 的规定。

表 104

动物种类	靶组织	残留限量，μg/kg
猪	肌肉	100
	皮	400
	脂肪	400
	肝	300
	肾	400
家禽	肌肉	100
	皮 + 脂	400
	肝	300
	肾	400

GB 31650.1—2022《食品安全国家标准　食品中 41 种兽药最大残留限量》（节选）

4.14　多西环素（Doxycycline）

…………

4.14.4　最大残留限量：应符合表 14 的规定。

表 14

动物种类	靶组织	残留限量，μg/kg
家禽	蛋	10

…………

4.35　磺胺类（Sulfonamides）

…………

4.35.4　最大残留限量：应符合表 35 的规定。

表 35

动物种类	靶组织	残留限量，μg/kg
家禽	蛋	10

【预包装食品中致病菌限量指标要求】

GB 29921—2021《食品安全国家标准　预包装食品中致病菌限量》（节选）

3　指标要求

预包装食品中致病菌限量见表 1。

表 1　预包装食品中致病菌限量标准

食品类别	致病菌指标	采样方案及限量（若非指定，均以 /25 g 或 /25 mL 表示）				检验方法	备注
		n	c	m	M		
乳制品	沙门氏菌	5	0	0	—	GB 4789.4	—
	金黄色葡萄球菌	5	0	0	—	GB 4789.10	仅适用于巴氏杀菌乳、调制乳、发酵乳、加糖炼乳（甜炼乳）、调制加糖炼乳
乳制品	金黄色葡萄球菌	5	2	100 CFU/g	1000 CFU/g	GB 4789.10	仅适用于干酪、再制干酪和干酪制品
		5	2	10 CFU/g	100 CFU/g		仅适用于乳粉和调制乳粉
	单核细胞增生李斯特氏菌	5	0	0	—	GB 4789.30	仅适用于干酪、再制干酪和干酪制品
肉制品	沙门氏菌	5	0	0	—	GB 4789.4	—
	单核细胞增生李斯特氏菌	5	0	0	—	GB 4789.30	
	金黄色葡萄球菌	5	1	100 CFU/g	1000 CFU/g	GB 4789.10	

表 1　预包装食品中致病菌限量标准（续）

食品类别	致病菌指标	采样方案及限量（若非指定，均以 /25 g 或 /25 mL 表示）				检验方法	备注
		n	c	m	M		
肉制品	致泻大肠埃希氏菌	5	0	0	—	GB 4789.6	仅适用于牛肉制品、即食生肉制品、发酵肉制品类
水产制品	沙门氏菌	5	0	0	—	GB 4789.4	—
	副溶血性弧菌	5	1	100 MPN/g	1000 MPN/g	GB 4789.7	仅适用即食生制动物性水产制品
	单核细胞增生李斯特氏菌	5	0	100 CFU/g	—	GB 4789.30	
即食蛋制品	沙门氏菌	5	0	0	—	GB 4789.4	—
粮食制品	沙门氏菌	5	0	0	—	GB 4789.4	—
	金黄色葡萄球菌	5	1	100 CFU/g	1000 CFU/g	GB 4789.10	
即食豆制品	沙门氏菌	5	0	0	—	GB 4789.4	—
	金黄色葡萄球菌	5	1	100 CFU/g（mL）	1000 CFU/g（mL）	GB 4789.10	
巧克力类及可可制品	沙门氏菌	5	0	0	—	GB 4789.4	—
即食果蔬制品	沙门氏菌	5	0	0	—	GB 4789.4	—
	金黄色葡萄球菌	5	1	100 CFU/g（mL）	1000 CFU/g（mL）	GB 4789.10	
	单核细胞增生李斯特氏菌	5	0	0	—	GB 4789.30	仅适用于去皮或预切的水果、去皮或预切的蔬菜及上述类别混合食品
	致泻大肠埃希氏菌	5	0	0	—	GB 4789.6	
饮料	沙门氏菌	5	0	0	—	GB 4789.4	—

表 1　预包装食品中致病菌限量标准（续）

食品类别	致病菌指标	采样方案及限量（若非指定，均以 /25 g 或 /25 mL 表示）				检验方法	备注
		n	c	m	M		
冷冻饮品	沙门氏菌	5	0	0	—	GB 4789.4	—
	金黄色葡萄球菌	5	1	100 CFU/g（mL）	1000 CFU/g（mL）	GB 4789.10	
	单核细胞增生李斯特氏菌	5	0	0	—	GB 4789.30	
即食调味品	沙门氏菌	5	0	0	—	GB 4789.4	—
	金黄色葡萄球菌	5	1	100 CFU/g（mL）	1000 CFU/g（mL）	GB 4789.10	
	副溶血性弧菌	5	1	100 MPN/g（mL）	1000 MPN/g（mL）	GB 4789.7	仅适用于水产调味品
坚果与籽类食品	沙门氏菌	5	0	0	—	GB 4789.4	—
特殊膳食用食品	沙门氏菌	5	0	0	—	GB 4789.4	—
	金黄色葡萄球菌	5	2	10 CFU/g（mL）	100 CFU/g（mL）	GB 4789.10	
特殊膳食用食品	克罗诺杆菌属（阪崎肠杆菌）	3	0	0/100 g	—	GB 4789.40	仅适用于婴儿（0 ~ 6 月龄）配方食品、特殊医学用途婴儿配方食品

注：表中“m=0/25 g 或 25 mL 或 100 g”代表“不得检出每 25 g 或每 25 mL 或每 100 g”。

【公共场所卫生指标及限值要求】

GB 37488—2019《公共场所卫生指标及限值要求》（节选）

4　卫生要求

4.1　物理因素

4.1.1　室内温度

公共浴室和游泳场（馆）冬季室内温度宜达到表 1 的要求，其他公共场所冬季采用空调等调温方式的，室内温度宜在 16 ℃ ~ 20 ℃之间；公共场所夏季采用空调等调温方式的，室内温度宜在 26 ℃～28 ℃之间。

表 1　公共浴室和游泳场（馆）冬季室内温度要求

场所类别			温度 / ℃
公共浴室	更衣室、休息室		≥ 25
	浴室	普通浴室（淋、池、盆浴）	30 ～ 50
		桑拿浴室	60 ～ 80
游泳场（馆）			池水温度 ±（1 ～ 2）

4.1.2　相对湿度

带有集中空调通风系统的游泳场（馆）相对湿度不宜大于 80%；其他带有集中空调通风系统的公共场所，相对湿度宜在 40% ～ 65% 之间。

4.1.3　风速

宾馆、旅店、招待所、理发店、美容店及公共浴室的更衣室、休息室风速不宜大于 0.3 m/s，其他公共场所风速不宜大于 0.5 m/s。

4.1.4　采光照明

4.1.4.1　公共场所宜充分利用自然采光，室内游泳馆自然采光系数不宜低于 1/4，其他利用自然采光的公共场所室内自然采光系数不宜低于 1/8。

4.1.4.2　游泳场（馆）游泳池区域的水面水平照度不应低于 200 lx，理发店、美容店工作面照度不应低于 150 lx，其他有阅读需求的公共场所照度不应低于 100 lx。

4.1.5　噪声

4.1.5.1　对有睡眠、休憩需求的公共场所，环境噪声不应大于 45 dB（A 计权），且空调、排风设施、电梯等运行所产生的噪声对场所环境造成的影响不应高于设备设施关闭状态时环境噪声值 5 dB（A 计权）。

4.1.5.2　候诊室、候车（机、船）室及公共交通工具客舱环境噪声宜小于 70 dB（A 计权）；影剧院、录像厅（室）、游艺厅、舞厅、音乐厅等娱乐场所及轨道交通站台环境噪声宜小于 85 dB（A 计权）；其他场所的环境噪声宜小于 55 dB（A 计权）。

4.2　室内空气质量

4.2.1　新风量、二氧化碳

对有睡眠、休憩需求的公共场所，室内新风量不应小于 30 m^3/（h·人），室内二氧化碳浓度不应大于 0.10%；其他场所室内新风量不应小于 20 m^3/（h·人），室内二氧化碳浓度不应大于 0.15%。

4.2.2　细菌总数

对有睡眠、休憩需求的公共场所，室内空气细菌总数不应大于 1500 CFU/m^3 或 20 CFU/ 皿；其他场所室内空气细菌总数不应大于 4000 CFU/m^3 或 40 CFU/ 皿。

注：根据细菌总数不同采样方法选取不同限值要求。

4.2.3　一氧化碳、可吸入性颗粒物（PM_{10}）、甲醛、苯、甲苯和二甲苯

公共场所室内空气中的一氧化碳、可吸入性颗粒物、甲醛、苯、甲苯和二甲苯浓度应符合表 2 要求。

表 2　公共场所室内空气中的一氧化碳、可吸入性颗粒物、甲醛、苯、甲苯和二甲苯卫生要求

指标	要求
一氧化碳 /（mg/m^3）	≤ 10
可吸入性颗粒物 /（mg/m^3）	≤ 0.15
甲醛 /（mg/m^3）	≤ 0.10
苯 /（mg/m^3）	≤ 0.11
甲苯 /（mg/m^3）	≤ 0.20
二甲苯 /（mg/m^3）	≤ 0.20

4.2.4　臭氧、总挥发性有机物（TVOC）、氡（^{222}Rn）

公共场所室内空气中的臭氧、总挥发性有机物、氡浓度宜达到表 3 要求。

表 3　公共场所室内空气中的臭氧、总挥发性有机物、氡卫生要求

指标	要求
臭氧 /（mg/m^3）	≤ 0.16
总挥发性有机物 /（mg/m^3）	≤ 0.60
氡 /（Bq/m^3）	≤ 400

4.2.5　氨

理发店、美容店室内空气中氨浓度不应大于 0.50 mg/m^3；其他场所室内空气中氨浓度不应大于 0.20 mg/m^3。

4.2.6　硫化氢

使用硫磺泉的温泉场所室内空气中硫化氢浓度不应大于 10 mg/m^3。

4.2.7　地下空间室内空气质量

除地铁站台、地铁车厢外，公共场所是地下空间的，其室内空气质量应符合 GB/T 17216 的要求。

4.3　生活饮用水

公共场所提供的生活饮用水应符合 GB 5749 的要求。

4.4　游泳池水、沐浴用水

4.4.1　人工游泳池水

4.4.1.1　人工游泳池水质指标应符合表 4 的要求，其原水及补充用水应符合 GB 5749 的要求。

表 4　人工游泳池水质指标卫生要求

指标	要求	备注
游泳池水浑浊度 /NTU	≤ 1	—
pH	7.0 ~ 7.8	—
游离性余氯 /（mg/L）	0.3 ~ 1.0	使用氯气及游离氯制剂消毒时要求
化合性余氯 /（mg/L）	≤ 0.4	使用氯气及游离氯制剂消毒时要求
浸脚池游离性余氯 /（mg/L）	5 ~ 10	—
臭氧 /（mg/m^3）	≤ 0.2	使用臭氧消毒时要求，水面上方 20 cm 空气中浓度
氧化还原电位（ORP）/mV	≥ 650	采用氯和臭氧消毒时
氰尿酸 /（mg/L）	≤ 50	使用二氯异氰尿酸钠和三氯异氰尿酸消毒时要求
尿素 /（mg/L）	≤ 3.5	—
菌落总数 /（CFU/mL）	≤ 200	—
大肠菌群 /（CFU/100 mL 或 MPN/100 mL）	不得检出	—
其他毒理指标	按 GB 5749 执行	根据水质情况选择

4.4.1.2　人工游泳池水温度宜在 23 ℃ ~ 30 ℃之间、三卤甲烷（THMs）浓度不宜高于 200 μg/L。

4.4.2　天然游泳池

天然游泳池水质指标应符合表 5 的要求。

表 5　天然游泳池水质指标卫生要求

指标	要求
pH	6.0 ~ 9.0
透明度 /cm	≥ 30
漂浮物质	无油膜及无漂浮物
有毒物质	按 GB 3838—2002 Ⅰ类、Ⅱ类和Ⅲ类水或按 GB 3097—1997 第一类和第二类执行

4.4.3　沐浴用水

4.4.3.1　沐浴用水中不得检出嗜肺军团菌，池水浊度不应大于 5 NTU，池水原水及补充用水应符合 GB 5749 的要求。

4.4.3.2　沐浴池水温宜在 38 ℃ ~ 40 ℃之间。

4.5　集中空调通风系统

公共场所集中空调通风系统应符合 WS 394 的要求①。

① 编者注：WS 10013-2023 代替 WS 394-2012。

4.6 公共用品用具

公共用品用具应符合表 6 的要求，棉织品的 pH 值应在 6.5 ~ 8.5 之间。

表 6 公共场所公共用品用具卫生要求

公共用品用具	外观	细菌总数	大肠菌群[a]	金黄色葡萄球菌[a]	真菌总数
杯具	表面光洁、无污渍、无水渍、无异味、无破损	≤ 5 CFU/cm^2	不得检出	—	—
棉织品	清洁整齐、无污渍、无破损、无毛发、无异味	≤ 200 CFU/25 cm^2	不得检出	不得检出	—
洁具	表面光洁、无污渍、无异味	≤ 300 CFU/25 cm^2	不得检出	—	—
鞋类	表面清洁、无破损、无污渍、无异味	≤ 300 CFU/25 cm^2	—	—	≤ 50 CFU/50 cm^2
美容美发工具	表面清洁、无异味	≤ 200 CFU/25 cm^2	不得检出	不得检出	—
修脚工具	表面清洁、无异味	≤ 200 CFU/25 cm^2	不得检出	不得检出	≤ 50 CFU/50 cm^2
其他用品用具	表面清洁、无污渍、无破损、无异味	≤ 300 CFU/25 cm^2	不得检出	—	—

[a] 大肠菌群、金黄色葡萄球菌在与检验方法相对应的采样面积内该指标不得检出。

5 检验方法

5.1 室内空气质量、集中空调通风系统、物理因素和公共用品用具指标检验按 GB/T 18204 执行，硫磺泉温泉场所室内空气中硫化氢浓度的检验按 GB/T 11742 执行，氡的检验按 GBZ/T 155 执行，棉织品 pH 值的检测按 GB/T 7573 执行。

5.2 游泳池水温度、尿素、透明度和沐浴用水中嗜肺军团菌的检验按 GB/T 18204 执行，游泳池水氰尿酸的检测按 CJ/T 244 执行，游泳池水中氧化还原电位测定按 SL 94 执行，游泳池水、沐浴用水水质其他指标和生活饮用水指标检验按 GB/T 5750 执行。

二、口岸公共卫生监测能力及技术方案要求

（一）条目原文

6.1.1.2 应具备开展进出境人员传染病监测，口岸鼠类、蚊类、蝇类、蜚蠊病媒生物

监测，以及口岸食品、饮用水、公共场所卫生监测的能力，并制定符合口岸实际的监测技术方案：

a）技术方案及其实施应符合国家卫生检疫主管部门，或地方卫生主管部门的风险监测要求；

b）技术方案应结合本口岸的经纬度、海拔、自然生境等地域特征，进出境人员、交通工具、集装箱、货物、物品的通行区域和受染风险等监管对象特征，明确风险监测的区域范围、对象、时间、方法、判定标准、技术要求、效果评价等内容。

注："鼠类"指哺乳纲啮齿目、兔形目、猬形目、鼩鼱目等鼠形动物。

（二）依据

1.《国际卫生条例（2005）》第二编第五条第一款、第四编第二十二条第一款、附件 1。

2.《国境卫生检疫法》第十五条、第十七条、第二十五条、第二十六条。

3.《国境卫生检疫法实施细则》第九十七条、第九十八条、第一百零四条、第一百零五条。

（三）解读

本条目要求具备进出境人员、病媒生物、食品饮用水和公共场所的专项卫生监测能力，以及技术方案。

1."传染病监测"是指对特定环境、人群进行流行病学、血清学、病原学、临床症状，以及其他有关影响因素的调查研究，预测有关传染病的发生、发展和流行。如新冠病毒变异株感染监测、猴痘病毒感染监测等。

2."病媒生物监测"特指鼠类、蚊类、蝇类、蜚蠊四种病媒生物的监测，可结合口岸实际制订包括常态监测、联合监测、本底监测、输入性监测等监测方案。

3."卫生监测"是指通过针对危害人体健康的公共卫生风险因素进行系统、连续的收集、审核和分析评估，发现和判定是否符合卫生标准，以及产生原因、影响范围、发展趋势。如食品污染监测、饮用水水质监测、公共场所环境监测等。

本条目 a）中：

1."国家卫生检疫主管部门"是指海关总署。

2."地方卫生主管部门"是指地方卫生健康部门、疾病预防控制部门、食品卫生主管部门等职能部门。

本条目 b）中：

1."通行区域"是指人员国际旅行的出发地、途经停留地和目的地，交通工具、集装箱、货物和物品跨境运输的装运地、出发地、途经停留地和目的地。

2."受染风险"是指曾经接触传染病疫情暴发流行区域、染疫人、疑似染疫人、污染源、病媒生物自然疫源地，出现人员异常健康状况或病媒生物异常死亡，采样检出病原体等情况。

（四）适用范围和特别情形

本条目适用于海关开展以下专项卫生监测行为。

1. 在进出境环节、口岸区域的人员传染病风险监测。

2. 对进境交通工具、集装箱、货物、物品的病媒生物监测。

3. 在口岸区域的病媒生物监测。

4. 在口岸区域的食品、饮用水卫生监测。

5. 在口岸区域的公共场所卫生监测。

与地方专业机构共同开展监测活动，或委托第三方技术机构提供卫生监测技术服务的，应明确技术方案要求。

三、口岸公共卫生风险快速筛查能力的要求

（一）条目原文

6.1.1.3　口岸现场应具备风险识别和监测的快速筛查能力，包括：

a）医学巡查、医学排查等筛查能力；

b）进出境现场病原体快速筛查、病媒生物初步分类鉴定能力，对不能鉴定的病媒生物获得远程鉴定或技术支持部门的支持；

c）传染病或公共卫生有害物质的初步判定能力；

d）食品、饮用水常用感官指标、理化指标的快速筛查能力。

注：技术支持部门包括但不限于提供传染病预防控制、医疗技术服务、病媒生物防控、公共卫生有害物质处置、信息数据网络服务等第三方技术服务部门。

（二）依据

《国际卫生条例（2005）》第五编第一章第二十三条第一款、第五编第三章第三十一条第二款、第八编第四十三条第一款。

（三）解读

本条目要求口岸现场具备快速筛查能力。

“口岸现场”是指实施卫生检疫查验和卫生监督的进出境环节或口岸区域，包括交通工具停靠点，检疫通道，医学排查场所，集装箱和货物的查验、隔离监管、卫生处理场所等。

本条目 a）中：

1. “医学巡查”是指检疫医师在口岸进境出境旅客通道，观察进境出境人员是否有传染病临床症状，并对有临床症状的人员进行询问的活动。

2. “医学排查”是指在进出境环节对进出境人员开展的流行病学调查、常规临床医

学检查、人体样本采样和病原体快速筛查，通过分析研判发现或排除传染病感染或污染风险。

本条目 b）中：

1.“进出境现场”是指为口岸进出境监管对象提供病原体快速筛查和病媒生物初步鉴定等检测技术支持场所，其位置可以不设在口岸区域。

2.“病原体快速筛查”是指利用快速检测设备、试剂对采集的进出境人员人体样本进行病原体检测和鉴别。

3.“病媒生物初步分类鉴定”是指依靠形态学特征对病媒生物进行种或属鉴定或归类。

4.“远程鉴定”是指以高分辨率摄像和智能图像识别为技术支持，对病媒生物形态学特征进行远距离识别和鉴定。

5.“技术支持部门”特指病媒生物检测与鉴定技术机构。

本条目 c）中，“传染病或公共卫生有害物质的初步判定”是指对采集的人体样本或物品环境样本的检测结果开展传染病病原体感染或公共卫生有害物质污染的初步定性。物品环境样本见本标准 8.1.2.2 条的解读。

本条目 d）中：

1.“感官指标”是指利用人体感官对食品进行分析鉴别所用的指标。

食品常用快速检测感官指标包括：食品的颜色、气味或口味，食物组织状态。

饮用水常用快速检测感官指标包括：饮用水的色度、浑浊度、臭和味、肉眼可见物。

2.“理化指标”是指反映食品和饮用水的物理性质、物理性能、化学成分、化学性质和化学性能的指标。

食品常用快速检测理化指标包括：pH 值、亚硝酸盐、有机磷、过氧化物、酸价、黄曲霉毒素。

饮用水常用快速检测理化指标包括：pH 值、游离氯含量、总氯含量、溴含量、总碱度、电导率、浊度、氨氮含量、总硬度。

（四）适用范围和特别情形

本条目适用于海关：

1. 进出境人员卫生检疫查验中的医学巡查和医学排查行为。

2. 进出境交通工具、集装箱、货物、物品的卫生检疫查验、隔离监管、卫生处理行为。

3. 口岸区域食品、饮用水的卫生监督行为。

4. 口岸区域病媒生物的传染病监测行为。

本条目适用于口岸运营者、食品饮用水生产经营单位、病媒生物防控单位：

1. 供应进出境人员、交通工具的食品品质和病原体检验鉴定行为。

2. 供应进出境人员、交通工具的饮用水水质检验行为。

3. 口岸区域病媒生物监测和防治行为。

本条目 b）、d）中的快速筛查结果不能作为实施卫生检疫强制性措施的依据，海关总署发布的业务技术规范另有规定的除外。

四、口岸公共卫生风险识别与监测人员要求

（一）条目原文

6.1.1.4 参与进出境环节和口岸区域公共卫生风险识别与监测的岗位人员，应经过与其岗位相关的专业技能培训，具备异常健康状况风险识别的基本能力。

注：异常健康状况指在进出境环节或口岸区域可被观察的健康异常症状或体征，如发热、面色苍白、皮肤潮红、黄疸、结膜炎、咽痛、鼻塞、流涕、咳嗽、胸闷、胸痛、关节痛、肌痛、呼吸困难、乏力、腹痛、腹泻、出血、晕厥等异常症状或体征。

（二）依据

1.《国际卫生条例（2005）》附件 1。

2.《国境卫生检疫法》第四十三条。

3.《中华人民共和国国境口岸卫生监督管理办法》（以下简称《国境口岸卫生监督管理办法》）第二十条第四项、第二十二条。

（三）解读

本条目明确了对进出境环节和口岸区域公共卫生风险识别与监测岗位人员的能力培训要求。

1. 海关专业技能培训内容包括：卫生检疫、食品安全、传染病防治等相关法律法规，卫生检疫查验（健康申明核验、体温检测、医学巡查等）、风险监测和评估、医学排查（流行病学调查、医学检查、采样送样等）、卫生监督等相关业务规范和标准。

2. 口岸运营者或其委托单位可根据不同的业务范围开展专业技能培训，内容包括但不限于：卫生检疫、食品安全、传染病防治、公共场所管理法律法规基础知识，进出境人员异常健康状况识别和报告制度，食品饮用水安全管理规范和事故应对措施，公共场所卫生管理规范，食品安全、饮用水卫生和公共场所卫生的常用标准，病媒生物防控、废弃物处置、卫生处理等业务规范、流程和标准。

3. 交通工具运营者应熟悉的进出境环节卫生检疫监管相关要求包括：卫生检疫、食品安全、传染病防治等相关法律法规，进出境交通工具卫生检疫申报制度，进出境人员异常健康状况识别和报告制度，食品饮用水安全管理规范，交通工具病媒生物防控和废弃物处置规范等。

4. “异常健康状况风险识别的基本能力”包括以下几点：

（1）熟悉人体健康异常症状和体征。

（2）熟悉异常健康状况的观察和辨别方法。

（3）熟悉人员国际旅行或交通工具国际航行过程中发现人员异常健康状况后的记录和报告要求。

（4）熟悉进出境环节、口岸区域发现人员异常健康状况后的记录和报告要求。

（四）适用范围和特别情形

本条目适用于海关：

1. 进出境人员、交通工具、集装箱、货物、物品的检疫查验和卫生监督岗位人员的专业技能培训。

2. 进出境人员传染病监测，病媒生物监测，口岸食品饮用水卫生监管、公共场所卫生监督等岗位人员的专业技能培训。

本条目适用于口岸运营者或交通工具运营者：

1. 口岸区域食品生产经营、饮用水供应、公共场所服务等从业人员的专业技能培训。

2. 口岸区域病媒生物防控、废弃物处置、卫生处理等从业人员的专业技能培训。

3. 进出境交通工具的医疗卫生管理人员、食品饮用水从业人员、旅客服务从业人员的专业技能培训。

五、口岸卫生检疫基础设施和设备要求

（一）条目原文

6.1.1.5　在进出境环节和口岸区域应具有以下口岸查验设施和设备，无进出境旅客的水运、公路口岸，a）和 b）作为豁免项：

a）人员检疫查验设施和设备：设置人员卫生检疫等候区和查验区，各区域应照明充足，设置标识标牌，具备国际旅行医学咨询、健康申明核验、体温监测、医学巡查、信息公告等功能；体温监测应使用红外测温，避免阳光直射，环境温度应当在 15 ℃～ 35 ℃之间；

b）行李和携带物检疫查验设施和设备：设置申报区、识别和拦截区、查验区和处置区，各区域应设置标识标牌，满足机器查验、人工查检要求，具备图像识别、温度监测、核生化等有害物质监测、放射性收纳屏蔽、样本采集、信息公告等功能；航空口岸旅客通关作业场地应当设置先期机检区，具备满足安装、使用先期机检设备的场地、电源、网络以及配套设施等条件，设置集中审图等业务用房；

c）交通工具检疫查验设施和设备：设置航空器检疫廊桥或检疫机位、船舶检疫锚地或泊位、车辆检疫通道或车位、列车检疫轨道或站台；车辆检疫通道应配置固定式红外测温、核辐射监测设施，环境温度不符合 6.1.1.5 a）要求的应配置移动式红外测温设备；

d）集装箱、货物、物品检疫查验设施和设备：设置检疫查验区、检疫隔离区、卫生处理区，各区域应设置标识标牌，满足机器查验、人工查检要求，具备图像识别、核生化等有害物质监测、样本采集、封闭监管等功能；各区域地面平整、硬化，无病媒生物孳生地，场地及周围环境应具备有效鼠类、蚊类防控设施，环境治理符合 GB/T 31712、GB/T 31717

技术要求；

e）按照口岸公共卫生风险等级和岗位人数配备个人防护装备和用品。

注1：旅客中转区、过境区、机组人员专用检疫通道参照6.1.1.5 a）和b）的要求设置。

注2：核生化指核与辐射、生物战剂、化学毒剂等物质。

注3：集装箱、货物、物品检疫场地及周围环境的鼠类、蚊类环境治理要求见GB/T 31712—2015中第4章、GB/T 31717—2015中第3章。

（二）依据

1.《国际卫生条例（2005）》第一编第一条、附件1。

2.《国境卫生检疫法》第四十条。

3.《国境卫生检疫法实施细则》第一百零五条。

（三）解读

本条目明确了对进出境环节和口岸区域的口岸卫生检疫查验基础设施和设备的要求。

“口岸查验设施和设备”是指在进出境环节和口岸区域用于口岸卫生检疫查验和卫生监督的设施和设备。

本条目a）中：

1.“等候区”是指进出境人员等候卫生检疫查验的区域。

2.“查验区”是指对进出境人员实施卫生检疫查验的区域，该区域应设置人员检疫查验通道和异常健康人员转运通道。本标准推荐通道长18米、宽0.8～1.5米。

本条目b）中：

1.“申报区”是指进出境人员向海关办理行李和携带物申报手续的区域。该区域可配置自主申报设备。

2.“识别和拦截区”是指通过专用设备或仪器对行李和携带物进行图像分析等风险识别措施，并对可能具有公共卫生风险的物品实施拦截的区域。该区域可配置图像识别、温度监测、公共卫生有害物质（包括核生化物质）检测和处置等设备。

3.“查验区”是指对行李和携带物实施人工查验的区域。该区域可配置查验台、样本采样台以及相关设备。

4.“处置区”是指对经查验后具有公共卫生风险的行李和携带物进行后续处置的区域。该区域可配置检疫处置台（柜或室）、放射性收纳屏蔽容器、截留物品隔离暂存柜（室）等。

5.“先期机检区”是指航空口岸进出境托运行李在进入海关查验通道前，使用专门的图像识别设备进行远程实时监控的区域。

本条目c）中：

1.“检疫廊桥”是指等待进出境卫生检疫的航空器停靠廊桥。

2.“检疫机位”是指等待进出境卫生检疫的航空器地面停机位。

3.“检疫锚地”是指供国际航行船舶停泊接受进出境卫生检疫的指定水域。

4.“检疫泊位”是指实施卫生检疫查验和卫生监督的船舶停靠码头。

5.“车辆检疫通道或车位”是指为实施公路进出境车辆卫生检疫所需停靠待检车辆的工作通道与场地。

6.“列车检疫轨道或站台”是指为实施铁路进出境列车卫生检疫所需停靠待检列车的轨道、站台及换装场等。

本条目 d）是卫生检疫查验、检疫隔离监管、卫生处理三类设施的基本要求，其中：

1.“检疫查验区”是指实施集装箱、货物、物品等卫生检疫查验的通道、场地或库房。该区域应配置机器查验设施（如固定式图像扫描识别装置、核与辐射检测装置等）、人工查检设施（如集装箱车辆专用停靠平台或库房）和设备（如核生化等有害物质监测、样本采集等设备），该区域不得放置与卫生检疫查验无关的物品。

2.“检疫隔离区”是指用于存放等待检测结果或经查验存在公共卫生问题等待处置的集装箱、货物、物品的临时隔离监管场地或库房。该区域应符合封闭监管功能要求，该区域用于风险处置时，还应符合本标准 6.1.3.4 条 b）的要求；该区域用于突发公共卫生事件应急处置时，还应符合本标准 7.1.3.6 条 k）的要求。

3.“卫生处理区”是指实施消毒、除虫、除鼠、除污等卫生措施的集装箱、货物、物品的进出境通道、场地或库房。该区域应符合封闭监管功能要求，该区域用于风险处置时，还应符合本标准 6.1.3.4 条 b）的要求；该区域用于突发公共卫生事件应急处置时，还应符合本标准 7.1.3.6 条 k）的要求。

检疫查验区、检疫隔离区、卫生处理区设置要求见《海关监管作业场所（场地）设置规范》（海关总署公告 2021 年第 4 号）第二章、第三章第一节至第二节。

4.“核生化等有害物质监测”是指对化学性有害物质、核与辐射物质、生物战剂、化学毒剂的监测，是对本标准 6.1.1.1 条 a）“公共卫生有害物质”中部分重要指标的监测（并非全项目监测）。

（四）适用范围和特别情形

本条目适用于海关：

1. 配置口岸查验设备。

2. 指导口岸运营者建设口岸查验设施。

本条目适用于口岸运营者：

1. 建设进出境人员、交通工具、集装箱、货物、物品的卫生检疫查验设施，划定检疫查验、检疫隔离监管和卫生处理区域。

2. 配置信息公告设施。

本条目因进出境业务种类的原因允许豁免范围如下：

1. 无进出境旅客的水运口岸、公路口岸，可不设置人员检疫查验设施和设备、行李和携带物检疫查验设施和设备。

2. 原油、化工、煤炭、矿物、车辆、大型设备构件等大宗散货，以及使用管道或传送带装卸输送的专用散货口岸作业区域；活动物、粮食、木材、废旧物品等专用散货口岸作业区域，应设置具备采样条件的查验区，可不另设隔离监管场地和卫生处理场地，如发现公共卫生风险，可使用其储罐、场地和库房等查验区作为风险处置区域。

（五）规范性引用文件

1. GB/T 31712—2015《病媒生物综合管理技术规范　环境治理　鼠类》。

2. GB/T 31717—2015《病媒生物综合管理技术规范　环境治理　蚊虫》。

【集装箱、货物、物品卫生检疫场地及周围环境的鼠类防控设施和环境治理要求】

口岸对集装箱、货物、物品卫生检疫场地及周围环境的鼠类防控设施和环境治理要求，可参阅 GB/T 31712—2015《病媒生物综合管理技术规范　环境治理　鼠类》对环境改造、环境处理、防鼠设施的要求，相关要点如下。

1. 环境改造措施

（1）场地或库房的外围离墙 1 米范围内应地面平整、硬化、无鼠洞、无杂草，绿化带植物与建筑物间距应大于 1 米。

（2）场地周边应设置封闭围栏，围栏底部为高度大于 600 毫米的金属板，或者为厚度大于 100 毫米、高度大于 600 毫米的水泥墙。

（3）场地内或库房内的地面和墙面均应硬化，且无裂缝。

（4）位于场地或库房内，或其周边的厕所、垃圾收集点、垃圾转运站的地面应硬化。

（5）下水道管壁应完整，管间接缝严密。废弃下水道和盲端应填平。

2. 环境处理措施

（1）清理场地或库房内外环境杂物、垃圾等废弃物，废弃物应日产日清，生活垃圾应密闭运输。

（2）废弃物的存放场地和贮存用容器应不渗、不漏。

（3）废弃物储存容器应离墙放置。

（4）无防鼠设施的建筑内存储粮食、饲料和食品时，应放在有防鼠功能的容器内。

3. 防鼠设施建设

（1）场地或库房周边应设置毒鼠装置，毒鼠药物应确保处于有效状态。

（2）场地围栏或库房存在与外环境相通的管道、孔洞时，能封闭的应用混凝土堵塞、抹平或用金属板封堵；不能封闭的应用栅条间隔小于 6 毫米金属栏或边长小于 6 毫米金属格网或直径小于 6 毫米金属孔网封堵。

（3）门与门、门与门框和门与地面间缝隙均应小于 6 毫米；粮食或食品的库房门口应设高度大于600毫米的挡鼠板，厨房和食物库房等通向外环境的木质门的门框和门的下部应镶高度大于300毫米的金属板或设高度大于600毫米的挡鼠板。

（4）室内下水道排水口设有金属栅栏（箅子）时，条间隔应小于10毫米；若出水口没有设置金属栅栏，排水沟的上口应覆盖金属栅栏，栅条间隔或栏栅孔直径应小于10毫米，且无缺损。地漏应加盖。

（5）室外地面水下水道口应设置单向阀、栅条间隔或栏栅孔直径或边长小于10毫米金属网或金属栅栏盖。

（6）地下室平房或楼房一层的排风扇或通风口，应设有栅条间隔或栏栅孔直径或边长小于6毫米的金属网罩；门窗玻璃应无破损。

【集装箱、货物、物品卫生检疫场地及周围环境的蚊虫防控设施和环境治理要求】

口岸对集装箱、货物、物品卫生检疫场地及周围环境的蚊虫防控设施和环境治理要求，可参阅GB/T 31717—2015《病媒生物综合管理技术规范　环境治理　蚊虫》对环境改造、环境处理、防成蚊设施的要求，该标准相关内容要点如下：

1. 环境改造措施要求

（1）河道和排水的沟渠：壁面应平整，河床或沟底应硬化，保持流水通畅，无淤泥杂物。

（2）下水道：下水道系统应完整，畅通而不堵塞；明排水沟不积水，暗沟或暗管定期疏通、清理、维修；下水道入水口安装防蚊装置或存水弯曲管。

（3）电缆和电信沟：密封或用沙料填充封闭各种铺设于地下的电缆和电信沟。

（4）建筑工地的各种坑、洼和沟：用泥土或黄沙填平易积水的坑、洼和沟等环境。

（5）建筑物的反梁结构、平顶屋：设置排水系统，每周疏通和清除淤积一次。

（6）建筑物的雨棚：改建成斜坡，防止积水。

（7）饮用储水池、屋顶二次供水的水箱和饮用储水容器：加盖密闭。

（8）室内消防水池：通气口安装网眼密度纵向大于16孔/5厘米、横向大于16孔/5厘米的纱网。

（9）陶罐和轮胎：无积水，室外放置的陶罐和废弃轮胎应做打孔处理或用防雨布遮盖。

（10）叶腋、竹筒和树洞：无积水。

（11）室外的塑料薄膜和容器：无积水，清除废弃的塑料薄膜和容器；室外闲置容器应倒放。

（12）种养水生植物的水池或容器：每周对种养水生植物的水池或容器换水一次。

2. 环境处理措施

（1）内河、沟渠：建立防止垃圾等废弃物倾倒的管理制度，清理阻碍水流通畅的水生和陆生植被。

（2）稻田：实行间歇灌溉、湿润灌溉等。

（3）大型积水：永久性的大型积水放养食蚊幼虫的鱼类，暂时性的大型积水（如城市或公园的喷泉）应定期换水。

（4）小型积水：在蚊虫繁殖期，无积水容器或暂时性小型积水；对永久性的小型积水应每 5 ～ 7 天刷洗一次，同时换水。

3. 防成蚊设施建设

有人员活动的房间安装网眼密度纵向大于等于 6 孔 /5 厘米、横向大于等于 16 孔 /5 厘米的纱门、纱窗。

六、口岸其他卫生检疫基础设施的要求

（一）条目原文

6.1.1.6　除了符合 6.1.1.5 的规定外，在进出境环节和口岸区域还应具备以下设施：

a）快速筛查设施：设置病原体快速筛查室、病媒生物初步鉴定室、核生化侦检室、卫生监督快速筛查室、物品采样室、样品室等技术用房。

b）信息网络设施：设置信息网络和视频监控用房，信息网络和视频监控用房、检疫查验等重要工作环节应具备网络数据接口、数据转换、联网监控、无线网络覆盖等功能要求。

c）卫生处理设施：根据交通工具、集装箱、货物、物品等不同处理对象和不同卫生处理措施的要求，设置具备条件的卫生处理场所，设有明显的标识标牌。场地设置需考虑风向、与居住区的距离等因素，避免对人员和环境造成不良影响。

d）存储设施：设置符合存储规范的专用库房，满足设备、器械、药剂、耗材、防护装备、样本、病媒生物标本等存储要求。

e）辅助设施：设置 24 小时值守、清洗消毒、个人防护装备穿脱等功能设施和场地。

（二）依据

1.《国际卫生条例（2005）》附件 1。

2.《国境卫生检疫法》第四十条。

（三）解读

本条目明确了快速筛查、信息网络、卫生处理、存储和辅助等设施的要求。

本条目 a）中：

1. “病原体快速筛查室”是指对人体样本和物品环境样本进行传染病病原体快速检测的专业场所。“病原体快速筛查”见本标准 6.1.1.3 条的解读。

2. “病媒生物初步鉴定室”是指对病媒生物样本进行初步的形态学种属鉴定的专业场所。“病媒生物初步分类鉴定”见本标准 6.1.1.3 条的解读。

3. “核生化侦检室”是指对物品环境样本进行封装和公共卫生有害物质初步筛检，对

筛检结果进行核验，以及存放、校准、维护现场查验专用设备的场所。

4.“卫生监督快速筛查室”是指对食品和饮用水样本、公共场所物品环境样本进行常用感官、理化指标快速检测的专业场所。

5.“物品采样室”是指对进出境人员的行李和携带物、进出境货物和物品进行采样、制样、样本包装、外包装消毒的专业场所。

6.“样品室”是指用于样品临时留存保管和分类存放的专业场所。

快速筛查设施要求具备的基础设备包括生物安全柜、体视显微镜（解剖镜）、高压灭菌锅、冰箱、核酸或抗原快速检测设备、余氯快速检测设备，以及采送样器具等。

本条目 b）中：

1.“信息网络和视频监控用房”是指位于进出境环节或口岸区域的用于网络信息处理和现场视频监控图像显示的场所。

2.“检疫查验等重要工作环节”是指进出境人员及其行李携带物的卫生检疫查验、交通工具登临检疫查验、医学排查等环节。

3.“联网监控”应覆盖卫生检疫查验重要工作环节，能够清晰辨认监控目标和区域，范围包括但不限于：

（1）航空口岸的航空器停靠点，人员上下机通道，救护车转运停靠点；人员检疫通道或区域，医学排查区域，人员临时隔离区域，人员转运通道，防护服脱卸区，货物和物品查验区、处置区等。

（2）水运口岸的船舶检疫信号，船舶的国籍和船名，人员上下船通道和舷梯，采样区域，医学排查区域，防护服脱卸区，船员进出港闸口，集装箱货物查验和检疫隔离监管区域等。

（3）公路口岸的车辆停靠区域，人员上下车通道，车辆查验设施，装卸货地点，采样区域，货物检疫隔离监管区域，卫生处理区域等。

（4）铁路口岸的火车停靠轨道区域，人员上下车站台，装卸货地点，查验和采样场地和库房，检疫隔离监管区域，卫生处理区域等。

本条目 c）中，“卫生处理场所”是指用于对进出境集装箱、货物、物品进行卫生处理的区域，供卫生处理单位使用。卫生处理场所设置要求应位于口岸办公、生活区的下风方向，相隔距离不少于 50 米。

本条目 d）中，“存储设施”是指符合存储规范的专用库房，满足设备、器械、药剂、耗材、防护装备、样本、病媒生物标本等存储要求，存储物资包括常用物资和应急物资，存储库房面积应符合本标准 7.1.3.6 条 d）中应急物资储备室的要求。

本条目 e）中，“辅助设施”是指设置在口岸区域用于进出境卫生检疫查验和突发公共卫生事件应急处置的设施和场地。

（四）适用范围和特别情形

本条目适用于口岸运营者、卫生处理技术单位、实验室技术支持部门或网络信息工程单位建设口岸快速筛查设施、信息网络设施、卫生处理设施、存储设施和辅助设施。

口岸快速筛查设施是口岸进出境现场快速筛查能力的体现，相关设施建设和设备配置应符合快速筛查要求，不符合快速筛查要求的卫生检疫实验室不能替代快速筛查设施。在符合生物安全要求的前提下，快速筛查设施的各技术功能用房可以合并使用。

位于口岸区域的视频监控设施和用房供卫生检疫查验监管使用，可与口岸查验单位、口岸运营者等机构共用。

卫生处理场所供卫生处理单位使用。

存储设施供存放卫生检疫物资使用。

辅助设施供卫生检疫值班、风险处置和应急处置使用。

（五）规范性引用文件

《海关监管作业场所（场地）设置规范》（海关总署公告 2021 年第 4 号）附件 5。

【病原体快速筛查用房的设置要求】

1. 参照《海关监管作业场所（场地）设置规范》（海关总署公告 2021 年第 4 号），传染病病原体快速检测实验室是用于传染病病原体快速检测的专业用房（区域）。Ⅰ、Ⅱ、Ⅲ级口岸均必配。按口岸分级合理规划面积。Ⅰ级、Ⅱ级口岸按照生物安全二级要求进行实验室布局安排，Ⅲ级口岸至少按照生物安全一级要求进行实验室布局安排；布局及流程应符合我国生物安全相关要求。可作为功能区内设在（负压）临时留验室。

2. 快速筛查设施应设于口岸现场或口岸区域附近，便于快速送样和检测鉴定。

3. 快速筛查设备的功能应适用于短时间内完成检测鉴定或高通量样本筛查的要求。

4. 按照规定应当移送实验室实施检测鉴定的，应规范做好样本质量监控和生物安全防控措施。

七、相关口岸服务设施的要求

（一）条目原文

6.1.1.7　在进出境环节和口岸区域应具备以下设施，对进出境人员、交通工具不提供食品、饮用水供应等服务的口岸，a）和 b）作为豁免项：

a）食品供应设施：食品生产应符合 GB 14881 的要求，食品链中采购、流通加工、贮存、运输、销售等流通环节应符合 GB/T 23346 的要求，食品原料处理和食品加工、包装、贮存、销售等场所应保持该场所环境整洁，并与有毒、有害场所以及其他污染源保持规定的距离；有相应的消毒、更衣、盥洗、采光、照明、通风、防腐、防尘、洗涤以及处理和存放固液体废弃物的设施；进出境交通工具食品供应配备专用车辆和运输设备；

b）饮用水供应设施：饮用水供水设施在规定的卫生防护距离内应无污染源，不应受任何微生物、寄生虫、化学物质或其他物质的影响；供水水源应来自市政管网，对确因特殊原因未来自市政管网的自备水源，其水质应符合 GB 5749 的规定，自备水源供水设施与市政管网不连接；进出境交通工具饮用水供应配备专用车船或管道，供水车、供水船、供水管道等应当运转正常，定期清洗、消毒，供水水质达到 GB 5749 规定的末梢水要求；

c）固液体废弃物处置设施：固液体废弃物的固定存放场所、专用运输车辆、处理设施应符合卫生清洁、无病媒生物孳生、分类处置、环境保护等要求；

d）公共场所设施：清洗、消毒、保洁、盥洗等设施和设备和公共卫生间卫生状态良好，室内空气质量、微小气候、集中空调通风系统符合 GB 37488 的规定；公共场所集中空调通风系统每年至少开展一次嗜肺军团菌监测；

e）病媒生物防控设施：口岸区域的自然生境、工作区、生活区设置鼠类、蚊类防控设施，环境治理符合 GB/T 31712、GB/T 31717 的技术要求。

注 1：食品链流通环节的要求见 GB/T 23346—2009 中 5.2 ~ 5.5、5.6.1 ~ 5.6.3。

注 2：口岸区域的自然生境、工作区、生活区鼠类、蚊类环境治理要求见 GB/T 31712—2015 第 4 章、GB/T 31717—2015 中第 3 章。

（二）依据

1.《国际卫生条例（2005）》附件 1。

2.《国境卫生检疫法》第三十一条。

3.《国境口岸卫生监督管理办法》第四章。

（三）解读

本条目明确了口岸食品供应设施、饮用水供应设施、固液体废弃物处置设施、公共场所卫生设施和病媒生物防控设施的要求。

“不提供食品、饮用水供应等服务”是指符合通用要求的口岸，根据业务实际，在进出境环节和口岸区域确实不需要为进出境人员和交通工具提供食品、饮用水服务（含配送服务）的，而对食品、饮用水供应设施建设要求的豁免。但应注意：

1. 具备食品、饮用水供应设施的口岸，不能因为没有提供相应服务而规避对食品、饮用水卫生管理的要求，特别是对在口岸区域违规向交通工具供应食品、饮用水行为的管理。

2. 无食品、饮用水供应设施的口岸仍需符合本标准 6.1.1.1 条 b）的要求。

3. 符合提升要求的口岸应符合本标准 6.2.6 条的要求，对食品、饮用水供应设施建设无豁免。

本条目 b）中：

1.“卫生防护距离”是指正常生产条件下，“废水、废气和固体废弃物”处理装置的边界至居住区边界的最小距离。口岸饮用水供水设施在 10 米内无污染源。

2.“污染源”是指渗水坑、堆放的垃圾、污水管线及排污口、污染物处置点等。

3.“末梢水”是指出厂水经输配水管网输送至用户出水口的水。

本条目 c）中，固液体废弃物中的固体废弃物应设置固定的存放场所，区分具有公共卫生风险废弃物和一般废弃物分别存放，具有公共卫生风险废弃物存放场地的见本标准 6.1.3.4 条 c）中废弃物风险处置的要求。

本条目 d）中：

1.“公共场所设施”是指为进出境人员提供公共服务的场所。

2.“集中空调通风系统”是指为使房间或封闭空间空气温度、湿度、洁净度和气流速度等参数达到设定要求而对空气进行集中处理、输送、分配的所有设备、管道及附件 、仪器仪表的总和。

本条目 e）中，口岸区域的自然生境、工作区、生活区设置鼠类、蚊类防控设施和环境治理要求见本标准 6.1.1.5 条 d）引用的文件。

（四）适用范围和特别情形

本条目适用于口岸运营者或其委托单位、口岸区域食品生产经营者。

1. 为进出境人员、交通工具供应食品的活动。

2. 食品生产设施的建设和食品安全管理。

3. 食品链中采购、流通加工、贮存、运输、销售等流通环节设施建设和食品安全管理。

4. 食品原料处理和食品加工、包装、贮存、销售等设施建设和食品安全管理。

本条目适用于口岸运营者或其委托单位、口岸区域饮用水供应单位。

1. 进出境环节和口岸区域的饮用水供应设施建设和饮用水卫生管理。

2. 供水车、供水船、供水管道和供水水源设置和饮用水卫生管理。

本条目适用于口岸运营者或其委托单位、口岸区域固液体废弃物处置单位。

1. 进出境环节和口岸区域固液体废弃物收集、存放、处理场所建设和卫生管理。

2. 固液体专用运输车辆卫生管理。

本条目适用于口岸运营者或其委托单位、口岸区域公共场所经营单位。

1. 公共场所建设和卫生管理。

2. 公共场所集中空调通风系统建设和卫生管理。

本条目适用于口岸运营者或其委托单位、口岸区域病媒生物防控单位。

1. 口岸区域病媒生物防控设施建设。

2. 口岸区域病媒生物的监测和密度评价。

3. 口岸区域病媒的控制措施。

本条目因进出境卫生检疫业务开展的原因允许豁免范围如下。

1. 对进出境人员、交通工具不提供食品、饮用水供应等服务的口岸可豁免本条目 a）、

b）的要求。

2. 非水运口岸可豁免本条目 c）的船舶压舱水和污水处置要求。

3. 无进出境旅客且无为进出境人员提供公共服务场所的口岸可豁免本条目 d）的要求。

4. 无进出境旅客且未安装集中空调通风系统的口岸，可豁免本条目 d）中的“集中空调通风系统”的要求。

（五）规范性引用文件

1. GB 14881—2013《食品安全国家标准　食品生产通用卫生规范》。
2. GB/T 23346—2009《食品良好流通规范》。
3. GB 5749—2022《生活饮用水卫生标准》。
4. GB 37488—2019《公共场所卫生指标及限值要求》。
5. WS 10013—2023《公共场所集中空调通风系统卫生规范》。
6. GB/T 31712—2015《病媒生物综合管理技术规范　环境治理　鼠类》。
7. GB/T 31717—2015《病媒生物综合管理技术规范　环境治理　蚊虫》。

【食品生产设施要求】

GB 14881—2013《食品安全国家标准　食品生产通用卫生规范》（节选）

5　设施与设备

5.1　设施

5.1.1　供水设施

5.1.1.1　应能保证水质、水压、水量及其他要求符合生产需要。

5.1.1.2　食品加工用水的水质应符合 GB 5749 的规定，对加工用水水质有特殊要求的食品应符合相应规定。间接冷却水、锅炉用水等食品生产用水的水质应符合生产需要。

5.1.1.3　食品加工用水与其他不与食品接触的用水（如间接冷却水、污水或废水等）应以完全分离的管路输送，避免交叉污染。各管路系统应明确标识以便区分。

5.1.1.4　自备水源及供水设施应符合有关规定。供水设施中使用的涉及饮用水卫生安全产品还应符合国家相关规定。

5.1.2　排水设施

5.1.2.1　排水系统的设计和建造应保证排水畅通、便于清洁维护；应适应食品生产的需要，保证食品及生产、清洁用水不受污染。

5.1.2.2　排水系统入口应安装带水封的地漏等装置，以防止固体废弃物进入及浊气逸出。

5.1.2.3　排水系统出口应有适当措施以降低虫害风险。

5.1.2.4　室内排水的流向应由清洁程度要求高的区域流向清洁程度要求低的区域，且应有防止逆流的设计。

5.1.2.5　污水在排放前应经适当方式处理，以符合国家污水排放的相关规定。

5.1.3　清洁消毒设施

应配备足够的食品、工器具和设备的专用清洁设施，必要时应配备适宜的消毒设施。应采取措施避免清洁、消毒工器具带来的交叉污染。

5.1.4　废弃物存放设施

应配备设计合理、防止渗漏、易于清洁的存放废弃物的专用设施；车间内存放废弃物的设施和容器应标识清晰。必要时应在适当地点设置废弃物临时存放设施，并依废弃物特性分类存放。

5.1.5　个人卫生设施

5.1.5.1　生产场所或生产车间入口处应设置更衣室；必要时特定的作业区入口处可按需要设置更衣室。更衣室应保证工作服与个人服装及其他物品分开放置。

5.1.5.2　生产车间入口及车间内必要处，应按需设置换鞋（穿戴鞋套）设施或工作鞋靴消毒设施。如设置工作鞋靴消毒设施，其规格尺寸应能满足消毒需要。

5.1.5.3　应根据需要设置卫生间，卫生间的结构、设施与内部材质应易于保持清洁；卫生间内的适当位置应设置洗手设施。卫生间不得与食品生产、包装或贮存等区域直接连通。

5.1.5.4　应在清洁作业区入口设置洗手、干手和消毒设施；如有需要，应在作业区内适当位置加设洗手和（或）消毒设施；与消毒设施配套的水龙头开关应为非手动式。

5.1.5.5　洗手设施的水龙头数量应与同班次食品加工人员数量相匹配，必要时应设置冷热水混合器。洗手池应采用光滑、不透水、易清洁的材质制成，其设计及构造应易于清洁消毒。应在临近洗手设施的显著位置标示简明易懂的洗手方法。

5.1.5.6　根据对食品加工人员清洁程度的要求，必要时可设置风淋室、淋浴室等设施。

5.1.6　通风设施

5.1.6.1　应具有适宜的自然通风或人工通风措施；必要时应通过自然通风或机械设施有效控制生产环境的温度和湿度。通风设施应避免空气从清洁度要求低的作业区域流向清洁度要求高的作业区域。

5.1.6.2　应合理设置进气口位置，进气口与排气口和户外垃圾存放装置等污染源保持适宜的距离和角度。进、排气口应装有防止虫害侵入的网罩等设施。通风排气设施应易于清洁、维修或更换。

5.1.6.3　若生产过程需要对空气进行过滤净化处理，应加装空气过滤装置并定期清洁。

5.1.6.4 根据生产需要，必要时应安装除尘设施。

5.1.7 照明设施

5.1.7.1 厂房内应有充足的自然采光或人工照明，光泽和亮度应能满足生产和操作需要；光源应使食品呈现真实的颜色。

5.1.7.2 如需在暴露食品和原料的正上方安装照明设施，应使用安全型照明设施或采取防护措施。

5.1.8 仓储设施

5.1.8.1 应具有与所生产产品的数量、贮存要求相适应的仓储设施。

5.1.8.2 仓库应以无毒、坚固的材料建成；仓库地面应平整，便于通风换气。仓库的设计应能易于维护和清洁，防止虫害藏匿，并应有防止虫害侵入的装置。

5.1.8.3 原料、半成品、成品、包装材料等应依据性质的不同分设贮存场所或分区域码放，并有明确标识，防止交叉污染。必要时仓库应设有温、湿度控制设施。

5.1.8.4 贮存物品应与墙壁、地面保持适当距离，以利于空气流通及物品搬运。

5.1.8.5 清洁剂、消毒剂、杀虫剂、润滑剂、燃料等物质应分别安全包装，明确标识，并应与原料、半成品、成品、包装材料等分隔放置。

5.1.9 温控设施

5.1.9.1 应根据食品生产的特点，配备适宜的加热、冷却、冷冻等设施，以及用于监测温度的设施。

5.1.9.2 根据生产需要，可设置控制室温的设施。

5.2 设备

5.2.1 生产设备

5.2.1.1 一般要求

应配备与生产能力相适应的生产设备，并按工艺流程有序排列，避免引起交叉污染。

5.2.1.2 材质

5.2.1.2.1 与原料、半成品、成品接触的设备与用具，应使用无毒、无味、抗腐蚀、不易脱落的材料制作，并应易于清洁和保养。

5.2.1.2.2 设备、工器具等与食品接触的表面应使用光滑、无吸收性、易于清洁保养和消毒的材料制成，在正常生产条件下不会与食品、清洁剂和消毒剂发生反应，并应保持完好无损。

5.2.1.3 设计

5.2.1.3.1 所有生产设备应从设计和结构上避免零件、金属碎屑、润滑油或其他污染因素混入食品，并应易于清洁消毒、易于检查和维护。

5.2.1.3.2 设备应不留空隙地固定在墙壁或地板上，或在安装时与地面和墙壁间保留足够空间，以便清洁和维护。

5.2.2 监控设备

用于监测、控制、记录的设备，如压力表、温度计、记录仪等，应定期校准、维护。

5.2.3 设备的保养和维修

应建立设备保养和维修制度，加强设备的日常维护和保养，定期检修，及时记录。

【食品链流通环节设施要求】

进出境人员、交通工具的食品供应单位在流通环节的设施要求，可参阅GB/T 23346—2009《食品良好流通规范》对食品加工、贮存、检测、运输、销售等设施和设备的要求，相关要点如下。

1. 加工设施和设备

（1）加工场所采用收货区、加工区、发货区等分区作业，无交叉污染；环境温度符合食品特性要求；各类生鲜食品和加工食品分别设置加工间和暂存库。

（2）食品加工区应根据加工产品品种、数量配备相应的专用场地；布局符合食品特性及加工工序，存放、操作中无交叉污染；配备卫生设施；水源、洗涤水池和排水系统符合卫生要求。

（3）根据食品品种、数量及工艺要求配备相应的食品加工设施和设备。

2. 贮存设施和设备

（1）根据不同食品的特性选用不同的贮存设施与场所。

（2）食品贮存场所应配备有效的防鼠、防虫、防蝇等设施。

（3）冷库设置温度、湿度测量检视装置，测量仪器定期校验。

（4）配备适宜且可控的空气调节装置。

3. 食品检测设备

具备开展必需的食品检测项目的设备和仪器，或委托具备能力的第三方检测机构进行检测。

4. 运输设施和设备

（1）运输食品的车辆应具备符合装载和卸货作业的条件，运输设施和设备符合食品特性，具有确保运输过程中食品质量安全的能力。

（2）密闭车厢体的内壁应使用平滑、不透水、可防锈、耐腐蚀、无毒、无异味的材料，使用的消毒剂和清洁剂应符合食品卫生要求。

（3）冷藏车、保温车应密闭、防漏，具有制冷系统和冷风循环系统、温度感应器和温度自动记录仪。

5. 销售设施和设备

（1）销售场所经营环境应清洁、卫生，不应存在有害气体、放射性物质和其他扩散污染源，不应有病媒生物（如蟑螂、蚊、蝇、鼠）的孳生；正确使用保鲜剂、杀虫剂等化学药剂，且有安全保管的设施。

（2）销售场所应根据不同食品的种类配备相应的卫生、安全的设施和设备。

（3）销售场所应根据不同食品的特性配备相应的加工、陈列、保质等设施和设备。

【饮用水供水水质要求】

GB 5749—2022《生活饮用水卫生标准》（节选）

4　生活饮用水水质要求

4.1　生活饮用水水质应符合下列基本要求，保证用户饮用安全：

a）生活饮用水中不应含有病原微生物；

b）生活饮用水中化学物质不应危害人体健康；

c）生活饮用水中放射性物质不应危害人体健康；

d）生活饮用水的感官性状良好；

e）生活饮用水应经消毒处理。

4.2　生活饮用水水质应符合表 1 和表 3 要求。出厂水和末梢水中消毒剂限值、消毒剂余量均应符合表 2 要求。

注：当生活饮用水中含有附录 A 所列指标时，可参考表 A.1 中该指标的限值评价。

表 1　生活饮用水水质常规指标及限值

序号	指标	限值
一、微生物指标		
1	总大肠菌群 /（MPN/100 mL 或 CFU/100 mL）[a]	不应检出
2	大肠埃希氏菌 /（MPN/100 mL 或 CFU/100 mL）[a]	不应检出
3	菌落总数 /（MPN/mL 或 CFU/mL）[b]	100
二、毒理指标		
4	砷 /（mg/L）	0.01
5	镉 /（mg/L）	0.005
6	铬（六价）/（mg/L）	0.05
7	铅 /（mg/L）	0.01
8	汞 /（mg/L）	0.001

表 1 生活饮用水水质常规指标及限值（续）

序号	指标	限值
9	氰化物 /（mg/L）	0.05
10	氟化物 /（mg/L）[b]	1.0
11	硝酸盐（以N计）/（mg/L）[b]	10
12	三氯甲烷 /（mg/L）[c]	0.06
13	一氯二溴甲烷 /（mg/L）[c]	0.1
14	二氯一溴甲烷 /（mg/L）[c]	0.06
15	三溴甲烷 /（mg/L）[c]	0.1
16	三卤甲烷（三氯甲烷、一氯二溴甲烷、二氯一溴甲烷、三溴甲烷的总和）[c]	该类化合物中各种化合物的实测浓度与其各自限值的比值之和不超过 1
17	二氯乙酸 /（mg/L）[c]	0.05
18	三氯乙酸 /（mg/L）[c]	0.1
19	溴酸盐 /（mg/L）[c]	0.01
20	亚氯酸盐 /（mg/L）[c]	0.7
21	氯酸盐 /（mg/L）[c]	0.7
三、感官性状和一般化学指标[d]		
22	色度（铂钴色度单位）/ 度	15
23	浑浊度（散射浑浊度单位）/NTU [b]	1
24	臭和味	无异臭、异味
25	肉眼可见物	无
26	pH	不小于 6.5 且不大于 8.5
27	铝 /（mg/L）	0.2
28	铁 /（mg/L）	0.3
29	锰 /（mg/L）	0.1
30	铜 /（mg/L）	1.0
31	锌 /（mg/L）	1.0
32	氯化物 /（mg/L）	250

表 1　生活饮用水水质常规指标及限值（续）

序号	指标	限值
33	硫酸盐 /（mg/L）	250
34	溶解性总固体 /（mg/L）	1000
35	总硬度（以 $CaCO_3$ 计）/（mg/L）	450
36	高锰酸盐指数（以 O_2 计）/（mg/L）	3
37	氨（以 N 计）/（mg/L）	0.5
四、放射性指标[e]		
38	总 α 放射性 /（Bq/L）	0.5（指导值）
39	总 β 放射性 /（Bq/L）	1（指导值）

[a] MPU 表示最可能数：CFU 表示菌落形成单位。当水样检出总大肠菌群时，应进一步检验大肠埃希氏菌；当水样未检出总大肠菌群时，不必检验大肠埃希氏菌。

[b] 小型集中式供水和分散式供水因水源与净水技术受限时，菌落总数指标限值按 500 MPN/mL 或 500 CFU/mL 执行，氟化物指标限值按 1.2 mg/L 执行，硝酸盐（以 N 计）指标限值按 20 mg/L 执行，浑浊度指标限值按 3 NTU 执行。

[c] 水处理工艺流程中预氧化或消毒方式：

——采用液氯、次氯酸钙及氯胺时，应测定三氯甲烷、一氯二溴甲烷、二氯一溴甲烷、三溴甲烷、三卤甲烷、二氯乙酸、三氯乙酸；

——采用次氯酸钠时，应测定三氯甲烷、一氯二溴甲烷、二氯一溴甲烷、三溴甲烷、三卤甲烷、二氯乙酸、三氯乙酸、氯酸盐；

——采用臭氧时，应测定溴酸盐；

——采用二氧化氯时，应测定亚氯酸盐；

——采用二氧化氯与氯混合消毒剂发生器时，应测定亚氯酸盐、氯酸盐、三氯甲烷、一氯二溴甲烷、二氯一溴甲烷、三溴甲烷、三卤甲烷、二氯乙酸、三氯乙酸；

——当原水中含有上述污染物，可能导致出厂水和末梢水的超标风险时，无论采用何种预氧化或消毒方式，都应对其进行测定。

[d] 当发生影响水质的突发公共事件时，经风险评估，感官性状和一般化学指标可暂时适当放宽。

[e] 放射性指标超过指导值（总 β 放射性扣除 ^{40}K 后仍然大于 1 Bq/L），应进行核素分析和评价，判定能否饮用。

表 2　生活饮用水消毒剂常规指标及要求

序号	指标	与水接触时间 /min	出厂水和末梢水限值 /（mg/L）	出厂水余量 /（mg/L）	末梢水余量 /（mg/L）
40	游离氯[a,d]	≥ 30	≤ 2	≥ 0.3	≥ 0.05
41	总氯[b]	≥ 120	≤ 3	≥ 0.5	≥ 0.05

表 2　生活饮用水消毒剂常规指标及要求（续）

序号	指标	与水接触时间 /min	出厂水和末梢水限值 /（mg/L）	出厂水余量 /（mg/L）	末梢水余量 /（mg/L）
42	臭氧[c]	≥ 12	≤ 0.3	—	≥ 0.02 如采用其他协同消毒方式，消毒剂限值及余量应满足相应要求
43	二氧化氯[d]	≥ 30	≤ 0.8	≥ 0.1	≥ 0.02

[a] 采用液氯、次氯酸钠、次氯酸钙消毒方式时，应测定游离氯。

[b] 采用氯胺消毒方式时，应测定总氯。

[c] 采用臭氧消毒方式时，应测定臭氧。

[d] 采用二氧化氯消毒方式时，应测定二氧化氯；采用二氧化氯与氯混合消毒剂发生器消毒方式时，应测定二氧化氯和游离氯。两项指标均应满足限值要求，至少一项指标应满足余量要求。

表 3　生活饮用水水质扩展指标及限值

序号	指标	限值
一、微生物指标		
44	贾第鞭毛虫 /（个 /10 L）	＜1
45	隐孢子虫 /（个 /10 L）	＜1
二、毒理指标		
46	锑 /（mg/L）	0.005
47	钡 /（mg/L）	0.7
48	铍 /（mg/L）	0.002
49	硼 /（mg/L）	1.0
50	钼 /（mg/L）	0.07
51	镍 /（mg/L）	0.02
52	银 /（mg/L）	0.05
53	铊 /（mg/L）	0.0001
54	硒 /（mg/L）	0.01
55	高氯酸盐 /（mg/L）	0.07
56	二氯甲烷 /（mg/L）	0.02
57	1,2– 二氯乙烷 /（mg/L）	0.03

表 3　生活饮用水水质扩展指标及限值（续）

序号	指标	限值
58	四氯化碳 /（mg/L）	0.002
59	氯乙烯 /（mg/L）	0.001
60	1,1- 二氯乙烯 /（mg/L）	0.03
61	1,2- 二氯乙烯（总量）/（mg/L）	0.05
62	三氯乙烯 /（mg/L）	0.02
63	四氯乙烯 /（mg/L）	0.04
64	六氯丁二烯 /（mg/L）	0.0006
65	苯 /（mg/L）	0.01
66	甲苯 /（mg/L）	0.7
67	二甲苯（总量）/（mg/L）	0.5
68	苯乙烯 /（mg/L）	0.02
69	氯苯 /（mg/L）	0.3
70	1,4- 二氯苯 /（mg/L）	0.3
71	三氯苯（总量）/（mg/L）	0.02
72	六氯苯 /（mg/L）	0.001
73	七氯 /（mg/L）	0.0004
74	马拉硫磷 /（mg/L）	0.25
75	乐果 /（mg/L）	0.006
76	灭草松 /（mg/L）	0.3
77	百菌清 /（mg/L）	0.01
78	呋喃丹 /（mg/L）	0.007
79	毒死蜱 /（mg/L）	0.03
80	草甘膦 /（mg/L）	0.7
81	敌敌畏 /（mg/L）	0.001
82	莠去津 /（mg/L）	0.002
83	溴氰菊酯 /（mg/L）	0.02
84	2,4- 滴 /（mg/L）	0.03

表 3 生活饮用水水质扩展指标及限值（续）

序号	指标	限值
85	乙草胺 /（mg/L）	0.02
86	五氯酚 /（mg/L）	0.009
87	2,4,6– 三氯酚 /（mg/L）	0.2
88	苯并（a）芘 /（mg/L）	0.00001
89	邻苯二甲酸二（2– 乙基己基）酯 /（mg/L）	0.008
90	丙烯酰胺 /（mg/L）	0.0005
91	环氧氯丙烷 /（mg/L）	0.0004
92	微囊藻毒素 –LR（藻类暴发情况发生时）/（mg/L）	0.001
三、感官性状和一般化学指标[a]		
93	钠 /（mg/L）	200
94	挥发酚类（以苯酚计）/（mg/L）	0.002
95	阴离子合成洗涤剂 /（mg/L）	0.3
96	2– 甲基异莰醇 /（mg/L）	0.00001
97	土臭素 /（mg/L）	0.00001

[a] 当发生影响水质的突发公共事件时，经风险评估，感官性状和一般化学指标可暂时适当放宽。

【公共场所集中空调通风系统卫生要求】

进出境环节和口岸区域的进出境人员通关场所（通道）、公共场所的集中空调通风系统的卫生要求可参阅标准 WS 10013—2023《公共场所集中空调通风系统卫生规范》，相关要点如下：

1. 卫生设计要求

（1）集中空调通风系统新风量的设计应符合：宾馆、旅店、招待所、候诊室等场所新风量大于等于 30 立方米 /（小时·人）；等候室、室内通关场所（通道）、医学排查区域、临时隔离区域、商场（店）、餐厅、书店、公共交通工具等新风量大于等于 20 立方米 /（小时·人）。

（2）集中空调通风系统的设计温度：公共场所冬季室内温度宜在 16 ℃ ~ 20 ℃；公共场所夏季室内温度宜在 26 ℃ ~ 28 ℃。

（3）集中空调通风系统的设计相对湿度宜在 40% ~ 65%。

（4）集中空调通风系统的设计风速宜使宾馆、旅店、招待所等人员活动区域风速不大于 0.3 米 / 秒。其他公共场所人员活动区域风速不大于 0.5 米 / 秒。

（5）对有睡眠、休憩需求的公共场所，集中空调通风系统运行所产生的噪声对场所室内环境造成的影响不应高于设备设施关闭状态时室内噪声值 5dB（A）。

（6）集中空调通风系统应具备的设施包括：应急关闭回风和新风的装置；控制集中空调通风系统分区域运行的装置，医学排查区域、临时隔离区域应做到独立控制运行；供风管系统清洗、消毒用的可开闭检修口，或便于拆卸的不应小于 300 毫米 ×250 毫米的风口。

（7）集中空调通风系统应设置去除微生物、颗粒物和气态污染物的空气净化消毒装置，且采用的空气净化消毒装置应能满足末端房间的使用要求。

（8）集中空调通风系统的新风应直接取自室外，不应从机房、楼道及天棚吊顶等处间接吸取新风，严禁从进出境人员等候区域、通关场所（通道）、医学排查区域、临时隔离区域吸取新风。新风应直接由风管送入室内。

（9）集中空调通风系统的新风口设计应设置防雨罩或防雨百叶等防水附件，并设置耐腐蚀的防护（防虫）网和初效过滤器，新风口设置的要求如下：

新风口应设置在室外空气清洁的地点，与污染源的水平距离应符合：与餐厨垃圾站（房）距离大于等于 20 米；与生活垃圾站（房）距离大于等于 10 米；与集中空调通风系统排风口、开放式冷却塔距离大于等于 10 米；与公共厕所大于等于 10 米。

新风口与有害气体排放口、事故排风的室外排风口、油烟排放口等有特殊防护距离要求的污染源间距应按照国家现行有关标准要求执行。

新风口应低于排风口，且垂直距离不应小于 3 米。

新风口的下缘距室外地坪不宜小于 2 米，当设在绿化地带时，不宜小于 1 米，当设在屋顶时，距屋顶面的距离不宜小于 0.3 米。

（10）集中空调通风系统的送风口宜设防鼠装置，回风口应设置防鼠装置或回风过滤网。防鼠装置的孔径或缝隙不应大于 6 毫米。

（11）集中空调通风系统加湿方式宜选用蒸气加湿，选用自来水喷雾或冷水蒸发的加湿方式应有控制军团菌繁殖的措施。

（12）集中空调通风系统冷却塔应符合的要求包括：冷却塔的设置位置应通风良好，远离热源、人员聚集区域、建筑物新风取风口或自然通风口，不应设置在新风口空调制冷季节最大频率风向的上风向；冷却水系统宜设置持续消毒、加药装置；冷却塔应避免阳光直射集水池，集水池内侧应平滑，排水口应设在塔池的底部。

（13）集中空调通风系统风管内表面应光滑，易于清理。制作风管的材料不应释放有毒有害物质，宜使用耐腐蚀的金属材料；采用非金属材料制作风管时，应保证风管的坚固及严密性，具有承受机械清洗设备工作冲击的强度。

（14）回风口及吊装式空气处理机组不应设于产生异味、粉尘、油烟的位置上方。

（15）冷凝水管道应采取防凝露措施。冷凝水排入建筑物排水系统时，应有空气隔断措施，冷凝水不应与污水、废水、室内密闭雨水系统直接连接。新风机组和空气处理机组的冷凝水盘出口应设置水封。

（16）排放有毒有害物的排风系统不应与集中空调通风系统相连通。

2. 卫生质量要求

（1）集中空调通风系统新风量应符合上述设计要求。

（2）集中空调通风系统冷却水、冷凝水、喷雾或冷水蒸发加湿方式用水不应检出嗜肺军团菌。

（3）集中空调通风系统冷却水水质要求包括：异养菌总数≤ 1×10^5 CFU/mL；游离氯 0.05 ～ 1 mg/L（循环回水总管处，氯制剂消毒时）。

（4）集中空调通风系统送风质量要求包括：PM10 ≤ 0.10 mg/m^3；细菌总数≤ 500 CFU/m^3；真菌总数≤ 500 CFU/m^3；β－溶血性链球菌不应检出；嗜肺军团菌（非常规要求指标，必要时检测）不应检出。

（5）集中空调通风系统空调风管内表面卫生质量要求包括：积尘量≤ 20 g/m^2；细菌总数≤ 100 CFU/cm^2；真菌总数≤ 100 CFU/cm^2。

八、公共卫生风险评估能力的要求

（一）条目原文

6.1.2.1 在进出境环节和口岸区域，应具备开展公共卫生风险评估的能力，具体风险评估类别包括：

a）进出境人员、交通工具、集装箱、货物、物品现场风险评估；

b）公共卫生风险货物，或物品准入风险评估；

c）6.1.1.2 中监测结果的风险评估；

d）境外传染病疫情，或公共卫生有害物质污染经本口岸传入的风险评估；

e）口岸突发公共卫生事件风险评估。

（二）依据

1.《国际卫生条例（2005）》第二编第六条第一款、第四编第二十二条第一款和第二款、附件 1、附件 2。

2.《国境卫生检疫法》第二十四条、第二十六条、第二十九条、第五十四条。

3.《国境卫生检疫法实施细则》第十一条。

4.《生物安全法》第十五条、第二十三条。

（三）解读

本条目要求具备开展不同类别风险评估的能力。

本条目 a）中，“现场风险评估”是指在进出境环节对进出境人员、交通工具、集装箱、货物、物品等卫生检疫监管对象可能导致的公共卫生风险跨境传播进行的风险评估行为，作为进境卫生检疫环节开展风险识别和卫生控制措施的依据之一，包括：

1. 建立进出境人员、交通工具、集装箱、货物、物品的公共卫生风险要素清单。

2. 对申报信息进行核验，开展现场流行病学调查，发现可能存在的感染和污染等公共卫生风险，了解来源地疫情流行状况，确认是否实施有效的卫生防控措施。

3. 根据评估结果发布卫生检疫指令，包括无疫通行、检疫查验、隔离监管、采样检测、卫生处理等。

本条目 b）中，"准入风险评估"指对实施许可制度或备案制度的公共卫生风险货物和物品开展的公共卫生风险评估。根据货物和物品的风险分级分类、产品原料来源、包装储存运输、生产和使用单位资质、生物废弃物处理等情况，分析评估其是否含有传染性病原体或可能导致感染或污染的传播等公共卫生风险，提出评估建议。

本条目 c）中，"监测结果的风险评估"是指对进出境人员、口岸病媒生物、口岸食品和饮用水和公共场所卫生监测（参见 6.1.1.2 条）结果进行的公共卫生风险评估，包括：根据上述监测数据，评估进出境人员、口岸病媒生物、口岸食品和饮用水，以及公共场所存在的公共卫生风险类别；分析传染性病原体、病媒生物和公共卫生有害物质产生或超过标准限值的原因，评估是否存在扩散、传播和强化的风险及对人群健康的影响，综上提出防控措施的建议。

本条目 d）中，"传入风险评估"也称为"传播风险评估"，是指当境外发生传染病疫情暴发流行，或突发公共卫生有害物质污染，或举办大型国际交流活动（出现短时间内大量进境人流和物流聚集），或新开国际航线时，所开展的传染病和公共卫生有害物质跨境传播风险评估，包括：收集整理境外通航地区疫情流行和公共卫生事件的信息数据；分析国际疫情跨境流行趋势和污染扩散趋势，指出境外通航口岸和本口岸公共卫生能力存在的不足，评估传染病疫情或公共卫生有害因子通过进出境环节导致感染或污染传播的可能性，并根据风险评估结果，有针对性提出以下建议：

1. 调整或完善进出境卫生检疫监管制度和操作技术规范；

2. 实施健康申报、登临检疫查验、卫生处理等卫生检疫措施；

3. 建立或完善突发事件应急处置制度；

4. 设置或整改口岸卫生检疫基础设施；

5. 发布进出境公共卫生风险通告等。

本条目 e）中，"事件风险评估"是指当口岸发生新发突发传染病、重大传染病、群体不明原因疾病、重大食品安全事故，以及公共卫生有害物质污染等突发公共卫生事件时，对应急处置措施和结果开展的风险评估，包括：分析评估突发公共卫生事件应急处置措施的有效性，事件导致传染病传播的可能性，危害影响范围和严重程度，应急预案是否科学合理，是否具备人员、技术和后勤保障能力。综上提出后续风险管控措施的建议。当出现口岸突发公共卫生事件的应急处置措施发生重大改变、应急响应等级调整、结束应急状态等情形时，应当开展事件风险评估。

（四）适用范围和特别情形

1. 现场风险评估适用于进出境人员、交通工具、集装箱、货物、物品卫生检疫环节。

2. 准入风险评估适用于高公共卫生风险货物和物品的卫生许可审批或备案环节。

3. 监测结果的风险评估适用于进出境人员、口岸病媒生物、口岸食品和饮用水，以及公共场所卫生监测结果分析环节。

4. 传入风险评估适用于境外发生突发公共卫生事件，或举办大型国际交流活动，或新开国际航线时开展的卫生检疫风险监测环节。

5. 事件风险评估适用于口岸发生突发公共卫生事件时或结束后的应急处置效果评价环节。

九、风险预警的要求

（一）条目原文

6.1.2.2　对 6.1.2.1 所列范围涉及以下事项的，应实施风险预警：

a）发现新发突发传染病、重大传染病、群体不明原因疾病、重大食物中毒，以及公共卫生有害物质污染等公共卫生风险的；

b）口岸区域、国境内外邻近区域、境外通航国家或地区的传染病疫情流行、有害物质污染事件，存在本口岸，或口岸城市跨境传播可能性的。

（二）依据

1.《国际卫生条例（2005）》第二编第六条第二款、附件 1、附件 2。

2.《国境卫生检疫法》第五条、第二十七条。

3.《国境卫生检疫法实施细则》第十五条、第十六条。

4.《生物安全法》第二十七条、第二十八条、第二十九条。

5.《传染病防治法》第十九条、第二十条。

6.《突发公共卫生事件应急条例》第二条、第十四条、第十五条。

（三）解读

本条目明确了应实施风险预警的公共卫生事项范围。

“风险预警”见本标准 5.1 条中“风险预警”的解读。

本条目 a）中：

1.“新发突发传染病”是指中国境内首次出现或者已经宣布消灭再次发生，或者突然发生、造成或者可能造成公众健康和生命安全严重损害、引起社会恐慌、影响社会稳定的传染病。

2.“重大传染病”是指传染能力较强、毒性比较大、传播途径多样、致死率比较高的传染病，如甲类传染病（鼠疫、霍乱），以及其他“乙类甲管”传染病，或检疫传染病（鼠疫、霍乱、黄热病）等。

3.“群体不明原因疾病”是指在短时间内，某个相对集中的区域内同时或者相继出现具有共同临床表现的病人，且病例不断增加、范围不断扩大、暂时无法明确诊断的疾病。

4.“重大食物中毒”是指由于食品污染的原因而造成的人数众多或者伤亡较重的中毒事件。

5.“公共卫生有害物质污染”是指禁止或限制进境的化学性有害物质、核与辐射物质、生物战剂、化学毒剂等物质造成的污染。

本条目 b）中，“国境内外邻近区域”是指陆路国境线邻近的具有公共卫生风险的区域。

（四）适用范围和特别情形

本条目适用于海关发布风险预警的行为。

十、风险预警管理要求

（一）条目原文

6.1.2.3　风险预警应明确职责、内容、范围、方式、程序、时限、发布等要求，信息数据符合传输、使用、维护、安全等规则。预警报告应包括风险类别分级、成因溯源、危害强度、影响范围、时间区间、人群数量、发展趋势、防控效果等内容，提出防控建议。

（二）依据

1.《国际卫生条例（2005）》第二编第六条第二款、附件 1。

2.《国境卫生检疫法》第五条、第二十七条。

3.《国境卫生检疫法实施细则》第十五条、第十六条。

4.《生物安全法》第二十七条、第二十八条、第二十九条。

5.《传染病防治法》第十九条、第二十条。

（三）解读

本条目明确了海关风险预警制度性和风险预警具体工作的要求：

1. 建立风险预警的工作制度，明确风险预警的职责、内容、范围、方式、程序、时限、发布等要求。

2. 明确信息数据的管理要求，包括信息数据的传输、使用、维护、安全等规则要求。

3. 明确预警报告内容要求，包括风险类别分级、成因溯源、危害强度、影响范围、时间区间、人群数量、发展趋势、防控效果等，并结合口岸实际提出具体防控建议。

（四）适用范围和特别情形

本条目适用于海关发布风险预警的行为。

口岸公共卫生风险预警发布的方式包括，但不限于：

1. 设置现场专用设施和设备，如公告栏、电子公告屏、自助查询机等。

2. 依托互联网建立政务信息公开官方平台等。

3. 风险预警信息的形式可以为：疫情流行动态、海关总署警示公告、进出境公共卫生风险通告、风险防控指南等。

十一、风险预警信息的要求

（一）条目原文

6.1.2.4 应建立风险预警信息报送、交换、通报机制：

a）具有口岸查验部门和地方政府或地方卫生主管部门双向风险预警通报或报告的渠道；

b）具有面向进出境人员，进出境交通工具、集装箱、货物、物品的运营者，口岸运营者发布风险预警通知或告示，或者其他旅行卫生健康风险提示的渠道。

注：口岸查验部门指海关、边检、海事等部门。

（二）依据

1.《国境卫生检疫法》第五条、第二十七条。

2.《国境卫生检疫法实施细则》第十五条、第十六条、第十九条。

3.《生物安全法》第二十七条、第二十八条、第二十九条。

4.《传染病防治法》第十九条、第二十条、第三十二条。

（三）解读

本条目要求建立风险预警信息报送、交换、通报机制。

本条目 a）中：

1.“地方政府”是指政府机关或政府负责口岸管理或协调的部门。

2.“地方卫生主管部门”是指地方政府的医疗卫生主管部门、疾病预防控制部门、寄生虫防治部门等。

3.“双向风险预警通报或报告的渠道”是指采取多方之间相互通报或报告的方式，对本标准 6.1.2.2 条所列的公共卫生风险事项及时开展风险预警通报或报告，以达到信息互联的目的。

4. 该渠道可以使用公文、邮件、电话、即时通信等方式，并符合以下要求：

（1）规范的、固定的预警方式；

（2）信息数据可追溯，保留完整、准确的工作记录；

（3）信息数据应符合本标准 6.1.2.3 条所规定的传输、使用、安全等要求。

本条目 b）中：

1. 海关应建立面向进出境人员，进出境交通工具、集装箱、货物、物品的运营者，以及口岸运营者发布风险预警的渠道，用于发布本标准 6.1.2.2 条所规定的公共卫生风险事项预警、告示，以及其他旅行卫生健康提示等。

2. 该渠道可以使用公告、现场告示、公共媒体宣传、健康咨询等方式，信息数据应符合本标准 6.1.2.3 条所规定的传输、使用、安全等要求。

（四）适用范围和特别情形

本条目适用于：

1. 海关、边检、海事等口岸查验部门面向地方政府及其相关管理部门的风险预警事项。

2. 地方政府及其相关部门面向口岸查验部门的风险预警事项。

3. 海关面向进出境人员，进出境交通工具、集装箱、货物、物品的运营者，口岸运营者的风险预警事项。

十二、参与风险评估与预警的岗位人员的要求

（一）条目原文

6.1.2.5　参与风险评估与预警的岗位人员应经过与其岗位相关的专业技能培训。

（二）依据

《国境卫生检疫法》第四十三条。

（三）解读

本条目明确了风险评估与预警的岗位人员应具备相关的专业技能。

“风险评估与预警的岗位”是指开展本标准 6.1.2.1 条所列范围的风险评估岗位人员、开展本标准 6.1.2.2 条所列范围的风险预警岗位人员。

风险评估岗位的专业技能包括：岗位人员能够熟练掌握本标准 6.1.2.1 条至 6.1.2.4 条所涉及的风险要素识别、风险评估方法、风险预警报告和风险预警程序等专业技能要求。

（四）适用范围和特别情形

本条目适用于海关开展风险评估和风险预警工作。

十三、进出境风险预警设施和设备的要求

（一）条目原文

6.1.2.6　进出境人员检疫查验、传染病监测区域，进出境交通工具、集装箱、货物、

物品申报现场应设置具备咨询、查询、公告等功能的设施和设备，具有口岸公共卫生风险预警信息专栏。

（二）依据

1.《国境卫生检疫法》第二十九条。

2.《海关监管作业场所（场地）设置规范》（海关总署公告 2021 年第 4 号）。

3.《海关监管作业场所（场地）监控摄像头设置规范》。

（三）解读

本条目规定了进出境风险预警设施和设备的要求。

1.“进出境人员查验区域”是指实施进出境人员卫生检疫的通道和场所。

2.“传染病监测区域”是指实施进出境人员传染病监测（如健康咨询、监测体检）的场所。

3.“申报现场”是指进出境交通工具、集装箱、货物、物品的申报、咨询等场所。

4.“信息专栏”是指设置专门的信息设施和设备，如公告栏、电子公告屏、自助查询设备等。

（四）适用范围和特别情形

本条目适用于口岸进出境通道和卫生检疫现场发布口岸公共卫生风险预警信息所需要的设施和设备建设。

十四、进境环节和口岸区域的风险处置能力的要求

（一）条目原文

6.1.3.1 应具备进境环节和口岸区域的风险处置能力，包括：

a）对来自传染病疫情流行区域的人员实施重点监测，对进出境有异常健康状况的人员实施流行病学调查、医学检查、采样等医学排查，实验室检测，以及医学措施和卫生措施；

b）对来自传染病疫情流行区域或公共卫生有害物质污染区域的进出境交通工具的交通员工生活区、食品饮用水、固液体废弃物、压舱水、装载具有公共卫生风险货物的货舱，以及进出境集装箱、货物、物品实施卫生处理或病媒生物防控措施；

注：交通员工指维持交通工具正常行驶、作业和服务的工作人员。

c）对口岸区域食品饮用水、公共场所、固液体废弃物、储存场地实施预防性消毒、疫源地消毒（包括随时消毒和终末消毒），以及除鼠、除虫、除污、废弃物无害化等措施；

d）对口岸工作区、生活区、自然生境等区域实施病媒生物控制措施；

e）对口岸违反公共卫生风险防控要求的行为实施有效制止措施；

f）在定点医疗机构对国际旅行人员（包括交通员工）实施疫苗预防接种；

g）对人类传染病感染的活动物实施诊断检查、评估、隔离等措施，或运送指定兽医

机构处置。

（二）依据

1.《国际卫生条例（2005）》第二编第十三条第一款、第四编第二十二条第一款和第二款、第五编第二十三条第二款、附件 1、附件 4、附件 5、附件 6、附件 7。

2.《国境卫生检疫法》第十二条、第十五条、第十六条、第三十条、第三十一条、第三十三条、第四十五条。

3.《国境卫生检疫法实施细则》第五条、第六条、第七条、第八条、第十条。

4.《生物安全法》第十五条、第二十三条第三款、第三十条第三款。

5.《中华人民共和国疫苗管理法》（以下简称《疫苗管理法》）第四十四条。

（三）解读

本条目明确了进境环节和口岸区域的公共卫生风险处置能力要求。

“风险处置”见本标准 5.1 条 a）的解读。

本条目风险处置能力要求不含出境环节。

本条目 a）中：

1.“传染病疫情流行区域”是指经世界卫生组织宣布某种传染病疫情全球大流行，或宣布某种传染病疫情或其他生物安全相关事件为“国际关注的突发公共卫生事件”，或经海关总署发布公告确认的正处于传染病暴发流行的区域。

2.“重点监测”是指根据监测技术方案可选择实施登临交通工具检疫、抽样进行病原体或核酸检测、进行健康申报与核验、强化医学巡查、两次体温检测、指定应急通道进境、检查境外病原体或核酸检测记录、检查预防接种记录等进出境卫生检疫措施。

3.“流行病学调查”是指对进境人员的疾病或健康状况，疾病史，旅行史，染疫风险接触史，以及可能引发传染性疾病的相关因素进行调查研究，提出疾病预防控制措施。

4.“医学检查”见本标准 5.1 条 c）的解读。

5.“采样”是指采集人体样本，“人体样本”见本标准 8.1.2.1 条的解读。

6.“医学排查”见本标准 6.1.1.3 条 a）的解读。常规医学排查内容包括流行病学调查、医学检查、采样、快速筛查等。

7.“实验室检测”是指在标准实验室里，按照相关技术规范、标准或准则进行的检测或鉴定。本条目所述的实验室检测不包括口岸快速筛查行为。

8.“医学措施”“卫生措施”见本标准 5.1 条 c）中“卫生处理”的解读。

本条目 b）中：

1.“有害物质”“污染”分别见本标准 3.5 条、3.7 条的解读。

2.“具有公共卫生风险货物”是指可能被传染病或有害物质污染的货物，或者可能传播传染病或有害物质的货物，如特殊物品、染疫活动物、孳生或携带病媒生物的货物等。

本条目 c）中：

1.“预防性消毒”是指未发现感染源而对可能受到病原体污染的场所、环境、物品和人体所进行的消毒。

2.“疫源地消毒”是指对疫源地内污染的环境和物品进行消毒，包括随时消毒和终末消毒。

3.“随时消毒”是指有传染源存在时，对其排出的病原体可能污染的环境和物品及时进行的消毒。

4.“终末消毒”是指传染源离开后对其排出的病原体所能波及的范围进行的彻底消毒。

5.“废弃物无害化”指通过物理、化学或生物的方法，对废弃物进行处理使其消除公共卫生风险，不再污染环境。

本条目 d）中，“病媒生物控制措施”是指通过环境控制、物理控制、化学控制等手段降低病媒生物密度水平，直至病媒生物密度水平达到国家相关标准，不足以引发传染病跨境传播。

本条目 e）中，“口岸违反公共卫生风险防控要求的行为”是指进出境环节和口岸区域出现但不限于以下行为：

（1）逃避进出境卫生检疫查验；

（2）抵制口岸卫生监督；

（3）拒绝卫生处理措施；

（4）违反如实申报要求；

（5）未经检疫机关允许，擅自上下进出境交通工具，装卸和移运集装箱、货物和物品；

（6）未取得检测合格结果，擅自销售和使用可能存在公共卫生风险的进出境货物、物品；

（7）发现进出境人员异常健康状况后，未按规定报告；

（8）违反口岸卫生许可或卫生监督规定，擅自向进出境交通工具提供食品或饮用水；

（9）进出境交通工具违规排放固液体废弃物、压舱水的。

本条目 f）中，“定点医疗机构”是指获得地方政府卫生健康主管部门的执业许可和备案的接种单位。本条目 f）是对预防接种单位应具备条件的要求。对预防接种条件审查、接种禁忌排查、接种过程的要求见本标准 6.1.3.2 条 d）的解读，对预防接种设施和设备的要求见本标准 6.1.3.4 条 e）的解读。

本条目 g）要求海关具备监测与处置被人畜共患传染病感染的活动物的能力或能够依托指定兽医机构进行处置。

（四）适用范围和特别情形

1. 本条目适用于海关及技术支持单位：

（1）对来自传染病疫情流行区域的人员进行传染病监测活动。

（2）对来自传染病疫情流行区域的人员进行医学排查和卫生处理活动。

（3）对来自传染病疫情流行区域或公共卫生有害物质污染区域的进出境交通工具的交通员工生活区、食品、饮用水、固液体废弃物、压舱水、装载具有公共卫生风险货物的货舱实施卫生处理或病媒生物防控措施。

（4）对来自传染病疫情流行区域或公共卫生有害物质污染区域的进出境集装箱、货物、物品实施卫生处理或病媒生物防控措施。

（5）指导口岸区域实施预防性消毒、疫源地消毒（包括随时消毒和终末消毒），以及除鼠、除虫、除污、废弃物无害化等措施。

（6）指导口岸区域实施病媒生物控制措施。

（7）对口岸违反公共卫生风险防控要求的行为实施管控措施。

（8）对人畜共患传染病感染的活动物实施管控措施。

2. 本条目适用于交通工具运营单位：

（1）实施交通工具卫生处理和病媒生物控制措施；

（2）发现异常健康状况人员，并按规定报告。

3. 本条目适用于口岸运营者及其委托单位，或口岸病媒生物防治单位，或废弃物处置单位：

（1）进出境集装箱、货物、物品实施卫生处理或病媒生物防控措施；

（2）口岸区域食品饮用水、公共场所、固液体废弃物、储存场地的实施消毒措施，以及除鼠、除虫、除污、废弃物无害化等措施；

（3）口岸区域实施病媒生物控制措施；

（4）管理和制止口岸违反公共卫生风险防控要求的行为；

（5）发现异常健康状况人员，并按规定报告。

4. 本条目适用于预防接种单位开展国际旅行人员（包括交通员工）预防接种行为。

5. 本条目涉及实施风险处置的对象包括：

（1）存在以下公共卫生风险的进出境人员：

①来自疫情流行区域存在跨境传播风险的人员；

②进出境环节存在异常健康状况的人员。

（2）来自传染病疫情流行区域或公共卫生有害物质污染区域的：

①进出境交通工具；

②进出境集装箱、货物、物品。

（3）按规定应采取以下措施的口岸区域食品饮用水、公共场所、固液体废弃物、储存场地：

①卫生消毒措施；

②除鼠、除虫、除污、废弃物无害化等措施。

（4）按规定应采取病媒生物控制措施的口岸区域。

（5）违反公共卫生风险防控要求的行为人员。

（6）开展预防接种的医疗机构。

（7）被人畜共患传染病感染的活动物。

（五）规范性引用文件

《疫苗管理法》第四十四条。

（六）对预防接种单位的要求

《疫苗管理法》（节选）

第四十四条 接种单位应当具备下列条件：

（一）取得医疗机构执业许可证；

（二）具有经过县级人民政府卫生健康主管部门组织的预防接种专业培训并考核合格的医师、护士或者乡村医生；

（三）具有符合疫苗储存、运输管理规范的冷藏设施、设备和冷藏保管制度。

县级以上地方人民政府卫生健康主管部门指定符合条件的医疗机构承担责任区域内免疫规划疫苗接种工作。符合条件的医疗机构可以承担非免疫规划疫苗接种工作，并应当报颁发其医疗机构执业许可证的卫生健康主管部门备案。

接种单位应当加强内部管理，开展预防接种工作应当遵守预防接种工作规范、免疫程序、疫苗使用指导原则和接种方案。

各级疾病预防控制机构应当加强对接种单位预防接种工作的技术指导和疫苗使用的管理。

十五、实施风险处置的能力要求

（一）条目原文

6.1.3.2 风险处置实施应符合以下规范：

a）制定满足6.1.3.1处置要求的风险处置技术方案，包括公共卫生风险处置的范围、方法、标准、技术要求等内容。

b）卫生处理单位应具备质量控制、效果评价、安全保障等制度和规范，对来自传染病疫情流行区存在传播传染病可能的人员、交通工具、集装箱、货物、物品，能够按照呼吸道传染病、消化道传染病、病媒生物传播传染病等传染病的不同传播特点，在进出境环节和口岸区域实施卫生处理。

c）口岸区域鼠类、蚊类、蝇类、蜚蠊控制水平应达到以下要求：

——防鼠设施、室内鼠密度控制水平达到GB/T 27770中单位密度控制水平C级要求，外环境无鼠洞、死鼠、活鼠等鼠迹；

——小型积水、大中型水体、外环境蚊虫密度控制水平达到GB/T 27771的C级要求，单位设施内无阳性的各类积水容器；

——室内成蝇密度控制水平达到 GB/T 27772 中单位密度控制水平 C 级要求，生产销售直接入口食品的场所无蝇，室内外无蝇类孳生地；

——蜚蠊成若虫侵害率、卵鞘查获率、蟑迹查获率达到 GB/T 27773 中单位密度控制水平 C 级要求。

注：单位指口岸区域内检查的具体场所，如公共场所、通关场所、办公区、储存场地、食品生产经营单位、超市等，公共场所内的不同单位视为一个检查场所。

d）预防接种应进行符合接种条件审查和禁忌症排查，接种过程要求见《中华人民共和国疫苗管理法》。

e）进出境环节和口岸区域产生的具有公共卫生风险的固体废弃物不应分拣和再利用，液体废弃物应经无害化处理符合规范和标准后才能排放或移运；国际航行船舶具有公共卫生风险的压舱水应经卫生处理后排放，船舶污水和垃圾的排放控制符合 GB 3552 的要求；异常健康状况人员检疫查验和处置产生的固液体废弃物应按照医疗废物要求处置。

f）参与医学排查、实验室检测、病媒生物防控、卫生处理、疫苗接种、活动物诊断检查和隔离等风险处置的技术支持部门应具备相应的技术能力。

（二）依据

1.《国际卫生条例（2005）》附件 1。

2.《疫苗管理法》第五章第四十五条。

3.《医疗废物管理条例》。

（三）解读

本条目要求具备规范实施风险处置的能力。

本条目 a）要求建立或合并建立的风险处置技术方案内容包括：

1. 来自传染病疫情流行区域的进境人员风险处置技术方案；

2. 进出境异常健康状况人员风险处置技术方案；

3. 来自传染病疫情流行区域或公共卫生有害物质污染区域的进出境交通工具风险处置技术方案；

4. 来自传染病疫情流行区域或公共卫生有害物质污染区域的进出境集装箱、货物、物品风险处置技术方案；

5. 口岸区域食品、饮用水、公共场所、固液体废弃物、储存场地公共卫生风险处置技术方案；

6. 口岸区域病媒生物风险处置技术方案；

7. 口岸公共卫生风险行为管控方案；

8. 进出境人员预防接种机构风险管控方案；

9. 进境人畜共患传染病感染的活动物风险处置技术方案。

本条目 b）中：

1. “质量控制”是指有效管控影响卫生处理质量的关键要点，包括：

（1）按照不同卫生处理对象选择适合的技术方案；

（2）根据不同传染病的传播特点实施卫生处理措施；

（3）按照操作规范和程序实施卫生处理措施；

（4）药物剂量和处理方法符合技术方案要求；

（5）操作人员经过培训，熟悉操作技术要求；

（6）卫生处理设备和器械符合质量安全技术要求。

2. “效果评价”是指卫生处理后，经现场检查，对是否符合杀灭或清除病原体、病媒生物和公共卫生有害物质的要求或标准、是否符合卫生检疫指令要求进行的进程评价或实验室检测评价。实施终末消毒处理的，应采样进行实验室检测评价。

3. “安全保障”是指卫生处理应符合安全要求，避免造成人员健康损害，避免造成货物、物品的损伤和有害化学物残留。

本条目 c）中，“控制水平”包括病媒生物的孳生环境控制和口岸区域病媒生物密度控制。

下列口岸病媒生物密度控制水平宜按照“城镇”标准评价：

1. 口岸区域较大，且其中具有公共场所、通关场所、办公区、储存场地、食品生产经营单位、超市等多种生产和生活设施；

2. 口岸区域较小，且邻近城镇居民区，或处于城镇生活圈范围内；

3. 口岸的病媒生物监测和防治工作由地方病媒生物防治机构承担，纳入地方病媒生物防治工作计划。

下列口岸病媒生物密度控制水平宜按照“单位”标准评价：

1. 将整个口岸区域视作一个单位开展病媒生物防治工作；

2. 将口岸某单一作业区域视作一个单位开展病媒生物防治工作。

委托技术单位承担口岸病媒生物监测和防治的，应当在委托协议中明确：

1. 病媒生物监测和防治的范围，如口岸区域，以及口岸区域周边 400 米区域；

2. 病媒生物密度控制水平要求，如采取有效的防治措施使口岸及其周边范围内病媒生物密度控制水平达到相应的国家标准 C 级要求（通用要求的口岸），或 B 级要求（提升要求的口岸）；

3. 病媒生物密度控制水平的评价方法应当符合相应国家标准要求。

未按照相应国家标准要求的评价方法认定的病媒生物密度控制水平视为无效。

本条目 d）中：

1. “接种条件审查”是指判定进出境人员是否符合预防接种的要求：

（1）接种疫苗的种类与前往国家或地区的流行传染病类别相符；

（2）接种疫苗的种类与前往国家或地区的强制性预防接种要求相符；

（3）人体健康条件适合实施预防接种。

2. “禁忌症排查”指通过询问或列表问答方式，了解人员的当时健康状况、疾病史、过敏史等，排除可能导致人体健康危害的接种禁忌，并提出医学建议。

本条目 d）为对预防接种条件审查、接种禁忌排查、接种过程的要求，对预防接种单位应具备条件的要求见本标准 6.1.3.1 条 f）的解读，对预防接种设施和设备的要求见本标准 6.1.3.4 条 e）的解读。

本条目 e）中：

1. “具有公共卫生风险的固体废弃物”（含医疗废物）包括：

（1）进出境人员卫生检疫查验、医学排查、临时隔离期间产生的固体废弃物；

（2）进出境人员人体样本采样、快速筛查、实验室检测后产生的固体废弃物；

（3）进境交通工具卸下的人体排泄物，可能引起传染病传播的生活垃圾等；

（4）进境集装箱、货物、物品卫生检疫查验中产生或发现的固体废弃物，如废弃包装材料、人体排泄物、腐烂变质物质等；

（5）口岸突发公共卫生事件应急处置产生的固体废弃物；

（6）参与风险处置、应急处置的人员个人防护装备脱卸产生的固体废弃物。

2. “液体废弃物”是指进出境交通工具、进出境环节、口岸区域产生的具有公共卫生风险的液体废弃物，包括：

（1）进出境交通工具排放或卸下的人体排泄物、可能引起传染病传播的生活污水、餐厨泔水等进境液体废弃物，以及来自病原体污染、放射性污染、有害化学物污染等区域具有公共卫生风险的船舶压舱水等；

（2）进出境人员卫生检疫查验、医学排查、临时隔离期间产生的人体排泄物、清洗污水等液体废弃物。

3. “船舶污水和垃圾”是指船舶上人员人体排泄物、生活污水、油污水（压舱水、洗舱水、舱底水、舱底残油等）、食品垃圾、生活用品垃圾、动物尸体等。

4. “医疗废物”是指对进出境异常健康状况人员检疫查验和处置中产生的具有直接或者间接感染性、毒性及其他危害性的固液体废弃物。

5. “按照医疗废物要求处置”指医疗废物应当交由符合《医疗废物管理条例》要求的医疗废物集中处置单位进行收集、运送、贮存、处置，且做好下列工作：

（1）登记医疗废弃物的来源、种类、重量或数量、交接时间、处置方法、最终去向和经办人签名等项目；

（2）按照类别分置于防渗漏、防锐器穿透的专用包装物（双层收纳袋）或者密闭的容器内；

（3）专用容器和收纳袋应有明显识别标识和警示说明；

（4）密封包装后运送、贮存，且防止医疗废物流失、泄漏、扩散；

（5）检疫查验和处置产生的污水、传染病病人或者疑似传染病病人的排泄物，应当经消毒达到国家排放标准后，方可排入污水处理系统；

（6）禁止将医疗废物与旅客在同一运输工具上载运；

（7）禁止在非贮存地点倾倒、堆放医疗废物或者将医疗废物混入其他废物和生活垃圾。

（8）不得分拣再利用、转让、买卖和邮寄医疗废弃物；

（9）口岸区域应当建立暂时贮存设施和设备，不得露天存放，定期消毒和清洁，设置明显的警示标识和防渗漏、防鼠、防蚊蝇、防蟑螂、防盗以及预防儿童接触等安全措施，暂时贮存时间不得超过 2 天。

本条目 e）中医疗废弃物贮存设施和设备的要求，与本标准 6.1.3.4 条 c）设置具有公共卫生风险废弃物储存场地的要求一致。

本条目 f）中，“应具备相应的技术能力”指符合国家或地方政府相关行业监管部门要求的从业条件，通过相关技术评审部门的技术能力验证，能够对外出具专业技术结果报告，具备符合技术要求的设施、设备、器具、药剂。

（四）适用范围和特别情形

本条目 a）适用于海关：

1. 建立面向具有公共卫生风险进出境人员、交通工具、集装箱、货物、物品的风险处置技术方案；

2. 建立面向口岸区域食品、饮用水、公共场所、固液体废弃物、储存场地、病媒生物的公共卫生风险处置技术方案；

3. 建立面向口岸运营者及其委托单位、交通工具运营者的口岸公共卫生风险行为管控方案。

本条目 a）适用于口岸运营者及其委托单位、交通工具运营者：

1. 建立面向口岸区域食品、饮用水、公共场所、固液体废弃物、储存场地的公共卫生风险处置技术方案；

2. 口岸区域病媒生物风险处置技术方案；

3. 口岸公共卫生风险行为管控方案。

本条目 b）适用于卫生处理单位的卫生处理质量安全管理。

本条目 c）适用于口岸运营者或其委托的病媒生物防控单位、卫生处理单位的口岸区域病媒生物监测和防治活动，也适用于地方病媒生物防治部门开展的涉及口岸区域及其周边区域的病媒生物监测和防治活动。

本条目 d）适用于预防接种机构对进出境人员的预防接种活动。

本条目 e）适用于废弃物处置单位、交通工具运营者的固液体废弃物处置行为。其中，船舶压舱水、船舶污水和垃圾的风险处置要求仅适用于水运口岸。

本条目 f）适用于技术支持部门为口岸进出境环节和口岸区域提供技术支持活动。

（五）规范性引用文件

1. GB/T 27770—2011《病媒生物密度控制水平　鼠类》。

2. GB/T 27771—2011《病媒生物密度控制水平　蚊虫》。

3. GB/T 27772—2011《病媒生物密度控制水平　蝇类》。

4. GB/T 27773—2011《病媒生物密度控制水平　蜚蠊》。

5.《疫苗管理法》第四十五条。

6. GB 3552—2018《船舶水污染物排放控制标准》。

【口岸区域鼠类密度控制水平通用要求】

根据不同的口岸分级，口岸区域鼠类的密度控制水平要求可分为通用要求和提升要求，参阅 GB/T 27770—2011《病媒生物密度控制水平　鼠类》，对鼠类密度控制水平的通用要求的内容要点如下。

1. 鼠类密度控制水平的要求。

（1）城镇：按城镇鼠类密度控制水平进行评价的口岸区域。

防鼠设施等级应达到 C 级：防鼠设施合格率大于或等于 93%。

室内鼠密度控制水平等级应达到 C 级：鼠迹阳性率小于或等于 5%。

外环境鼠密度控制水平等级应达到 C 级：路径指数小于或等于 5。

（2）单位：按单位鼠类密度控制水平进行评价的口岸区域。

防鼠设施等级应达到 C 级：房间数 10 间以下的单位防鼠设施完全合格，10 间以上的单位防鼠设施不合格房间数不超过 1 间；

室内鼠密度控制水平等级应达到 C 级：房间数 20 间以下的单位阳性房间数为 0，20 间以上的单位阳性房间数不超过 1 间；

外环境鼠密度应达到：不得有鼠洞、死鼠、活鼠等鼠迹。

2. 检查和评价方法。

（1）防鼠设施的合格判定。

现场检查防鼠设施或装置，不同类型的防鼠设施和判定标准如下。

①箅子和地漏：厨房操作间下水道出水口和排水沟有竖箅子（金属栅栏），竖箅子缝≤ 10 mm；若无竖箅子，排水沟横箅子的箅子缝≤ 10 毫米，且无缺损；地漏加盖。

②门：门缝≤ 6 毫米；木门底部包铁皮，高 300 毫米；食品库房门口有挡鼠板，高 0.6 米。

③管线孔洞：堵塞通向外环境的管线孔洞；没有堵死的孔洞，其缝隙不得超过

6 毫米。

④排风扇：一楼或地下室排风扇或通风口有金属网罩，网眼不得超过 6 毫米。

⑤窗户：一楼或地下室玻璃无破损。

（2）防鼠设施合格率的计算。

①防鼠设施不合格房间的判定：

15 平方米折算 1 房间，上述 5 类防鼠设施中，有 1 类不合格就算该房间防鼠设施不合格。室内和外环境的鼠类密度控制水平抽样量根据城市规模确定（见 GB/T 27770—2011《病媒生物密度控制水平 鼠类》附录）。

②防鼠设施合格率的计算方法：

室内防鼠设施合格率 = 合格房间数 / 检查总房间数。

（3）室内外环境鼠密度的评价方法。

根据 GB/T 23798—2009《病媒生物密度监测方法 鼠类》，口岸区域鼠类密度控制水平检查和评价方法采用“鼠迹法”。

①器具准备：手电筒、镊子、计步器。

②操作步骤：

室内鼠密度：检查房间内鼠迹，如活鼠、鼠尸、鼠爪印、鼠粪、鼠咬痕、鼠洞、鼠道等，有 1 处鼠迹的房间就算鼠迹阳性房间。房间数按如下规定计算，即 15 平方米或不足 15 平方米房间算一间，大于 15 平方米房间按每 15 平方米为一间折算，以鼠迹阳性率表示鼠密度。

外环境鼠密度：沿选择有鼠类生境的线路行走，记录行走距离内发现鼠迹的处数。以路径指数表示鼠密度。

③密度计算：

室内鼠密度：室内鼠迹阳性率 =（鼠迹阳性房间数 / 总房间数）× 100%；

外环境鼠密度：路径指数（处 / 千米）= 鼠迹数（处）/ 检查距离（千米）。

【口岸区域蚊类密度控制水平通用要求】

根据不同的口岸分级，口岸区域蚊类的密度控制水平要求可分为通用要求和提升要求，参阅 GB/T 27771—2011《病媒生物密度控制水平 蚊虫》，对蚊类密度控制水平的通用要求的内容要点如下。

1. 蚊类密度控制水平的要求。

（1）城镇：按城镇蚊类密度控制水平进行评价的口岸区域。

①小型积水蚊虫密度控制水平应达到 C 级：路径指数小于或等于 0.8。

②大中型水体蚊虫密度控制水平应达到 C 级：采样勺指数小于或等于 5%，平均每阳性勺少于 8 只蚊虫幼虫和蛹。

③外环境蚊虫密度控制水平应达到 C 级：停落指数小于或等于 1.5。

（2）单位：按单位蚊类密度控制水平进行评价的口岸区域。

对一个单独的单位进行蚊虫密度控制水平评价时，要求不得有阳性的各类积水容器和各类坑洼积水。

2. 检查和评价方法。

根据 GB/T 23797—2020《病媒生物密度监测方法 蚊虫》，口岸区域蚊类密度控制水平检查和评价方法可选用诱蚊灯法、BG–Trap 法、人诱停落法、幼虫吸管法、幼虫勺捕法、路径法等。

（1）诱蚊灯法。

①适用范围：适用于动物厩舍和人房内按蚊属、库蚊属等成蚊的监测。

②器具和试剂准备：诱蚊灯、乙醚等。

③操作步骤：选择正在使用的动物舍和有人居住的人房作为室内监测点，诱蚊灯光源离地 1.5 米。日落前 1 小时接通电源，开启诱蚊灯诱捕蚊虫，直至次日日出后 1 小时，或根据监测目的决定诱集时间。密闭收集器后，再关闭电源。对蚊虫进行收集、分类和计数。及时记录温度、湿度和风速。

④密度计算：蚊密度［只 /（台·夜）或只 /（台·小时）］= 雌蚊数量（只）/［灯的数量（台）· 诱蚊小时数或诱蚊夜数（小时或夜）］。

（2）BG–Trap 法。

①适用范围：适用于成蚊的密度监测，主要适合于白纹伊蚊与埃及伊蚊的监测。

②器具和试剂准备：BG–Trap、BG–Lure、二氧化碳气瓶或二氧化碳发生器等。

③操作步骤：在植被茂密、蚊虫幼虫易孳生的场所附近，选择远离阳光直射、降雨、风吹影响的位置直接放置于地面上。一般每个 BG–Trap 之间间隔 40 ~ 50 米，以避免相互影响。监测一般每次连续布放 3 ~ 4 小时。布放时，可以根据监测目的增加 BG–Lure、二氧化碳气瓶或二氧化碳发生器，或其他监测需要的引诱剂。蚊虫收集袋每日进行回收与更换，对蚊虫进行收集、分类和计数。及时记录温度、湿度和风速。

④密度计算：成蚊诱捕密度［只 /（个·d）］= 雌蚊虫数（只）/［BG–Trap 的数量（个）· 诱蚊天数（d）］。

（3）人诱停落法。

①适用范围：适用于嗜人血成蚊的监测。

②器具准备：计数器、手电筒、电动吸蚊器等。

③操作步骤：选择当地蚊虫刺叮高峰期，监测者暴露一侧小腿，静止不动，用电动吸蚊器捕获停落的蚊虫，也可用手拍死蚊虫，记录 30 分钟内捕获或拍死的蚊虫数量，或根据监测目的设定时间。对蚊虫进行收集、分类和计数，并记录诱蚊开始与结束的时间、地点，及时记录温度、湿度和风速。

④密度计算：停落指数［只 /（人·次）或只 /（人·分钟）］= 停落雌蚊数量（只）/

[诱蚊的人数（人）·诱蚊次数（次）或诱蚊时间（分钟）]。

（4）幼虫吸管法。

①适用范围：适用于室内外环境中各类小型水体或容器中蚊虫幼虫（蛹）密度的监测。

②器具准备：长吸管、小滴管、白色方盘、采样管、水网等。

③操作步骤：幼虫吸管法主要是应用于各类环境中蚊幼虫密度的监测。监测小容器积水中蚊虫幼虫（蛹）密度时，用长吸管把全部水吸到白色方盘内；监测大容器积水和地表积水中的蚊虫幼虫（蛹）密度时，用水网捕捞幼虫（蛹），然后翻扣入盛有水的白色方盘内，再用小滴管把蚊幼虫（蛹）吸出放入已编号的采样管内。记录地点、场所和日期。将收集到的幼虫（蛹）进行收集、分类和计数，并依据监测结果计算以下幼虫密度指数。

④密度计算：

（a）幼虫房屋指数=[幼虫（蛹）阳性的房屋数量（户）/检查的居民户数（户）]×100。

（b）幼虫密度指数（条/户）=幼虫（蛹）数量（条）/检查的居民户数（户）。

（c）容器指数=[阳性积水容器数（个）/有水容器的数量（个）]×100。

（5）幼虫勺捕法。

①适用范围：适用于大中型水体的蚊虫幼虫（蛹）的监测。

②器具准备：长吸管、小滴管、采样管、500毫升标准水勺等。

③操作步骤：沿着大中型水体岸边，每隔10米选择一个采样点，用水勺迅速从水体中舀起一勺水，吸出幼虫（蛹）并放入已编号的采样管中，对蚊虫进行收集、分类和计数，并记录日期、场所。

④密度计算：

（a）幼虫（蛹）采样勺指数=[阳性勺数（勺）/采集总勺数（勺）]×100。

（b）幼虫（蛹）勺舀指数（条/勺）=采集所得的蚊幼虫（蛹）总数（条）/阳性勺数（勺）。

（6）路径法。

①适用范围：适用于室内外小型积水中蚊虫幼虫（蛹）的监测。

②器具准备：计步器、手电筒。

③操作步骤：依监测人的步幅设定好计步参数，随身携带计步器等，沿寻找小型积水的路线，以均匀步伐前进，检查沿途可能存在的幼虫（蛹）容器与小型积水。及时记录发现的幼虫（蛹）阳性容器数和小型积水处数，结束后记录路径长度。

④密度计算：路径指数（处/千米）=阳性容器数和阳性小型积水处数（处）/监测行走千米数（千米）。

当监测不区分蚊种时称为路径指数，当监测对象为白纹伊蚊和（或）埃及伊蚊时称为伊蚊路径指数。

【口岸区域蝇类密度控制水平通用要求】

根据不同的口岸分级，口岸区域蝇类的密度控制水平要求可分为通用要求和提升要求，参阅 GB/T 27772—2011《病媒生物密度控制水平　蝇类》，对蝇类密度控制水平的通用要求的内容要点如下：

1. 蝇类控制水平要求。

（1）城镇：按城镇蝇类密度控制水平进行评价的口岸区域。

①生产销售直接入口食品的场所不得有蝇。室内不得存在蝇类孳生地。

②室内成蝇密度控制水平应达到 C 级：有蝇房间阳性率小于或等于 9%，阳性间蝇密度小于或等于 3 只 / 间。

③室外蝇类孳生地密度控制水平应达到 C 级：蝇类孳生地阳性率小于或等于 5%。

④防蝇设施应达到 C 级：防蝇设施合格率大于或等于 90%。

（2）单位：按单位蝇类密度控制水平进行评价的口岸区域。

①生产销售直接入口食品的场所不得有蝇。

②室内成蝇密度控制水平应达到 C 级：房间数 10 间以下的单位有蝇房间数为 0，11~30 间的单位有蝇房间数不超过 1 间，31 ～ 60 间的单位有蝇房间数不超过 3 间，61 ～ 100 间单位有蝇房间数不超过 6 间，阳性间蝇密度小于或等于 3 只 / 间。

③室内外不得有蝇类孳生地。

④防蝇设施全部合格。

2. 检查和评价方法。

依据 GB/T 23796—2009《病媒生物密度监测方法　蝇类》，口岸区域蝇类（成蝇）密度控制水平检查和评价方法可选用粘捕法、成蝇目测法。

（1）成蝇密度评价（粘捕法）。

①适用范围：适用于室内成蝇密度和种类的监测。

②器具准备：粘蝇带（长 400 毫米、宽 35 毫米）。

③操作步骤：监测时将粘蝇带挂置在离地面 2.5 米处，粘蝇带之间需相距 3 米以上，每标准间放置 1 条。监测时间为上午 9 点至下午 3 点（或者按照监测目的设定监测时间），记录粘捕到的蝇数，同时记录温度、湿度和风速等气候数据。

④密度计算：蝇类密度［只 /（条 · 小时）］= 粘捕蝇总数（只）/［粘捕带总数（条）× 监测时间（小时）］。

（2）成蝇密度评价（目测法）。

①适用范围：适用于室内成蝇侵害率和密度的监测。

②器具准备：计数器等。

③操作步骤：监测人员目测计数、记录监测标准间数、阳性标准间数和每一间内的蝇数，同时记录温度、湿度和风速等气候数据。

④密度计算：

（a）侵害率＝［有蝇房间数（间）/ 监测房间数（间）］×100。

（b）阳性间蝇密度（只 / 间）＝蝇总数（只）/ 有蝇房间数（间）。

（3）防蝇设施的合格评价。

依据生产销售直接入口食品的场所（如厨房、熟食间、无包装食品橱柜等），应安装防蝇设施的原则，检查需安装防蝇设施的场所数以及合格防蝇设施场所数，计算防蝇设施合格率。

【口岸区域蜚蠊密度控制水平通用要求】

根据不同的口岸分级，口岸区域蜚蠊的密度控制水平要求可分为通用要求和提升要求，参阅 GB/T 27773—2011《病媒生物密度控制水平　蜚蠊》对蜚蠊密度控制水平的通用要求的内容要点如下：

1. 蜚蠊密度控制水平的要求。

（1）城镇：按城镇蜚蠊密度控制水平进行评价的口岸区域。

①成若虫侵害率应达到 C 级：蜚蠊成若虫侵害率小于或等于 5%，平均每阳性间（处）成若虫数小蠊小于或等于 10 只，大蠊小于或等于 5 只。

②卵鞘查获率应达到 C 级：蜚蠊卵鞘查获率小于或等于 3%，平均每阳性间（处）卵鞘数小于或等于 8 只。

③蟑迹查获率应达到 C 级：蟑迹查获率小于或等于 7%。

（2）单位：按单位蜚蠊密度控制水平进行评价的口岸区域。

①成若虫侵害率应达到 C 级：房间数 60 间以下的单位侵害房间不超过 2 间，60 间以上的单位侵害房间不超过 3 间。

②卵鞘查获率应达到 C 级：房间数 60 间以下的单位卵鞘查获房间不超过 2 间，60 间以上的单位卵鞘查获房间不超过 3 间。

③蟑迹查获率应达到 C 级：房间数 60 间以下的单位蟑迹查获房间不超过 3 间，60 间以上的单位蟑迹查获房间不超过 5 间。

2. 检查和评价方法。

根据 GB/T 23795—2009《病媒生物密度监测方法　蜚蠊》，口岸区域的蜚蠊密度控制水平检查和评价方法采用“目测法”。

（1）器具准备：手电筒。

（2）操作步骤：在监测房间内选择蜚蠊栖息活动的场所，用手电筒照明，检查并记录每个场所3分钟内观察到的蜚蠊种类、数量、活卵鞘数和蟑迹（空卵鞘壳、死尸、残尸等）数。

（3）结果表述：

①蜚蠊成若虫密度计算。

（a）侵害率 = 有蜚蠊房间数（间）/ 监测总房间数（间）。

（b）密度（只 / 间）= 监测到的蜚蠊总数（只）/ 监测总房间数（间）。

（c）密度指数（只 / 间）= 监测到的蜚蠊总数（只）/ 有蜚蠊房间数（间）。

②蜚蠊活卵鞘密度计算。

（a）侵害率 =［有蜚蠊活卵鞘房间数（间）/ 监测总房间数（间）］×100。

（b）密度（只 / 间）= 监测到活卵鞘总数（只）/ 监测总房间数（间）。

（c）密度指数（只 / 间）= 监测到活卵鞘总数（只）/ 有活卵鞘房间数（间）。

③蟑迹密度计算

（a）阳性率 =［有蟑迹房间数（间）/ 监测总房间数（间）］×100。

（b）房间按15平方米为1间折算。

【预防接种过程要求】

根据《疫苗管理法》第四十五条要求：

医疗卫生人员实施接种，应当告知受种者或者其监护人所接种疫苗的品种、作用、禁忌、不良反应以及现场留观等注意事项，询问受种者的健康状况以及是否有接种禁忌等情况，并如实记录告知和询问情况。受种者或者其监护人应当如实提供受种者的健康状况和接种禁忌等情况。有接种禁忌不能接种的，医疗卫生人员应当向受种者或者其监护人提出医学建议，并如实记录提出医学建议情况。

医疗卫生人员在实施接种前，应当按照预防接种工作规范的要求，检查受种者健康状况、核查接种禁忌，查对预防接种证，检查疫苗、注射器的外观、批号、有效期，核对受种者的姓名、年龄和疫苗的品名、规格、剂量、接种部位、接种途径，做到受种者、预防接种证和疫苗信息相一致，确认无误后方可实施接种。

医疗卫生人员应当对符合接种条件的受种者实施接种。受种者在现场留观期间出现不良反应的，医疗卫生人员应当按照预防接种工作规范的要求，及时采取救治等措施。

【船舶污水和垃圾的排放控制要求】

GB 3552—2018《船舶水污染物排放控制标准》（节选）

3　术语和定义

…………

3.7　生活污水　sewage

船舶上主要由人员生活产生的污水，包括：

a）任何形式便器的排出物和其他废物；

b）医务室（药房、病房等）的洗手池、洗澡盆，以及这些处所排水孔的排出物；

c）装有活的动物处所的排出物；

d）混有上述排出物或废物的其他污水。

3.8 有毒液体物质 noxious liquid substances

对水环境或者人体健康有危害或者会对水资源利用造成损害的物质，包括在《国际散装运输危险化学品船舶构造和设备规则》（IBC 规则）的第 17 或 18 章的污染物种类列表中标明的，或者根据《国际防止船舶造成污染公约》（MARPOL）附则Ⅱ第 6.3 条暂时被评定为 X 类、Y 类或 Z 类物质的任何物质。其中：

a）X 类物质是指对海洋资源或人体健康产生重大危害、禁止排入环境水体的物质；

b）Y 类物质是指对海洋资源或人体健康产生危害或对海上休憩环境或其他合法利用造成损害、需严格限制排入环境水体的物质；

c）Z 类物质是指对海洋资源或人体健康产生的危害较小、限制排入环境水体的物质。

3.9 含有毒液体物质的污水 waste water containing noxious liquid substances

船舶由于洗舱等活动产生的含有毒液体物质的污水。

3.10 船舶垃圾 garbage from ships

产生于船舶正常营运期间，需要连续或定期处理的废弃物，包括各种塑料废弃物、食品废弃物、生活废弃物、废弃食用油、操作废弃物、货物残留物、动物尸体、废弃渔具和电子垃圾（具体内容见本标准附录 A）以及废弃物焚烧炉灰渣，《国际防止船舶造成污染公约》（MARPOL）附则Ⅰ、Ⅱ、Ⅲ、Ⅳ、Ⅵ所适用的物质除外，也不包括以下活动过程中的鱼类（含贝类）及其各部分：

a）航行过程中捕获鱼类（含贝类）的活动；

b）将鱼类（含贝类）安置在船上水产品养殖设施内的活动；

c）将捕获的鱼类（含贝类）从船上水产品养殖设施转移到岸上加工运输的活动。

…………

5 生活污水排放控制要求

5.1 自 2018 年 7 月 1 日起，400 总吨及以上的船舶，以及 400 总吨以下且经核定许可载运 15 人及以上的船舶，在不同水域船舶生活污水的排放控制分别按 5.1.1 和 5.1.2 的要求执行。

5.1.1 在内河和距最近陆地 3 海里以内（含）的海域，船舶生活污水应采用下列方式之一进行处理，不得直接排入环境水体：

a）利用船载收集装置收集，排入接收设施；

b）利用船载生活污水处理装置处理，达到 5.2 规定要求后在航行中排放。

5.1.2 在距最近陆地 3 海里以外海域，船舶生活污水污染物排放控制按表 3 规定执行。

表 3 距最近陆地 3 海里以外海域船舶生活污水排放控制要求

水域	排放控制要求
3 海里＜与最近陆地间距离≤ 12 海里的海域	同时满足下列条件： （1）使用设备打碎固形物和消毒后排放； （2）船速不低于 4 节，且生活污水排放速率不超过相应船速下的最大允许排放速率。
与最近陆地间距离＞12 海里的海域	船速不低于 4 节，且生活污水排放速率不超过相应船速下的最大允许排放速率。

5.2 在内河和距最近陆地 3 海里以内（含）的海域，根据船舶类别和安装（含更换）生活污水处理装置的时间，利用船载生活污水处理装置处理的船舶生活污水分别执行相应的污染物排放限值。

5.2.1 在 2012 年 1 月 1 日以前安装（含更换）生活污水处理装置的船舶，向环境水体排放生活污水，其污染物排放控制按表 4 规定执行。

表 4 船舶生活污水污染物排放限值（一）

序号	污染物项目	限值	污染物排放监控位置
1	五日生化需氧量（BOD_5）（mg/L）	50	生活污水处理装置出水口
2	悬浮物（SS）（mg/L）	150	
3	耐热大肠菌群数（个 /L）	2500	

5.2.2 在 2012 年 1 月 1 日及以后安装（含更换）生活污水处理装置的船舶，向环境水体排放生活污水，其污染物排放控制按表 5 规定执行，应执行 5.2.3 排放控制要求的船舶除外。

表 5 船舶生活污水污染物排放限值（二）

序号	污染物项目	限值	污染物排放监控位置
1	五日生化需氧量（BOD_5）（mg/L）	25	生活污水处理装置出水口
2	悬浮物（SS）（mg/L）	35	
3	耐热大肠菌群数（个 /L）	1000	
4	化学需氧量（COD_{cr}）（mg/L）	125	
5	pH 值（无量纲）	6 ~ 8.5	
6	总氯（总余氯）（mg/L）	＜0.5	

5.2.3 在 2021 年 1 月 1 日及以后安装（含更换）生活污水处理装置的客运船舶，向内河排放生活污水，其污染物排放控制按表 6 规定执行。

表 6 船舶生活污水污染物排放限值（三）

序号	污染物项目	限值	污染物排放监控位置
1	五日生化需氧量（BOD_5）（mg/L）	20	生活污水处理装置出水口
2	悬浮物（SS）（mg/L）	20	
3	耐热大肠菌群数（个/L）	1000	
4	化学需氧量（COD_{cr}）（mg/L）	60	
5	pH 值（无量纲）	6 ~ 8.5	
6	总氯（总余氯）（mg/L）	<0.5	
7	总氮（mg/L）	20	
8	氨氮（mg/L）	15	
9	总磷（mg/L）	1.0	

5.2.4 在 2016 年 1 月 1 日及以后安装（含更换）生活污水处理装置的船舶，若生活污水处理过程中由于工艺需求等被稀释，五日生化需氧量、悬浮物、化学需氧量、总氮、氨氮、总磷的水污染物排放浓度按下式换算，耐热大肠菌群数、pH 值和总氯（总余氯）仍以实测浓度作为水污染物排放浓度。

$$\rho=\frac{Q_e}{Q_i}\cdot\rho_{实} \qquad （式 1）$$

ρ— 指水污染物排放浓度，mg/L；

$\rho_{实}$— 指水污染物实测浓度，mg/L；

Q_i— 指进入生活污水处理装置进行处理的生活污水的流量，m^3/d；

Q_e— 指混入稀释水后，生活污水处理装置的出水流量，m^3/d。

5.3 在饮用水水源保护区内，不得排放生活污水，并按规定对控制措施进行记录。

6 含有毒液体物质的污水排放控制要求

6.1 船舶在沿海排放含有毒液体物质的污水排放控制按表 7 规定执行。

表 7 含有毒液体物质的污水排放控制要求

污水中含有以下任何一种有毒液体物质	排放控制要求
（1）X 类物质； （2）Y 类物质中的高粘度或凝固物质； （3）未按规定程序卸货的 Y 类物质； （4）未按规定程序卸货的 Z 类物质。	如不能免除预洗，船舶在离开卸货港前应按规定程序预洗，预洗的洗舱水应排入接收设施。其中，X 类物质应预洗至浓度小于或等于 0.1%（质量百分比），浓度达到要求后应将舱内剩余的污水继续排入接收设施，直至该舱排空。预洗后，再向该舱注水产生的含有毒液体物质的污水排放按本标准 6.2 条执行。
（1）按规定程序卸货的 Y 类物质； （2）按规定程序卸货的 Z 类物质。	按本标准 6.2 条执行：对于 2007 年 1 月 1 日之前建造的船舶，含 Z 类物质或暂定为 Z 类物质的污水排放，可免除 6.2 c）中在水线以下通过水下排出口排放的要求。

6.2 在沿海的船舶按规定程序卸货，并按规定预洗、有效扫舱或通风后，含有毒液体物质的污水排放应同时满足下列条件：

a）在距最近陆地 12 海里以外（含）且水深不少于 25 米的海域排放；

b）在船舶航行中排放，自航船舶航速不低于 7 节，非自航船舶航速不低于 4 节；

c）在水线以下通过水下排出口排放，排放速率不超过最大设计速率。

7 船舶垃圾排放控制要求

7.1 内河禁止倾倒船舶垃圾。在允许排放垃圾的海域，根据船舶垃圾类别和海域性质，分别执行相应的排放控制要求。

7.1.1 在任何海域，应将塑料废弃物、废弃食用油、生活废弃物、焚烧炉灰渣、废弃渔具和电子垃圾收集并排入接收设施。

7.1.2 对于食品废弃物，在距最近陆地 3 海里以内（含）的海域，应收集并排入接收设施：在距最近陆地 3 海里至 12 海里（含）的海域，粉碎或磨碎至直径不大于 25 毫米后方可排放；在距最近陆地 12 海里以外的海域可以排放。

7.1.3 对于货物残留物，在距最近陆地 12 海里以内（含）的海域，应收集并排入接收设施：在距最近陆地 12 海里以外的海域，不含危害海洋环境物质的货物残留物方可排放。

7.1.4 对于动物尸体，在距最近陆地 12 海里以内（含）的海域，应收集并排入接收设施：在距最近陆地 12 海里以外的海域可以排放。

7.1.5 在任何海域，对于货舱、甲板和外表面清洗水，其含有的清洁剂或添加剂不属于危害海洋环境物质的方可排放；其他操作废弃物应收集并排入接收设施。

7.2 在任何海域，对于不同类别船舶垃圾的混合垃圾的排放控制，应同时满足所含每一类船舶垃圾的排放控制要求。

十六、风险处置的岗位人员专业技能要求

（一）条目原文

6.1.3.3 参与风险处置的岗位人员应经过与其岗位相关的专业技能培训。

（二）依据

1.《国际卫生条例（2005）》附件 1。

2.《国境卫生检疫法》第四十三条。

（三）解读

本条目规定了风险处置的岗位人员应具备相关专业技能。

本条目所指的风险处置的岗位人员包括：

1. 卫生检疫查验岗位人员；

2. 医学排查岗位人员；

3. 样本采集岗位人员；

4. 临时隔离和高风险人员移送岗位人员；

5. 卫生处理岗位人员；

6. 风险评估岗位人员；

7. 现场快速筛查岗位人员；

8. 现场风险管控岗位人员。

本条目所指相关的专业技能包括：

1. 了解风险管理、传染病管理、病媒生物防治等基础业务知识；

2. 熟悉人员检疫查验、风险评估、流行病学调查、医学检查、采样送样等操作规范和程序，熟悉对具有公共卫生风险人员实施医学措施和卫生措施的操作规范和程序；

3. 熟悉交通工具检疫查验、风险评估和风险处置规范和程序；

4. 熟悉集装箱、货物、物品检疫查验、风险评估和风险处置的规范和程序；

5. 掌握感染和污染防控技术要求。

（四）适用范围和特别情形

本条目适用于海关风险处置人员培训工作。

与风险处置无关的培训内容无法替代本条目要求。

十七、进出境环节和口岸区域公共卫生风险处置的设施和设备的要求

（一）条目原文

6.1.3.4　具备用于进出境环节和口岸区域公共卫生风险处置的设施和设备，包括：

a）进出境人员检疫查验异常健康状况观察和复核区域，体温复测区应设在通道外的独立区域，以及异常健康状况人员转运、卫生处理等设备；

b）进出境交通工具、集装箱、货物、物品的卫生处理和隔离监管区域；

c）口岸固液体废弃物收集、包装、临时储存、转运等处理区域；

d）防护装备穿脱和卫生洗消用房；

e）疫苗预防接种场地设施和设备，具备健康咨询、接种、观察、异常反应处置、疫苗储存等功能。

（二）依据

1.《国际卫生条例（2005）》第五编第二十七条第一款、第五编第三十四条第四款、附件 1、附件 4、附件 5、附件 6、附件 7。

2.《国境卫生检疫法》第十二条、第十三条、第十四条。

3.《国境卫生检疫法实施细则》第五条、第六条、第七条、第八条、第十条。

4.《生物安全法》第十五条、第二十三条第三款、第三十条第三款。

（三）解读

本条目对进出境环节和口岸区域公共卫生风险处置的设施和设备进行了规定，相关设施和设备并应符合开展不同类别风险处置的要求。

本条目 a）中：

1.“观察和复核区域”是指设置相对独立的临时等候区域，用于对人员健康状况进行观察和复核，对体温异常人员进行复测，以排除因环境因素影响或非传染性疾病影响导致的异常健康状况。临时等候区域的设置要求：

（1）进出境旅客的异常健康状况观察和复核区域应设置在旅客通道以外的独立区域；

（2）进出境交通员工的异常健康状况观察和复核区域一般应设置在交通工具上的相对独立区域，无具备防止交叉感染条件的区域时，应选择设置在口岸区域的合适场所；

（3）口岸区域发现进出境人员出现异常健康状况时，应在具备防止交叉感染条件的独立场所设置观察和复核区域。

2.“体温复测区”应为独立区域，设立高风险区域标识，不得紧靠检疫通道和人群流动区域，设置物理隔挡或间隔有不少于 3 米的缓冲区域。

3.“人员转运设备”是指将进出口环节发现的异常健康状况人员转运到外部转运车辆停靠点的专用载具，如场内转运车、负压单元或负压担架等设备。

4.“卫生处理设备”是指适合于终末消毒处理的设备。

本条目 b）中：

1.“卫生处理和隔离监管区域”为口岸公共卫生风险处置区域，包括：

（1）进出境交通工具卫生处理和隔离监管的指定停靠区域，“停靠区域”见本标准 6.1.1.5 条 c）的解读；

（2）进出境集装箱、货物、物品卫生处理和隔离监管的指定场地或库房。

2.“卫生处理”区域用于消毒、除鼠、除虫、除污等风险处置时，应具备消毒药剂配制、防控病媒生物逃逸、环境清洗和废弃物收集等功能设施和设备，位于办公、生活区的下风方向，相隔距离不少于 50 米。设施的封闭隔离和视频监控等一般要求见本标准 6.1.1.5 条 d）的解读。该区域用于突发公共卫生事件应急处置时，还应符合本标准 7.1.3.6 条 k）的要求。

3.“隔离监管”区域用于卫生检疫隔离处置时，应具备样本采集、防控病媒生物逃逸、环境清洗和废弃物收集等功能设施和设备。该区域的封闭隔离和视频监控等基本要求参见本标准 6.1.1.5 条 d）。该区域用于突发公共卫生事件应急处置时，还应符合本标准 7.1.3.6 条 k）的要求。

本条目 c）为口岸固液体废弃物处置场地的通用要求，具备废弃物收集、包装、临时储存、转运等功能，其中医疗废物应设置专用收集容器或收纳袋，由专业单位收运和处置。本条目 c）不包含进出境环节产生的固液体废弃物的卫生处理场地和设施的要求，固液体废弃物的卫生处理场地和设施建设要求见本标准 6.2.8 条中的提升要求。

本条目 d）中：

1.“防护装备穿脱用房”为穿戴和脱卸个人防护装备的区域或专用移动方舱，应具备：

（1）设置明确的标识、穿戴和脱卸流程和通行指示；

（2）配置固体废弃物存放桶和消毒用品。

本条目为防护装备穿脱用房的常规要求，有进出境旅客的口岸还应配置应急处置人员专用防护装备脱卸区域或专用移动方舱，相关要求见本标准 7.1.3.6 条 e）。

2.“卫生洗消用房”是指用于下列物品临时存放、消毒、打包、清洗的区域：

（1）待消毒的检疫查验和医学排查器具，以及其他物品；

（2）进出境环节产生的固液体废弃物。

本条目 e）中，预防接种场地设施分为 5 个功能区域。

1. 健康咨询区域：提供国际旅行卫生健康、国际疫情流行动态和预防接种的咨询，实施预防接种条件审查和接种禁忌排查，出具预防接种禁忌证明材料。

2. 接种区域：核对被接种人员信息，疫苗临时存放，疫苗质量检查，实施接种，记录接种信息。

3. 观察区域：对完成预防接种的人员进行留观，讲解预防接种注意事项，提供国际旅行卫生风险防控知识咨询和健康干预措施。

4. 异常反应处置区域：对发生异常反应的人员进行医学防护措施和急救措施。

5. 疫苗储存区域：入（出）库疫苗质量检查，疫苗存放管理，入（出）库疫苗管理和记录。

预防接种场地设施和设备的基本要求：

1. 便于医务人员与被接种者的交流、对被接种者健康情况的观察。

2. 环境整洁，空气流通好，光线充足，标识清晰。

3. 健康咨询、接种和观察区域布局合理，设施符合避免人员拥挤和保护被接种者隐私的要求。

4. 具备接种流程、疫苗种类、接种安全和风险警示等告知、提示和指引设施。

5. 设备能正常使用，列入国家实施强制管理的计量器具目录且监管方式为“强制检定”和“型式批准、强制检定”的工作计量设备器具，使用中应按规定实施强制检定，其他工作计量器可自行选择非强制检定或者校准的方式，保证量值准确，保存校准和维保记录。列入国家特种设备目录的特种设备应按规定定期实施检验、检测。

6. 疫苗和药品符合管理要求，具备库存清单，列明名称、入（出）库时间、有效期、质量和生物安全检查情况、管理员等记录信息。

7. 疫苗和药品存放区域具备符合质量控制要求的冷链设施和设备，安装视频监控设施。

该项为对预防接种设施和设备的要求，对预防接种单位应具备条件的要求见本标准 6.1.3.1 条 f）的解读，对预防接种条件审查和接种禁忌排查，接种过程的要求见本标准 6.1.3.2 条 d）的解读。

（四）适用范围和特别情形

1. 本条目适用于海关：

（1）对进出境人员异常健康状况观察和复核区域建设的管理和指导。

（2）对进出境交通工具、集装箱、货物、物品的卫生处理和隔离监管区域建设的管理和指导。

2. 本条目适用于口岸运营者：

（1）进出境人员异常健康状况观察和复核区域的建设。

（2）对进出境交通工具、集装箱、货物、物品的卫生处理和隔离监管区域的建设。

（3）口岸固液体废弃物收集、包装、临时储存、转运等处理区域的建设。

（4）防护装备穿脱和卫生洗消用房的建设。

3. 本条目适用于国际旅行卫生保健机构对预防接种场地设施和设备的建设和管理。

4. 本条目因口岸业务类别原因，可以豁免设施建设的情形如下：

（1）无进出境旅客的口岸，“观察和复核区域”为进出境交通员工异常健康状况观察和复核区域。口岸进出境环节具备异常健康状况人员移运专用通道的，转运载具或车辆无负压要求。

（2）不经营进境集装箱、货物、物品（邮包、快件）的口岸，无须设置对应的集装箱、货物、物品（邮包、快件）的卫生处理和检疫隔离监管场地。进境交通员工的行李和携带物无须设置卫生处理和检疫隔离监管场地。

（3）本条目是固液体废弃物的存放场所的常规要求，不涉及废弃物卫生处理功能。符合本标准 5.2 条范围的口岸，将按照本标准 6.2.8 条提升要求具备具有公共卫生风险的固液体废弃物卫生处理的功能。符合以下条件的水运口岸，可以豁免建设具有公共卫生风险固体废弃物存放场所，但仍需具备口岸区域一般固体废弃物的存放场所：

①具备船舶固液体废弃物（垃圾）的专业收运船；

②船舶废弃物不卸船上岸存放。

十八、进出境旅客卫生检疫通道设施和设备的提升要求

（一）条目原文

6.2.1　有进出境旅客的口岸应分别设置进境、出境人员的候检区，普通检疫通道，应急检疫通道和礼遇检疫通道。检疫通道长度大于或等于 18 m，宽度大于或等于 1.5 m。普通检疫通道应配备健康申明卡识别、体温监测、核与辐射监测、视频记录等设备，符合设备间信息数据联网和比对核验要求。

注：礼遇检疫通道用于进出境外交人员、政要人员的检疫查验和便捷通行的区域。

（二）依据

《海关监管作业场所（场地）设置规范》（海关总署公告 2021 年第 4 号）。

（三）解读

1. 本条目明确了进出境环节旅客卫生检疫通道设施和设备的提升要求，包括：

（1）进境人员通道和出境人员通道应当分别设置；

（2）人员卫生检疫通道应包括候检区、普通检疫通道、应急检疫通道和礼遇检疫通道；

（3）人员卫生检疫通道的面积：长度 ≥ 18 米，宽度 ≥ 1.5 米；

（4）普通检疫通道的设备功能要求（应急检疫通道的要求见本标准 7.1.3.6 条，提升要求见本标准 7.2.4 条）：设置健康申明卡识别、体温监测、核与辐射监测、视频记录 4 类设备，各设备之间应当实现数据信息联网和比对核验功能。

2. “候检区”是指专门用于进出境人员（含旅客和交通员工）等候卫生检疫查验的区域。

3. “普通检疫通道”是指专门用于未发现公共卫生风险的进出境人员的通行区域。

4. “应急检疫通道”是指专门用于存在公共卫生风险的进出境人员的通行区域。

5. “健康申明卡识别设备”是指具备以下功能的设备：

（1）采集、获取和打印进出境人员健康申报信息资料；

（2）识别进出境人员健康申报资料的完整性和规范性；

（3）根据公共卫生风险要素设定进行初步风险筛查和评估；

（4）与相关卫生检疫信息数据管理系统实现数据信息传输；

（5）与相关卫生检疫查验设备实现数据信息联网和比对核验。

6. “体温监测设备”是指具备以下功能的设备：

（1）适应持续人员流动环境的固定式体温监测；

（2）非接触式红外线体温监测；

（3）红外与可见光视频图像显示、保存和历史视频回放；

（4）可设定报警温度范围；

（5）实现多点报警、移动跟踪和图像抓拍；

（6）与相关卫生检疫信息数据管理系统实现数据信息传输；

（7）与相关卫生检疫查验设备实现数据信息联网和比对核验。

7. “核与辐射监测设备”是指具备以下功能的设备：

（1）通道式固定式核与辐射（γ 射线）检测；

（2）手持式核与辐射（α、β 射线）检测，手持式核素检测分析设备，手持式 α、

β 表面污染检测；

（3）实现报警、跟踪和图像抓拍；

（4）与相关卫生检疫信息数据管理系统实现数据信息传输；

（5）与相关卫生检疫查验设备实现数据信息联网和比对核验。

8.“视频记录设备”是指具备以下功能的设备：

（1）人体行为动态录像；

（2）人像抓拍；

（3）大容量数据临时存储和传输；

（4）与相关卫生检疫信息数据管理系统实现数据信息传输；

（5）与相关卫生检疫查验设备实现数据信息联网和比对核验。

9.“设备间信息数据联网和比对核验”是指健康申明卡识别、体温监测、核与辐射监测、视频记录等设备之间通过相关卫生检疫信息数据管理系统实现数据联网，且能够针对同一人员的信息进行搜索、比对与核验。

（四）适用范围和特别情形

本条目适用于有旅客进出境的以下口岸，无旅客进出境的口岸豁免：

1. Ⅰ级口岸；

2. Ⅱ级、Ⅲ级水运口岸和铁路口岸；

3. 经评估为生物安全高风险的进境人员指定口岸。

本条目候检区和检疫通道均为进出境人员卫生检疫查验专用区域，不得用于已经完成卫生检疫的人员、境内旅客和其他无关人员通行和停留。

经口岸海关同意，进出境交通员工、参加重要国际交流活动的人员可以使用礼遇检疫通道通行。

（五）规范性引用文件

《海关监管作业场所（场地）设置规范》（海关总署公告 2021 年第 4 号）附件 4。

【进出境旅客卫生检疫查验通道设置要求】

《海关监管作业场所（场地）设置规范》（海关总署公告 2021 年第 4 号）（节选）

附件 4　卫生检疫现场监测作业区场地及业务用台、人员查验通道设置规范

一、人员卫生检疫等候区是进出境人员等候体温监测、接受医学巡查、进行健康申报的区域。应当保证通风透气、光照充足……

二、红外测温区是使用红外测温设备对进出境人员实施体温监测的区域。应覆盖进出境人员查验通道，避免阳光直射，且距离门口应有适当的缓冲距离，避免室内外温差较大引起误报警。最低配置要求：面积（m^2）= 通道数 × 通道宽度（1.5 m）× 通道长度（18 m）。

…………

六、人员查验通道位于人员卫生检疫等候区正后方处，是开展进出境人员体温监测，接受健康申报，核查预防接种证书、健康证明或其他相关国际旅行卫生证件的场所。Ⅰ、Ⅱ、Ⅲ级口岸均必配。进出境人员查验通道分闸口通道和非闸口通道，通道数量的设立均以进出境人员最长等候时间 15 分钟、每名进出境人员查验时间 15 秒为前提，按照 15 分钟内出境或进出境人员最大流量值，除以常数 60 计算（即：一条通道 15 分钟内查验的出境或进境人员数量为 60 名）。进出境人员查验通道（闸口通道）宽度 80 ~ 150 厘米，长度不低于 18 米……进出境人员查验通道（非闸口通道）经过通道的步行时间不少于 3 秒，以确保红外测温仪有效测温距离足够长；在通道的外围须设置能将查验区与其他区隔开的物理屏障（或相关指示标识），确保进出境人员查验通道在有效红外测温区内。

十九、公路口岸进出境车辆检疫通道卫生检疫设施和设备的提升要求

（一）条目原文

6.2.2　公路口岸车辆检疫通道除满足 6.1.1.5 c）要求外，还应设置健康申明核验系统、生物化学因子监测设备。

（二）依据

1.《国境卫生检疫法实施细则》第四条、第十九条第三款、第十九条第四款。

2.《生物安全法》第二十三条。

（三）解读

本条目明确了对公路口岸进出境车辆检疫通道卫生检疫设施和设备的提升要求，包括：

1. 配置固定式红外测温设备；

2. 配置核辐射监测设施；

3. 配置健康申明核验系统；

4. 配置生物化学因子监测设备。

公路口岸车辆检疫通道设施和设备安装环境要求：环境温度应当在 15 ~ 35 ℃，通道环境温度不符合要求时，应选择适合的环境区域，使用移动式红外测温设备开展进出境交通员工体温监测。

（四）适用范围和特别情形

车辆卫生检疫通道的配套环境设施应确保：

1. 采取有效的措施，使得环境温度保持在 15 ℃ ~ 35 ℃；

2. 具备开展现场健康申明核验的场地；

3. 具备配套的现场处置和视频监控条件；

4. 实现现场数据网络和视频监控信息的联网传输。

本条目不适用于航空口岸、水运口岸、铁路口岸。

二十、提供国际旅行卫生健康服务的提升要求

（一）条目原文

6.2.3　有进出境旅客的口岸应设置开展国际旅行卫生咨询和预防措施评估的工作区域，具备国际旅行卫生健康咨询服务网络，为进出境人员提供网上风险预警和旅行健康咨询服务。

（二）依据

《国境卫生检疫法实施细则》第十九条第五款。

（三）解读

本条目为有进出境旅客的口岸在进出境环节提供国际旅行卫生健康服务的提升要求，包括：

1. 设置国际旅行卫生咨询和预防措施评估的工作区域；

2. 具备国际旅行卫生健康咨询服务网络；

3. 提供网上风险预警和旅行健康咨询服务。

本条目提及的“国际旅行卫生咨询和预防措施评估”“国际旅行卫生健康咨询”“风险预警”均属于国际旅行卫生健康服务范畴。进出境旅客可以通过该服务获得：

1. 国际旅行卫生健康知识及咨询服务；

2. 目的地的传染病疫情流行动态；

3. 国际和国内相关公共卫生风险预警信息；

4. 进出境传染病和公共卫生风险的预防措施要求；

5. 旅行卫生建议和旅行卫生风险评估。

（四）适用范围和特别情形

本条目适用于海关或国际旅行卫生保健机构在口岸进出境环节开展国际旅行卫生健康服务。

开展国际旅行卫生健康服务的口岸现场应确保：

1. 具备相应的服务区域，且有明确标识；

2. 具备开展咨询服务的柜台；

3. 具备国际旅行卫生健康知识、风险预警信息、传染病预防知识的宣传设施；

4. 具备互联网联通接口，且具备相关国际旅行卫生健康网络的链接条件；

5. 具备提供自助式国际旅行卫生健康咨询服务的条件。

本条目不适用于无进出境旅客的口岸。

二十一、进出境人员行李物品卫生检疫通道及其设施和设备的提升要求

（一）条目原文

6.2.4　有进出境旅客的口岸应分别设置进境、出境人员行李检疫通道。检疫通道应配置固定式大通量核与辐射物质监测、低温物质监测、化学物质监测、视频记录等设备。

（二）依据

1.《生物安全法》第二十三条。

2.《国境卫生检疫法实施细则》第十一条、第十二条。

（三）解读

本条目为进出境人员行李物品卫生检疫通道及其设施和设备的提升要求，包括：

1. 进境人员行李检疫通道和出境人员行李检疫通道应当分别设置；

2. 检疫通道应配置固定式大通量核与辐射物质监测、低温物质监测、化学物质监测、视频记录等设备。

本条目中：

1. “固定式大通量核与辐射物质监测设备”是指适用于较大进出境人员通行流量的，采用固定式安装的核与辐射物质监测设备。

2. “低温物质监测设备”是指适用于使用低温运输容器封装的物品的温度检测设备。如用于发现低温运输的高生物安全风险的生物材料及其制品。

3. “化学物质监测设备”是指适用于具有公共卫生风险的有害化学性污染物和化学毒剂检测的设备。

4. “视频记录设备”是指适用于行李物品进出境卫生检疫查验现场视频录像和存储的设备。

（四）适用范围和特别情形

本条目适用于对进出境人员行李卫生检疫查验通道的建设和指导工作。

本条目不适用于无进出境旅客的口岸。

二十二、专用检疫查验场地及设备的提升要求

（一）条目原文

6.2.5　应设置集装箱、货物、物品专用检疫查验场地，除符合 6.1.1.5 d）的要求外，还应符合：

a）设置查验平台、封闭式查验库；

b）有进口冷链食品、特殊物品等业务的，设置专用查验场地；

c）在传送带上实施查验的，设置固定式核与辐射、有害化学物质等检测设备，图像采集分析设备和卫生处理设备。

（二）依据

1.《国际卫生条例（2005）》第五编第四章。

2.《生物安全法》第二十三条。

（三）解读

本条目明确了集装箱、货物、物品的卫生检疫查验场地，以及设施和设备的提升要求。

“专用检疫查验场地”是指用于集装箱、货物和物品卫生检疫查验的指定存放场地或库房，该场地应划定货物待检、货物查验、货物（包装、标签、标识）整改、货物检毕等堆放功能分区，且不得存放与海关查验无关的集装箱、货物和物品。

本条目 a）中：

1.“查验平台”是指适用于货物卫生检疫查验的集装箱车辆停靠平台设施，应具备：

（1）便于装卸货物；

（2）便于人员进入集装箱进行查验和采集样本；

（3）停靠车位周围设置防鼠隔挡装置；

（4）查验区域具有符合防止病媒昆虫逃逸的封闭隔挡或围网；

（5）查验区域与集装箱箱门之间无缝对接；

（6）具备病媒生物采集器具和卫生处理药械。

2.“封闭式查验库”是指具备独立通风系统，便于环境消毒和清洗，设置病媒生物防治装置，装备查验和采样专用设备的相对封闭室内区域。

上述病媒生物防治装置指鼠类、蚊类、蝇类和蜚蠊的诱捕装置或阻隔装置。

本条目 b）中：

1.“专用查验场地”是指具备适合临时存放冷链食品、特殊物品的环境，且配置有查验和采样的设施和设备的相对封闭场地和库房。

2.冷链食品专用查验场地应具备：

（1）紧邻冷链食品储存冷库；

（2）配置温控设施，温度控制在 12 ℃以下，设有温度自动记录装置，进出口处配备非水银温度计；

（3）独立新风系统，具备空气净化装置；

（4）布局符合防止交叉污染要求；

（5）地面和墙面便于清洗消毒；

（6）具备样品预处理、感官检验、采样、样品存储、卫生处理等功能分区。

3.特殊物品专用查验场地应：

（1）具备生物安全控制要求的查验、隔离监管、卫生处理及办公区域；

（2）具备防止病媒生物逃逸装置，配备独立的清洗、消毒设施和废弃物集中收集装置，需低温环境保存的特殊物品需配备温度控制装置；

（3）含有病原微生物、毒素的生物安全高风险物品应独立存放，且设置生物安全警示标识；

（4）设置人员进出场地门禁系统；

（5）地面和墙面便于清洗消毒；

（6）具备样品预处理、感官检验、采样、样品存储、卫生处理等功能分区。

本条目 c）中“传送带”是指用于货物或物品装卸运输的传送装置。

（四）适用范围和特别情形

本条目适用于进出境集装箱空箱、一般货物及其载运集装箱、邮包邮件（含快件）的卫生检疫查验场地建设。

根据进出境业务种类的不同，下列货物专用口岸装卸作业区域应设置查验和采样点：

1. 原油、化工、煤炭、矿物、车辆、大型设备构件等大宗散货，以及使用管道或传送带装卸输送的散货；

2. 活动物、粮食、木材、废旧物品等散货。

本条目 a）中封闭式查验库适用于具有公共卫生风险的货物或物品的查验。查验平台不适用于进境散货、小型非标准集装箱和航空集装器的查验。

本条目 b）适用于进境冷链食品和特殊物品的卫生检疫查验场地建设，不含出境冷链食品和特殊物品的查验场地建设，无进口冷链食品、特殊物品等相应业务的豁免。进境口岸特殊物品查验现场不具备本条目 b）中专用查验场地要求的，特殊物品应运送到符合生物安全等级条件的指定场所实施查验。

本条目 c）适用于通过传送带装卸输送的货物的卫生检疫查验设施建设。不在传送带上实施检疫查验和采样的可豁免本条目。

二十三、口岸食品、饮用水供应服务的提升要求

（一）条目原文

6.2.6　对进出境人员、交通工具不提供食品、饮用水供应服务的口岸，应具备 6.1.1.7 a）和 b）的要求。

（二）依据

《国境卫生检疫法实施细则》第一百零七条第一款。

（三）解读

本条目为对口岸食品、饮用水供应服务的提升要求。

符合本标准 5.2 条适用于提升要求的口岸，无论是否为进出境人员、交通工具提供食品、饮用水，都应具备本标准 6.1.1.7 条 a）和 b）的食品、饮用水供应设施要求，并符合相关国家标准。

（四）适用范围和特别情形

本条目适用于口岸运营者对口岸区域食品、饮用水供应设施的建设和管理。

本条目仅对本标准 5.2 条范围以外的口岸豁免。

二十四、进出境交通工具饮用水供应的提升要求

（一）条目原文

6.2.7　交通工具饮用水实施集中式供水，符合以下要求：

a）为客运交通工具提供的饮用水水质应符合 GB 5749 的要求，消毒剂余量符合 GB 5749 的出厂水要求；消毒剂余量不符合 GB 5749 出厂水要求的口岸，应配备二次供水设施和消毒设备，并符合 GB 17051 的要求；

b）交通工具饮用水供水单位应每年至少开展一次水质全分析检测。

（二）依据

1.《国际卫生条例（2005）》附件 1。

2.《国境卫生检疫法实施细则》第一百零七条第一款。

（三）解读

本条目为进出境交通工具饮用水供应的提升要求。

本条目“集中式供水”是指由水源集中取水，经统一净化和消毒处理后由市政输配水管网送到用户或公共取水点的供水方式。

本条目 a）中：

1. 饮用水水质检测样本的取样点为客运交通工具供水设施出水口。

客运交通工具饮用水供应设施的供水出水口水质基本要求为：

（1）不得含有病原微生物；

（2）化学性有害物质和放射性物质不得危害人体健康；

（3）感官性状良好；

（4）消毒剂余量限值符合 GB 5749 的出厂水最低限值要求，参见本标准 6.1.1.7 条 b）的引用文件。

2.“出厂水”是指集中式供水单位完成处理工艺流程后即将进入输配水管网的水。本条目要求客运交通工具的口岸现场饮用水供水点出水口水质的消毒剂余量，应当达到国家标准规定的出厂水要求。

3.“二次供水”是指集中式供水在供应交通工具前，再度储存、加压和消毒或深度处

理，通过管道或容器输送给用户的供水方式。

本条目 b）中，“水质全分析检测”指按照 GB 5749 生活饮用水水质卫生要求，检测项目覆盖所有水质常规指标的分析检测，参见本标准 6.1.1.7 条 b）生活饮用水水质常规指标、扩展指标及消毒剂常规指标。

（四）适用范围和特别情形

本条目适用于海关对口岸饮用水供应的卫生监督行为。

本条目适用于口岸运营者或饮用水供应单位的供水卫生管理。

本条目 a）适用于口岸区域口岸运营者或饮用水供应单位：

1. 客运交通工具饮用水供应卫生管理；
2. 客运交通工具饮用水二次供水设施卫生管理。

本条目 b）适用于口岸区域口岸运营者或饮用水供应单位的交通工具供水水质检测。

本条目仅对本标准 5.2 条范围以外的口岸豁免。

（五）规范性引用文件

1. GB 5749—2022《生活饮用水卫生标准》。
2. GB 17051—1997《二次供水设施卫生规范》。

【口岸区域饮用水二次供水设施卫生要求】

GB 17051—1997《二次供水设施卫生规范》（节选）

4　设施的卫生要求

4.1　设施周围应保持环境整洁，应有很好的排水条件，供水设施应运转正常。

4.2　设施与水接触表面必须保证外观良好，光滑平整，不对饮水水质造成影响。

4.3　通过设施所供给居民的饮水感官性状不应对人产生不良影响，不应含有危害人体健康的有毒有害物质，不引起肠道传染病发生或流行。

5　设施设计的卫生要求

5.1　设计水箱或蓄水池：饮用水箱或蓄水池应专用，不得渗漏，设置在建筑物内的水箱其顶部与屋顶的距离应大于 80 cm，水箱应有相应的透气管和罩，入孔位置和大小要满足水箱内部清洗消毒工作的需求，入孔或水箱入口应有盖（或门），并高出水箱面 5 cm 以上，并有上锁装置，水箱内外应设有爬梯。水箱必须安装在有排水条件的底盘上，泄水管应设在水箱的底部，溢水管与泄水管均不得与下水管直接连通，水箱的材质和内壁涂料应无毒无害，不影响水的感官性状。水箱的容积设计不得超过用户 48 h 的用水量。

5.2　设施不得与市政供水管道直接连通，在特殊情况下需要连通时必须设置不承压水箱。设施管道不得与非饮用水管道连接，如必须连接时，应采取防污染的措施。设施管道不得与大便口（槽）、小便斗直接连接，须用冲洗水箱或用空气隔断冲洗阀。

5.3　设施须有安装消毒器的位置，有条件的单位设施应设有消毒器。

5.4　设计中使用的过滤、软化、净化、消毒设备、防腐涂料，必须有省级以上（含省级）卫生部门颁发的“产品卫生安全性评价报告”。

5.5　蓄水池周围 10 m 以内不得有渗水坑和堆放的垃圾等污染源。水箱周围 2 m 内不应有污水管线及污染物。

…………

7　设施的水质卫生标准

7.1　水质指标

7.1.1　必测项目：色度、浊度、嗅味及肉眼可见物、pH、大肠菌群、细菌总数、余氯。

7.1.2　选测项目：总硬度、氯化物、硝酸盐氮、挥发酚、氰化物、砷、六价铬、铁、锰、铅、紫外线强度。

7.1.3　增测项目：氨氮、亚硝酸盐氮、耗氧量。

7.2　水质卫生标准

7.2.1　必测项目、选测项目的标准见 GB 5749。紫外线强度大于 70 μW/cm^2。

7.2.2　增测项目标准采用最高容许增加值见表 1。

表 1

项目	最高容许增加值，mg/L
氨氮	0.1
亚硝酸盐氮	0.02
耗氧量	1.0

二十五、进出境环节中产生的固液体废弃物卫生处理设施的提升要求

（一）条目原文

6.2.8　应具备针对人员、交通工具、集装箱、货物、物品在口岸进出境环节中产生的固液体废弃物的卫生处理场所和设施，污染控制符合 GB 16889 的要求。

（二）依据

1.《国际卫生条例（2005）》附件 1。

2.《国境卫生检疫法实施细则》第一百零五条第三款。

（三）解读

本条目为对进出境环节中产生的具有公共卫生风险的固液体废弃物设置卫生处理设施的提升要求。

1. 口岸进出境环节中产生的“固体废弃物”是指在进出境环节中进境交通工具、进境卫生检疫查验和检测中产生的具有公共卫生风险的固体废弃物（含医疗废物），见本标准6.1.3.2条e）的解读。

2. 口岸进出境环节中产生的“液体废弃物”是指在进出境环节中进境交通工具、进境卫生检疫查验和检测中产生的液体废弃物，见本标准6.13.2条e）的解读。

3. “污染控制”是指口岸进出境环节产生的固液体废弃物，包括经卫生处理的具有公共卫生风险的固体废弃物，均应符合GB 16889—2024《生活垃圾填埋场污染控制标准》中填埋废物的入场要求，并交由委托的废弃物处置单位收集处理。

本条目进出境环节固液体废弃物卫生处理场所和设施的建设要求为提升要求，进出境环节和口岸区域固液体废弃物公共卫生风险处置的通用要求参见本标准6.1.3.4条c）。

（四）适用范围和特别情形

本条目适用于口岸运营者及其委托的废弃物处置单位、卫生处理单位：

1. 废弃物临时存放设施的建设；

2. 废弃物卫生处理场所和设施的建设；

3. 进出境环节中产生的具有公共卫生风险的固体废弃物的卫生处理。

本条目对本标准5.2条范围以外的口岸豁免。

（五）规范性引用文件

GB 16889—2024《生活垃圾填埋场污染控制标准》。

【口岸进出境环节固液体废弃物卫生处理场所和设施的污染控制要求】

GB 16889—2024《生活垃圾填埋场污染控制标准》（节选）

6 填埋废物的入场要求

6.1 下列废物可直接进入填埋场进行填埋处置：

a）由环境卫生机构收集或者自行收集的生活垃圾；

b）生活垃圾焚烧炉渣（不包括焚烧飞灰）；

c）生活垃圾堆肥处理产生的固态残余物；

d）与生活垃圾性质相近的一般工业固体废物；

e）除b）和c）以外的其他生活垃圾处理设施产生的固体废物；

f）装修垃圾和拆除垃圾回收利用后产生的固体废物。

6.2 满足国家危险废物名录有关处置环节豁免管理规定的医疗废物，经消毒、破碎毁形处理后，可以进入填埋场进行填埋处置。

6.3 生活垃圾焚烧飞灰和医疗废物焚烧残渣（包括飞灰、底渣），仅可进入填埋场的独立填埋分区进行填埋处置，且应满足下列条件：

a）二噁英类含量低于 3μgTEQ/kg；

b）按照 HJ/T 300 制备的浸出液中危害成分浓度低于表 1 规定的限值。

表 1 浸出液污染物控制限值

序号	污染物项目	控制限值（mg/L）	检测方法
1	总汞	0.05	GB/T 15555.1、HJ 702
2	总铜	40	HJ 751、HJ 752、HJ 766、HJ 781
3	总锌	100	HJ 766、HJ 781、HJ 786
4	总铅	0.25	HJ 766、HJ 781、HJ 786、HJ 787
5	总镉	0.15	HJ 766、HJ 781、HJ 786、HJ 787
6	总铍	0.02	HJ 752、HJ 766、HJ 781
7	总钡	25	HJ 766、HJ 767、HJ 781
8	总镍	0.5	GB/T 15555.10、HJ 751、HJ 752、HJ 766、HJ 781
9	总砷	0.3	GB/T 15555.3、HJ 702、HJ 766
10	总铬	4.5	GB/T 15555.5、HJ 749、HJ 750、HJ 766、HJ 781
11	六价铬	1.5	GB/T 15555.4、GB/T 15555.7、HJ 687
12	总硒	0.1	HJ 702、HJ 766

6.4 除 6.1 的 d）外，其他一般工业固体废物经处理后，按照 HJ/T 300 制备的浸出液中危害成分浓度低于表 1 规定的限值，仅可进入填埋场的独立填埋分区进行填埋处置。

6.5 厌氧产沼等生物处理后的固态残余物、粪便经处理后的固态残余物和经处理后含水率小于 60% 的生活污水处理厂污泥，可进入填埋场进行填埋处置。生活污水处理厂污泥进行混合填埋时还应符合 GB/T 23485 中关于混合填埋的规定。

6.6 除国家生态环境标准另行规定外，下列物质不应进入填埋场填埋：

a）除符合 6.2 和 6.3 以及国家危险废物名录豁免管理规定以外的危险废物；

b）未经处理的餐厨垃圾；

c）未经处理的粪便；

d）禽畜养殖废物；

e）电子废物及其处理处置残余物；

f）除本填埋场产生的渗滤液之外的任何液态废物和废水。

二十六、口岸污水排放和处理设施的提升要求

（一）条目原文

6.2.9 应具备集中式污水处理系统，有污水收集、排放和无害化处理设施，配置专用

污水移运车，封闭式运输。

（二）依据

1.《国际卫生条例（2005）》第四编第二十二条第一款第五项。

2.《国境卫生检疫法实施细则》第一百零五条第三款。

（三）解读

本条目旨在改善口岸区域环境卫生条件，是口岸污水排放和处理设施的提升要求。

本条目“集中式污水处理系统”是指口岸区域各污染源（工业污染源、生活污染源等）排出的污水通过排水管网将大部分或全部污水收集，并在污水处理设施中进行集中处理的系统。

集中式污水处理系统应具备污水收集、排放和无害化处理等功能。

对无法排入经排水管网进入污水处理系统的污水，可配置专用污水转移车对污水实行封闭式运输，将污水转移至集中式处理系统。

（四）适用范围和特别情形

本条目适用于口岸运营者对口岸区域污水的集中处理。

本条目仅对本标准5.2条范围以外的口岸豁免。

二十七、国际航行船舶压舱水的提升要求

（一）条目原文

6.2.10　国际航行船舶压舱水排放和沉淀物的监测和管理应符合《船舶压载水和沉积物控制和管理国际公约》的要求，工作记录完备。

（二）依据

1.《生物安全法》第六条、第二十三条。

2.《国际卫生条例（2005）》第二十二条第一款第六项。

3.《国境卫生检疫法》第十八条第四款。

（三）解读

本条目规定了水运口岸应符合国际海事组织（IMO）《2004年国际船舶压载水和沉积物控制与管理公约》中控制有害水生物和病原体通过船舶压载水（即压舱水）和沉积物转移的要求。

本条目“船舶压舱水”，是指为控制船舶纵倾、横倾、吃水、稳性或应力而在船上摄入的水及其悬浮物。

具有公共卫生风险的船舶压舱水包括：

1. 来自传染病疫情暴发流行区域，可能被病原体污染的水体；

2. 根据监测数据资料显示，可能长期存在病原体污染的水体；

3. 经采样监测发现存在病原体的压舱水；

4. 来自核与辐射污染区域，可能存在放射性污染的水体；

5. 来自有害化学性物质污染的区域，可能存在有害化学性物质污染的水体。

本条目“沉淀物”是指船舶内压舱水的沉积物质。

本条目旨在通过对国际航行船舶压舱水排放和沉积物的监测和管理来防止、尽量减少和最终消除有害水生物和病原体的转移。

一般船舶压舱水和沉积物的监测和管理工作记录包括：

1. 船舶运营者或其代理对压舱水是否排放的申报材料；

2. 压舱水装载的地点和时间。

具有公共卫生风险的船舶压舱水和沉积物的监测和管理的工作记录包括：

1. 装载的地点和时间、容量体积；

2. 计划在本口岸邻近水域排放地点和时间；

3. 沉积物接收和运输的重量和时间；

4. 公共卫生风险评估意见；

5. 采样监测项目和结果；

6. 卫生处理措施；

7. 禁止排放的通知；

8. 卫生监督记录。

（四）适用范围和特别情形

本条目适用于海关对船舶压舱水和沉积物的公共卫生风险监测和管理。

本条目适用于船舶运营者或其代理向海关的船舶压舱水申报行为。

海关应具备船舶压舱水和沉积物的风险监测和风险评估技术方案，并开展船舶压舱水卫生监督。

航空口岸、公路口岸和铁路口岸可豁免本条目。

（五）规范性引用文件

《2004 年国际船舶压载水和沉积物控制与管理公约》。

【船舶压舱水排放和沉积物的监测与管理要求】

《2004 年国际船舶压载水和沉积物控制与管理公约》（节选）

第 2 条　一般义务

1　各当事国承诺充分和全面实施本公约及其附件的各项规定，以便通过船舶压载水和沉积物控制和管理来防止、尽量减少和最终消除有害水生物和病原体的转移。

2　附件为本公约的组成部分。除另有明文规定者外，在提及本公约时即提及其附则。

3　本公约的任何规定均不得解释为禁止某一当事国单独地或与其他当事国一起按照国际法采取更严格措施，通过船舶压载水和沉积物的控制和管理来防止、减少或消除有害水生物和病原体的转移。

4　各当事国应努力为有效实施、遵守和执行本公约进行合作。

5　各当事国承诺鼓励继续制定旨在通过船舶压载水和沉积物控制和管理来防止、尽量减少和最终消除有害水生物和病原体的转移的压载水管理和标准。

6　依照本公约采取行动的各当事国应努力不损伤或损害本国或其他国家的环境、人体健康、财产或资源。

7　各当事国应确保为符合本公约而使用的压载水管理做法对其本国或其他国家的环境、人体健康、财产或资源所造成的损害不大于其所防止者。

8　各当事国应鼓励本公约适用的、有权悬挂其国旗的船舶尽可能避免摄入带有潜在有害水生物和病原体的压载水以及可能含有此类生物的沉积物，包括促进本组织制定的建议书的充分实施。

9　各当事国应在本组织的倡导下努力合作，以便在压载水管理的国家管辖范围之外的地区中处理对敏感、脆弱或受到威胁的海洋生态系统和生物多样性的威胁和风险。

…………

第4条　控制有害水生物和病原体通过船舶压载水和沉积物转移

1　每一当事国应要求本公约适用的、有权悬挂其国旗或在其管辖下营运的船舶应符合本公约中所载的要求，包括附件的适用标准和要求，并应采取有效措施确保这些船舶符合这些要求。

2　每一当事国应在充分考虑其具体条件和能力的情况下，为其管辖港口和水域内的压载水管理制定符合和促进达到本公约目标的国家政策、战略或计划。

…………

第9条　船舶检查

1　本公约适用的某一船舶，当在另一当事国的任何港口或离岸码头中时，可能要接受该当事国经正式授权的官员的检查，以确定该船是否符合本公约。除本条第2款规定者外，任何此种检查均应限于：

（a）核实船上持有有效证书，如其有效，则应被接受；和

（b）检查压载水记录簿；和/或

（c）按照本组织将要制定的导则，进行船舶压载水取样。但是，分析样品所需的时间不得被用作不适当地迟延船舶的操作、活动或离开的根据。

2　如果某一船舶未持有有效证书或有明确根据认为：

（a）船舶或其设备的状况与证书的细目有重大不符；或

（b）船长或船员不熟悉压载水管理的重要船上程序或未执行此类程序；则可进行详细检查。

3　在本条第 2 款规定的情况下，进行检查的当事国应采取步骤确保该船在未能做到排放压载水而不会对环境、人体健康、财产或资源形成损害威胁前不得进行此种排放。

二十八、有进出境旅客口岸检疫查验岗位能力的提升要求

（一）条目原文

6.2.11　有进出境旅客的口岸，检疫查验岗位应配备具有医学专业背景的人员，每年进行专业培训，符合岗位能力要求。

（二）依据

1.《国际卫生条例（2005）》附件 1。

2.《国境卫生检疫法》第十二条、第十六条、第四十二条、第四十三条、第五十一条（二）、（三）。

（三）解读

本条目是对有进出境旅客口岸的检疫查验岗位人员能力的提升要求。

本条目“检疫查验岗位”主要指参与口岸现场进出境旅客卫生检疫查验、医学巡察、医学排查的岗位。

本条目“具有医学专业背景的人员”是指检疫医师，或具有执业医师资质的人员[如提供技术和服务支撑的国际旅行卫生保健中心（口岸门诊部）人员]，具备以下岗位能力：

1. 判定检疫传染病染疫人、疑似染疫人，以及可能患有监测传染病的人员，并出具检疫查验结果；

2. 判定交通运输工具没有传播检疫传染病风险或者已经实施有效卫生处理，并出具检疫查验结果；

3. 观察进境出境人员是否有传染病临床症状，并对有临床症状的人员进行询问；

4. 检查进境出境人员的医学证明文件；

5. 对具有公共卫生风险的进出境人员进行医学检查（体格检查），开展采样（包括创伤性采样）和快速筛查检验。

本条目“专业培训”是指与检疫查验岗位专业技能相关的医学诊断学、传染病学、流行病学、寄生虫学，以及感染和疾病预防、风险管理等专业知识和操作技能的培训。

岗位能力要求包括：

1. 熟悉传染病的诊断和鉴别要点；

2. 掌握传染病的传染源、传播途径；

3. 掌握流行病学调查的基本方法；

4. 掌握传染病的主要传播病媒生物和孳生繁殖特点；

5. 掌握传染性病原体感染预防和控制知识；

6. 熟悉口岸公共卫生风险要素和风险评估方法。

（四）适用范围和特别情形

本条目适用于有进出境旅客的海关卫生检疫查验岗位人员能力提升工作。

本条目人员配备要求仅针对从事需要获得医学专业知识才能胜任的专业岗位。

本条目不涉及卫生检疫查验岗位人员数量的要求。

二十九、公共卫生风险监测预警信息数据共享的提升要求

（一）条目原文

6.2.12 应建立地方政府、口岸查验部门、口岸运营者、技术支持部门参与的公共卫生风险监测预警信息数据共享平台，满足进出境人员、交通工具、集装箱、货物、物品多渠道疫情监测和多点触发预警的要求。

（二）依据

1.《国境卫生检疫法》第五条、第二十七条。

2.《国境卫生检疫法实施细则》第十五条、第十六条、第九十八条第八款。

3.《生物安全法》第二十七条、第二十八条、第二十九条、第三十条、第三十一条。

（三）解读

本条目明确了公共卫生风险监测预警信息数据共享的提升要求，包括：

1. 由地方政府牵头建立信息数据共享机制或平台；

2. 多部门参与信息数据共享机制或平台；

3. 该机制或平台能够实现进出境监管对象的多渠道疫情监测；

4. 该机制或平台能够实现多部门信息数据交换（报告和反馈）；

5. 该机制或平台能够实现多点触发预警。

本条目风险监测预警信息数据共享的参与部门，包括：

1. 地方政府及其口岸协调、医疗卫生、疾病预防控制、环境保护、交通运输、商务、市场监督、外办等管理部门；

2. 海关、边检、海事等口岸监管部门，以及国际旅行卫生保健单位；

3. 口岸运营者及其口岸食品饮用水生产经营、病媒生物防治、废弃物处置等单位；

4. 交通工具运营者及其代理单位。

信息数据共享平台（或机制）的信息数据应符合：

1. 信息数据共享范围符合参与者需求；

2. 具有双向交换功能，既有通报也有反馈；

3. 具备信息交换记录，不使用无法记录留存的软件或方式进行信息数据交换和共享；

4. 信息数据交换过程可追溯，便于突发公共卫生事件的溯源调查。

（四）适用范围和特别情形

本条目适用于口岸公共卫生核心能力建设参与部门的以下行为：

1. 公共卫生风险监测预警信息数据共享行为；

2. 地方疫情信息数据共享平台的建设行为。

优先实现信息数据共享的单位应包括：海关、移民管理局、地方医疗卫生部门、地方疾病预防控制部门、交通运输、民航等部门。

本信息数据共享平台用于口岸公共卫生核心能力建设参与单位之间实现信息数据共享，信息数据应具有明确的指向性、符合保密规定，保护个人隐私和个人信息。

本条目信息数据共享的范围、项目和具体内容按照国家相关文件规定执行。

三十、风险监测和评估能力的提升要求

（一）条目原文

6.2.13　应具备全球重要传染病疫情流行公共卫生风险监测和评估的能力和口岸特别重大和重大突发公共卫生事件、大型国际交流活动的公共卫生风险评估的能力，能够结合评估结果采取后续风险管控措施。

（二）依据

1.《生物安全法》第十五条。

2.《国境卫生检疫法》第二十九条、第三十七条。

3.《国境卫生检疫法实施细则》第十九条第二款。

（三）解读

本条目是对风险监测和评估能力的提升要求。

上述风险监测和评估能力是指具备参与重要公共卫生风险监测、风险评估和风险处置工作的能力。评价该项能力的要点包括：

1. 参与海关总署或国家层面的本条目所述的工作任务；

2. 参与对口岸重大突发公共卫生事件和重要国际交流活动的公共卫生风险评估；

3. 参与制订海关系统层面的相关技术方案；

4. 承担风险监测、风险评估和风险处置的跨关区或关地联合专项任务。

（四）适用范围和特别情形

本条目适用于参与上述 4 项工作。

本条目旨在验证海关是否具备较高水平的风险监测、评估和处置能力水平，不涉及海关根据业务规范开展的日常风险监测、评估和处置行为。

三十一、病媒生物监测处置平台的提升要求

（一）条目原文

6.2.14 应具备病媒生物监测处置平台，满足病媒生物动态监测要求。

（二）依据

1.《国际卫生条例（2005）》附件 1。

2.《国境卫生检疫法实施细则》第九十八条第六款。

（三）解读

本条目明确了具备动态监测功能的病媒生物监测处置平台要求。

本条目“病媒生物监测处置平台”是指具备病媒生物监测结果汇总、分析和提供处置建议等功能的联网共享系统，包括：

1. 提供统一的病媒生物监测技术方案；
2. 开展单一口岸区域监测，或者多个口岸区域的病媒生物联合监测行动；
3. 记录汇总监测区域的病媒生物种群构成、季节消长、区域分布等本底情况；
4. 保持阶段性持续监测病媒生物的本底变化，分析变化原因；
5. 及时发现新近传入的具有公共卫生风险的病媒生物新物种，并触发预警；
6. 提供病媒生物检测和鉴定的技术咨询和远程指导；
7. 开展口岸病媒生物风险评估，并通报地方政府及其相关部门、口岸运营者；
8. 提出控制口岸病媒生物密度水平的风险处置建议；
9. 实现口岸区域病媒生物监测单位的监测信息数据联网、数据交换和数据共享。

本条目“动态监测要求”是指持续性开展口岸病媒生物监测，及时发现和通报具有公共卫生风险的病媒生物，分析产生变化的原因，提出风险评估报告。

本条目“病媒生物监测处置平台”应具备病媒生物核心数据库，并在参与单位建立监测数据录入终端。

（四）适用范围和特别情形

本条目适用于海关开展口岸区域病媒生物监测的行为。

本条目适用于口岸运营者及其委托的病媒生物防治单位的口岸区域病媒生物监测的行为。

病媒生物监测处置系统面向海关、口岸运营者，委托的病媒生物防治单位。病媒生物监测处置平台可以是多个口岸参与的区域性平台，或融入智慧海关建设的系统性平台。

三十二、口岸病媒生物防治能力的提升要求

（一）条目原文

6.2.15 口岸区域鼠类、蚊类、蝇类、蜚蠊控制水平应达到以下要求：

——防鼠设施、室内鼠密度控制水平达到 GB/T 27770 中单位密度控制水平 B 级要求；

——小型积水、大中型水体、外环境蚊虫密度控制水平达到 GB/T 27771 的 B 级要求；

——室内成蝇密度控制水平达到 GB/T 27772 中单位密度控制水平 B 级要求；

——蜚蠊成若虫侵害率、卵鞘查获率、蟑迹查获率达到 GB/T 27773 中单位密度控制水平 B 级要求。

（二）依据

1.《国际卫生条例（2005）》附件 1。

2.《国境卫生检疫法》第三十条。

3.《国境卫生检疫法实施细则》第一百零五条第二款。

（三）解读

本条目明确了对口岸区域开展病媒生物防治能力的提升要求。口岸区域病媒生物密度控制水平的通用要求见本标准 6.1.3.2 条 c）。

口岸病媒生物密度控制水平是否按照“城镇”或“单位”标准评价，可参见本标准 6.1.3.2 条 c）的解读。

（四）适用范围和特别情形

本条目适用于口岸运营者或其委托的病媒生物防控单位、卫生处理单位的口岸区域病媒生物监测和防治活动，也适用于地方病媒生物防治部门开展的涉及口岸区域及其周边区域的病媒生物监测和防治活动。

委托技术单位承担口岸病媒生物监测和防治的，应当签订委托协议，协议内容要求见 6.1.3.2 条 c）的解读。

未按照相应国家标准要求的评价方法认定的病媒生物密度控制水平视为无效。

（五）规范性引用文件

1. GB/T 27770—2011《病媒生物密度控制水平　鼠类》。

2. GB/T 27771—2011《病媒生物密度控制水平　蚊虫》。

3. GB/T 27772—2011《病媒生物密度控制水平　蝇类》。

4. GB/T 27773—2011《病媒生物密度控制水平　蜚蠊》。

【口岸区域鼠类密度控制水平的提升要求】

根据不同的口岸分级，口岸区域鼠类的密度控制水平要求可分为通用要求和提升要求，参阅 GB/T 27770—2011《病媒生物密度控制水平　鼠类》，对鼠类密度控制水平的提升要求如下，涉及检查和评价方法要求参见本标准 6.1.3.2 条中的口岸区域鼠类密度控制水平通用要求的解读。

1. 城镇：按城镇鼠类密度控制水平进行评价的口岸区域。

（1）防鼠设施等级应达到 B 级：防鼠设施合格率大于或等于 95%。

（2）室内鼠密度控制水平应达到 B 级：鼠迹阳性率小于或等于 3%。

（3）外环境鼠密度控制水平应达到 B 级：路径指数小于或等于 3。

2. 单位：按单位鼠类密度控制水平进行评价的口岸区域。

（1）防鼠设施等级应达到 B 级：房间数 20 间以下的单位防鼠设施完全合格，20 间以上的单位防鼠设施不合格房间数不超过 1 间。

（2）室内鼠密度控制水平应达到 B 级：房间数 30 间以下的单位阳性房间数为 0，30 间以上的单位阳性房间数不超过 1 间。

（3）外环境鼠密度应达到：不得有鼠洞、死鼠、活鼠等鼠迹。

【口岸区域蚊类密度控制水平的提升要求】

根据不同的口岸分级，口岸区域蚊类的密度控制水平要求可分为通用要求和提升要求，参阅 GB/T 27771—2011《病媒生物密度控制水平　蚊虫》，对蚊类密度控制水平的提升要求如下，涉及检查和评价方法要求参见本标准 6.1.3.2 条 c）的解读。

1. 城镇：按城镇蚊类密度控制水平进行评价的口岸区域。

（1）小型积水蚊虫密度控制水平应达到 B 级：路径指数小于或等于 0.5。

（2）大中型水体蚊虫密度控制水平应达到 B 级：采样勺指数小于或等于 3%，平均每阳性勺少于 5 只蚊虫幼虫和蛹。

（3）外环境蚊虫密度控制水平应达到 B 级：停落指数小于或等于 1.0。

2. 单位：按单位蚊类密度控制水平进行评价的口岸区域。

对一个单独的单位进行蚊虫密度控制水平评价时，要求不得有阳性的各类积水容器和各类坑洼积水。

【口岸区域蝇类密度控制水平的提升要求】

根据不同的口岸分级，口岸区域蝇类的密度控制水平要求可分为通用要求和提升要求，参阅 GB/T 27772—2011《病媒生物密度控制水平　蝇类》，对蝇类密度控制水平的提升要求如下，涉及检查和评价方法要求参见本标准 6.1.3.2 条 c）的解读。

1. 城镇：按城镇蝇类密度控制水平进行评价的口岸区域。

（1）生产销售直接入口食品的场所不得有蝇。室内不得存在蝇类孳生地。

（2）室内成蝇密度控制水平应达到 B 级：有蝇房间阳性率小于或等于 6%，阳性间蝇密度小于或等于 3 只 / 间。

（3）室外蝇类孳生地密度控制水平应达到 B 级：蝇类孳生地阳性率小于或等于 3%。

（4）防蝇设施等级应达到 B 级：防蝇设施合格率大于或等于 95%。

2. 单位：按单位蝇类密度控制水平进行评价的口岸区域。

（1）生产销售直接入口食品的场所不得有蝇。

（2）室内成蝇密度控制水平应达到 B 级：房间数 30 间以下的单位有蝇房间数为 0，31 ～ 60 间的单位有蝇房间数不超过 1 间，61 ～ 100 间的单位有蝇房间数不超过 3 间，阳性间蝇密度小于或等于 3 只 / 间。

（3）室内外不得有蝇类孳生地。

（4）防蝇设施全部合格。

【口岸区域蜚蠊密度控制水平的提升要求】

根据不同的口岸分级，口岸区域蜚蠊的密度控制水平要求可分为通用要求和提升要求，参阅 GB/T 27773—2011《病媒生物密度控制水平　蜚蠊》对蜚蠊密度控制水平的提升要求如下，涉及检查和评价方法要求参见本标准 6.1.3.2 条 c）的解读。

1. 按城镇蜚蠊密度控制水平进行评价的口岸区域。

（1）成若虫侵害率应达到 B 级：蜚蠊成若虫侵害率小于或等于 3%，平均每阳性间（处）成若虫数小蠊小于或等于 10 只，大蠊小于或等于 5 只。

（2）卵鞘查获率应达到 B 级：蜚蠊卵鞘查获率小于或等于 2%，平均每阳性间（处）卵鞘数小于或等于 4 只。

（3）蟑迹查获率应达到 B 级：蟑迹查获率小于或等于 5%。

2. 按单位蜚蠊密度控制水平进行评价的口岸区域。

（1）成若虫侵害率应达到 B 级：房间数 60 间以下的单位侵害房间不超过 1 间，60 间以上的单位侵害房间不超过 2 间。

（2）卵鞘查获率应达到 B 级：房间数 60 间以下的单位卵鞘查获房间不超过 1 间，60 间以上的单位卵鞘查获房间不超过 2 间。

（3）蟑迹查获率应达到 B 级：房间数 60 间以下的单位蟑迹查获房间不超过 2 间，60 间以上的单位蟑迹查获房间不超过 3 间。

三十三、建立检疫查验和应急处置技术规范的提升要求

（一）条目原文

6.2.16　根据不同危害类别和风险等级，生物安全高风险人员、交通工具、集装箱、货物、物品的指定口岸应建立相应的检疫查验和应急处置技术规范。

（二）依据

《生物安全法》第二十一条。

（三）解读

本条目明确了生物安全高风险指定口岸的检疫查验和应急处置技术规范的要求。

“检疫查验和应急处置技术规范”特指列入生物安全高风险进境卫生检疫范围（人员、交通工具、集装箱、货物、物品）的检疫技术规范，属于生物安全高风险的情形见本标准5.2条c）的解读。

不同于本标准6.1.1.1条a）一般进境卫生检疫监管对象的检疫技术规范，建立本条目所述的检疫技术规范旨在建立更加完善的检疫对象（传染病和公共卫生有害物质）的生物安全分级分类处置制度，以确保有效控制依附高风险人员、交通工具、集装箱、货物和物品等监管对象而导致的传染病或公共卫生有害物质跨境传播风险，技术规范包括管理办法、工作程序、作业指引等。

“不同危害类别”是指可能导致呼吸道传染病、消化道传染病、鼠媒传染病、虫媒传染病、接触性传染病、核与辐射危害、有毒化学性物质危害、生物战剂危害、化学毒剂危害等不同类别的公共卫生风险。

“风险等级”是指每一类风险对人体危害程度的不同分级。

“指定口岸”是指经海关总署确认的生物安全高风险对象的进境指定口岸。

（四）适用范围和特别情形

本条目适用于生物安全高风险监管对象的进境指定口岸建立和完善检疫技术规范的行为。

本条目检疫技术规范的范围仅限于本指定口岸的高风险监管对象。

非生物安全高风险监管对象的进境指定口岸可豁免本条目。

三十四、签发船舶卫生控制措施证书的提升要求

（一）条目原文

6.2.17　水运口岸应具备签发船舶免予卫生控制措施证书或船舶卫生控制措施证书的功能，并列入世界卫生组织发布的签发船舶免予卫生控制措施证书或船舶卫生控制措施证书港口名录。

（二）依据

《国际卫生条例（2005）》第二十条、第三十九条。

（三）解读

本条目将水运口岸具备签发“船舶免予卫生控制措施证书”（SSCEC）或“船舶卫生控制措施证书”（SSCC）的功能纳入提升公共卫生核心能力的提升要求，包括：

1. 具备船舶卫生检查、签发SSCEC或SSCC的管理办法和工作程序；

2. 检查和签证人员应接受过海关总署或直属海关组织的船舶卫生检查业务知识培训并取得合格等级，能够熟练地用英语开展工作；

3. 现场检查小组至少由2名工作人员组成，其中至少有1名具有2年以上船舶卫生检

疫工作经验的检查人员；

4. 船舶卫生证书须经授权的签证人员签发，签发人员应具有 3 年以上船舶登临检查工作经验；

5. SSCEC 或 SSCC 的检查和签发符合世界卫生组织发布的《船舶检查及船舶卫生证书签发操作手册》（*Handbook for inspection of ships and issuance of ship sanitation certificates*）要求；

6. 口岸应被列入世界卫生组织授权签发船舶卫生证书的港口名录。

（四）适用范围和特别情形

本条目适用于水运口岸的下列行为：

1. 船舶卫生检查行为；

2. 船舶 SSCEC 或 SSCC 的签发行为；

3. 船舶 SSCEC 或 SSCC 的签发人员的培训行为。

未被列入世界卫生组织授权签发船舶卫生证书的港口名录的水运口岸，视为不具备本条目要求的能力。

非水运口岸可豁免本条目。

三十五、建立与境外通航口岸的信息沟通和协调渠道的提升要求

（一）条目原文

6.2.18　应建立与境外通航口岸卫生主管部门的信息沟通和协调渠道，信息内容包括流行病学调查协调、公共卫生风险证据、国家技术法规和标准、已实施卫生控制措施情况、抵达下一个境外口岸时卫生控制措施建议等。

（二）依据

1.《国际卫生条例（2005）》第四十四条。

2.《国境卫生检疫法》第二十八条。

3.《生物安全法》第三十一条。

（三）解读

本条目为对建立与境外通航口岸的信息沟通和协调渠道的要求。

“境外通航口岸”是指与本口岸开通交通工具国际通行运营航线的境外口岸。

“卫生主管部门”是指境外通航口岸卫生主管当局，或境外口岸承担口岸卫生管理职责的口岸运营部门或当地对口岸突发公共卫生事件具有协调职能的部门。

“信息沟通和协调渠道”是指双边信息沟通和通报的联系方式，包括电子邮件地址、电话、官方网址，以及其他双边协议确定的方式。

（四）适用范围和特别情形

本条目适用于各类口岸建立境外通航口岸信息沟通和协调渠道。

本条目旨在执行《国际卫生条例（2005）》关于通航缔约方之间双边信息通报和技术协作的条款。

信息沟通和协调渠道可通过交通工具登记备案、双边合作协议等方式获取。

三十六、开展公共卫生跨境合作的提升要求

（一）条目原文

6.2.19　公路口岸应开展公共卫生跨境合作。

注：公共卫生跨境合作的内容如人员传染病监测、病媒生物监测和控制、突发公共卫生应急处置、培训、演练等。

（二）依据

1.《国际卫生条例（2005）》第二十一条。

2.《生物安全法》第三十一条。

（三）解读

本条目为对公路口岸开展公共卫生跨境合作的提升要求，旨在执行《国际卫生条例（2005）》关于缔约方之间双边信息通报和技术协作的条款。开展公路口岸区域与接壤的境外边境区域的双边公共卫生跨境合作，建立相关合作意向或协议。

（四）适用范围和特别情形

本条目适用于海关开展公路口岸边境区域公共卫生跨境合作行为。

非公路口岸可豁免本条目。

三十七、口岸熏蒸处理能力的提升要求

（一）条目原文

6.2.20　水运口岸、公路口岸、铁路口岸具备进出境交通工具或集装箱及其货物的熏蒸处理能力，具备符合危险化学品安全存放要求的专用设施。

（二）依据

1.《国境卫生检疫法》第十四条。

2.《国境卫生检疫法实施细则》第十条、第五十四条。

（三）解读

本条目要求具备进出境交通工具或集装箱及其货物的熏蒸处理能力。

“熏蒸处理”是指利用具有较强挥发性和穿透力的化学性气体，在封闭环境中抑制或杀灭交通工具或集装箱及其载运货物携带的病媒生物、表面污染病原体的方法。

本条目中“熏蒸处理能力”包括以下几点：

1. 具备交通工具、集装箱、货物等不同处理对象的熏蒸卫生处理技术规程和安全操作

要求；

2. 熏蒸处理操作人员经熏蒸卫生处理技术培训合格，熟悉操作规范和流程；

3. 口岸设置对进出境交通工具、集装箱、货物的熏蒸卫生处理的场地；

4. 配备针对不同卫生处理对象的药剂、器具；

5. 具有符合危险化学品安全存放要求的专用设施；

6. 能够开展熏蒸卫生处理效果检测和评价；

7. 配备熏蒸药物浓度检测、残留检测等安全检测设备；

8. 熏蒸卫生处理报告符合卫生处理要求。

因为熏蒸处理药剂通常采用压力容器装载压缩气体的方式保存和运输，这种方式存在安全风险，所以应使用符合危险化学品安全存放要求的专用设施存放。该专用设施应具备：

1. 使用独立库房存放，划定空瓶放置区和满瓶放置区，不与其他器械、药剂和材料混放；

2. 具备熏蒸药剂管理规范，有进出库房记录和使用记录；

3. 具备熏蒸药剂浓度监测装置，包括浓度提示、自动报警、自动开启排风装置等功能，能够在室外观察室内环境药剂浓度监测数据；

4. 设立安全警示标识和视频监控。

（四）适用范围和特别情形

本条目适用于口岸运营者或卫生处理单位开展进出境交通工具或集装箱及其货物的熏蒸卫生处理行为。

凡进入口岸用于熏蒸处理的药剂，应经专业机构进行质量和安全检测，取得检测合格报告。

质量检测内容应包括药剂有效成分、含量、有效使用量等检测项目；安全检测内容应包括人体毒害、动植物对药物的吸收、环境降解、物品表面残留、物品腐蚀性伤害、易燃易爆等检测项目。本条目所述熏蒸处理药剂不包括烟雾药剂和气雾药剂。

不得使用未经卫生处理质量和安全检测验证的熏蒸药剂。除非具备充足的安全防范措施，不得使用中高毒性的熏蒸药剂。

本条目不适用于航空口岸，开展熏蒸处理的交通工具不包括航空器。

第七节　应急处置能力的要求

一、口岸突发公共卫生事件应急组织与保障要求

（一）条目原文

7.1.1.1　口岸突发公共卫生事件应急处置应纳入地方政府突发公共卫生事件应急防

控体系，地方政府、口岸运营者、口岸查验部门和技术支持部门共同参与，获得经费保障。

（二）依据

1.《传染病防治法》第六十条。

2.《国境卫生检疫法》第三十五条、第三十九条。

3.《突发公共卫生事件应急条例》第六条。

（三）解读

本条目要求地方应急体系或突发公共卫生事件应急防控体系应覆盖当地口岸。

1. 地方政府的应急组织框架和应急处置队伍应包括海关相关人员。

2. 地方政府的突发事件应急预案或处置方案中有涉及口岸突发公共卫生事件应急处置的内容。

3. 地方政府涉及口岸突发公共卫生事件应急处置物资和经费保障覆盖口岸相关部门。

本条目“经费保障”是指地方政府应急保障机制或其相关文件中明确的突发事件应急经费保障内容。

（四）适用范围和特别情形

本条目适用于地方政府应急体系建设。

本条目适用于进出境环节或口岸区域发生突发公共卫生事件后的应急处置工作。

二、建立应急组织架构和协调机制的要求

（一）条目原文

7.1.1.2 应设有口岸突发公共卫生事件应急处置的组织架构，建立联席会议制度和工作专班制度，满足决策指挥、风险研判和预警、现场处置、技术指导、信息通报、后勤保障等要求。

（二）依据

1.《传染病防治法》第三十二条。

2.《突发公共卫生事件应急条例》第十六条、第十九条至第二十四条、第三十二条、第三十三条、第三十四条、第三十八条。

（三）解读

本条目是建立应急组织架构和协调机制的要求，包括：

1. 在口岸所在地政府应设有应对突发公共卫生事件的领导小组和专业工作组，且明确相关职责，满足决策指挥、风险研判和预警、现场处置、技术指导、信息通报、后勤保障等要求。

2. 建立多部门参与的联防联控协调机制，成员包括卫生、交通、环保等地方政府职能部门，口岸查验部门（边检、海关），口岸运营者等。

3. 协调机制有明确的联系方式（联系部门、联系人）、协商规程（协调会议要求）、信息处理（信息通报和数据共享）、风险处置（风险监测、排查、研判和预警）、应急处置（现场管控和应急处置协作）、保障措施（物资资金保障、交通后勤保障、专业技术支持）等操作性要求。

4. 口岸现场具备口岸突发公共卫生事件联络方式和协调岗位。

国家关于突发公共卫生事件应急处置的要求见《突发公共卫生事件应急条例》第十六条、第十九条至第二十四条、第三十二条、第三十三条、第三十四条、第三十八条。

本条目中：

1. “决策指挥”是指对口岸突发公共卫生事件应急处置事项的部署和协调。

2. “风险研判和预警”是指突发公共卫生事件应急处置专家组对事件原因、过程、严重程度和影响范围进行研判，对导致风险的感染源和污染源进行调查、监测和排查，对事件危害提出分级建议，为应对决策提出建议和处置方案。

3. “现场处置”是指对口岸突发公共卫生事件现场人员、物流实行管控，对感染源和污染源进行检测，对感染和污染区域进行隔离和卫生处理，对污染物品进行封存和卫生处理。

4. “技术指导”是指应急专业工作组对应急处置措施和过程提出专业技术建议或要求。

5. “信息通报”是指应急处置全过程通报要求，如“即现即报”“分段报告”“垂直上报”“部门间通报”“后续追踪”等报告要求，验证要求见本标准 9.2.2.1 条 c）。

6. “后勤保障”是指通过地方联防联控机制落实的物资和资金保障，交通后勤保障，专业人员技术支持，专业医疗和检测机构技术支持等。

（四）适用范围和特别情形

本条目适用于口岸所在地政府对口岸突发公共卫生事件应急处置的组织和协调机制建设。

地方政府的口岸应急组织架构和协调机制是地方突发事件应急体系建设的组成部分。

海关作为口岸卫生检疫主管部门，应对照联络协调机制的分工职责和海关总署相关应急管理要求，建立突发公共卫生事件应急处置组织机构，并参与地方政府层面的应急组织架构和协调机制。

（五）规范性引用文件

1.《国务院办公厅转发卫生计生委等部门关于切实履行〈国际卫生条例（2005）〉加快推进公共卫生应急核心能力建设指导意见的通知》（国办发〔2013〕84 号）。

2.《国家突发公共卫生事件应急预案》。

【国家关于口岸公共卫生核心能力的要求】

《国务院办公厅转发卫生计生委等部门关于切实履行〈国际卫生条例（2005）〉加快推进公共卫生应急核心能力建设指导意见的通知》（国办发〔2013〕84号）（节选）

二、建设目标

…………

——各级实验室检测能力达到标准，具备诊断和确诊重点疾病、食品药品安全突发事件应急测试确认与监测的能力；

——指定机场、港口和陆地过境点卫生应急准备和应急处置能力达到标准，具备开展疑似或感染人员医学排查、评估、隔离和转运的能力，提供卫生安全的口岸环境；

——生物、化学、食品药品安全、核与辐射等因素引发的突发公共卫生事件评估、通报和应对能力达到标准，能够在48小时内评估可能引起国际关注的突发公共卫生事件，24小时内向世界卫生组织和有关国家通报，并采取有效措施减轻或避免对经济社会造成影响；

——公共卫生事件应急处置能力达到标准，能够规范、及时地做好信息报告、疫情评估、通报和现场处置工作。

三、主要任务

（一）加强实验室检测能力建设和生物安全管理。

各级人民政府要建立各类突发性急性传染病检测试剂的有效供应及保障机制，提高疾病预防控制机构及有条件的医疗机构的实验室检测、疾病诊断和确诊能力。卫生计生部门要加强高等级生物实验室检测能力建设，完善公共卫生应急联合检测工作机制，建立健全突发公共卫生事件实验室应急检测网络，质检部门加强对通过质量认证实验室的调查工作，建立健全实验室目录数据库。

各级卫生计生、农业、质检、食品药品监管、林业等部门要加强病原微生物实验室和实验活动、菌毒种保藏与提供的监管，特别是要给予基层实验室生物安全监管和培训支持，建立健全实验室质量管理体系和卫生应急检测的标准方法。各级计生卫生、农业、质检、民航等部门要完善危险品样本，特别是感染性样本的采集、包装和运输工具的保障机制，加强实验室检验人员、感染性样本运输技术人员和管理人员的培养与教育，强化机场运输感染性样本的能力建设，确保机场和相关人员资质、感染性样本包装容器符合航空运输要求。

（二）加强进出境口岸公共核心能力建设。

各口岸所在地地方人民政府要积极支持口岸公共核心能力建设，与口岸运营者，检验检疫机构建立口岸公共核心能力共建机制，共同加强口岸基础设施建设和技术设备投入。各级检验检疫机构要加强检疫查验、卫生监督、媒介监测与控制、核生化有害因子监测与排查、实验室等能力建设，配齐必要的专业工作人员，保障口岸正常运转。卫生计生、质检等部门要进一步完善联防联控工作机制，加强沟通协调，确保联络畅通，应对迅速、运转高效。各口岸要建立健全24小时紧急事件评估工作制度，完善各类突发公共卫生事件应急预案和现场工作处置流程，加强培训演练与应急物资储备，提高应急处置有效性。

…………

（四）加强食品药品安全事故防控能力建设。

各级卫生计生部门要会同食品药品监管等有关部门提高食品安全风险监测评估能力，建立科学有效的监测评估方法，及时完整收录食品污染物及有害因素监测评估数据和毒理学健康效应数据，加强国家食品安全风险监测评估能力建设。逐步扩大食品污染物和有害因素监测覆盖区域，增加食源性疾病监测网络哨点医院和流行病学调查、资料汇总单位数量，初步建成从农田到餐桌的反应及时、运转高效、科学规范的全过程风险监测评估体系。各级食品药品监管、卫生计生等部门要加强食品安全事故应急和流行病学调查所需的现场快速检测、现场执法与调查取证、通信等装备配备，充实人员队伍，加强培训演练，完善应急预案和处置工作流程。研究推广食品药品安全事故实验室应急检测技术，提高对待特殊致病因子、未知和疑难样本的鉴定和分析能力。加强覆盖食品药品安全风险监测、信息搜集、评估、预警、应急指挥等业务信息的平台建设。

（五）加强化学性、核与辐射事件公共卫生应急能力建设。

环境保护、质检、安全生产监管、国防科工等部门要建立健全环境污染、危险化学品、核设施、辐射源等风险数据库，完善部门间化学性事件、核与辐射事件的数据共享和信息通报机制，建立化学性、核与辐射事件公共卫生评估和应对专家库，定期组织开展风险评估；加强化学性、核与辐射事件公共卫生应急能力的标准化建设，完善风险综合防控措施，提高应急监测预警能力；加强协调联动，完善各项应急预案、工作规范和技术标准，提高应对工作标准化水平；加强综合性、专业性应急救援队伍建设，配备必要的装备设备，开展应急培训与演练，确保应急处置快速有效。

（六）加强公共卫生应急处置能力建设。

地方各级人民政府要建立健全卫生计生、农业、环境保护、质检、食品药品监管、林业等多部门参加的应对公共卫生风险和突发公共卫生事件应急处置协作机制，明确信息沟通、措施联动、资源共享等协作内容和沟通程序，加强机制运行演练。各级卫生计生部门要完善网络直报系统功能，提高基层突发公共卫生事件信息报告质量，加强综合预警能力建设，提高监测预警和综合分析水平。各级卫生计生、环境保护、农业、质检、食品药品监管部门要建立监测预警和风险评估制度，经常开展突发公共卫生事件风险评估，加强风险管理和控制，完善现场处置工作规范。

【国家突发公共卫生事件应急预案的要求】

《国家突发公共卫生事件应急预案》（节选）

1.5　工作原则

（1）预防为主，常备不懈。提高全社会对突发公共卫生事件的防范意识，落实各项防范措施，做好人员、技术、物资和设备的应急储备工作。对各类可能引发突发公共卫生事件的情况要及时进行分析、预警，做到早发现、早报告、早处理。

（2）统一领导，分级负责。根据突发公共卫生事件的范围、性质和危害程度，对突发公共卫生事件实行分级管理。各级人民政府负责突发公共卫生事件应急处理的统一领导和指挥，各有关部门按照预案规定，在各自的职责范围内做好突发公共卫生事件应急处理的有关工作。

（3）依法规范，措施果断。地方各级人民政府和卫生行政部门要按照相关法律、法规和规章的规定，完善突发公共卫生事件应急体系，建立健全系统、规范的突发公共卫生事件应急处理工作制度，对突发公共卫生事件和可能发生的公共卫生事件做出快速反应，及时、有效开展监测、报告和处理工作。

（4）依靠科学，加强合作。突发公共卫生事件应急工作要充分尊重和依靠科学，要重视开展防范和处理突发公共卫生事件的科研和培训，为突发公共卫生事件应急处理提供科技保障。各有关部门和单位要通力合作、资源共享，有效应对突发公共卫生事件。要广泛组织、动员公众参与突发公共卫生事件的应急处理。

2　应急组织体系及职责

2.1　应急指挥机构

卫生部依照职责和本预案的规定，在国务院统一领导下，负责组织、协调全国突发公共卫生事件应急处理工作，并根据突发公共卫生事件应急处理工作的实际需要，提出成立全国突发公共卫生事件应急指挥部。

地方各级人民政府卫生行政部门依照职责和本预案的规定，在本级人民政府统一领导下，负责组织、协调本行政区域内突发公共卫生事件应急处理工作，并根据突发公共卫生事件应急处理工作的实际需要，向本级人民政府提出成立地方突发公共卫生事件应急指挥部的建议。

各级人民政府根据本级人民政府卫生行政部门的建议和实际工作需要，决定是否成立国家和地方应急指挥部。

地方各级人民政府及有关部门和单位要按照属地管理的原则，切实做好本行政区域内突发公共卫生事件应急处理工作。

2.1.1　全国突发公共卫生事件应急指挥部的组成和职责

全国突发公共卫生事件应急指挥部负责对特别重大突发公共卫生事件的统一领导、统一指挥，作出处理突发公共卫生事件的重大决策。指挥部成员单位根据突发公共卫生事件的性质和应急处理的需要确定。

2.1.2 省级突发公共卫生事件应急指挥部的组成和职责

省级突发公共卫生事件应急指挥部由省级人民政府有关部门组成，实行属地管理的原则，负责对本行政区域内突发公共卫生事件应急处理的协调和指挥，作出处理本行政区域内突发公共卫生事件的决策，决定要采取的措施。

2.2 日常管理机构

国务院卫生行政部门设立卫生应急办公室（突发公共卫生事件应急指挥中心），负责全国突发公共卫生事件应急处理的日常管理工作。

各省、自治区、直辖市人民政府卫生行政部门及军队、武警系统要参照国务院卫生行政部门突发公共卫生事件日常管理机构的设置及职责，结合各自实际情况，指定突发公共卫生事件的日常管理机构，负责本行政区域或本系统内突发公共卫生事件应急的协调、管理工作。

各市（地）级、县级卫生行政部门要指定机构负责本行政区域内突发公共卫生事件应急的日常管理工作。

2.3 专家咨询委员会

国务院卫生行政部门和省级卫生行政部门负责组建突发公共卫生事件专家咨询委员会。

市（地）级和县级卫生行政部门可根据本行政区域内突发公共卫生事件应急工作需要，组建突发公共卫生事件应急处理专家咨询委员会。

2.4 应急处理专业技术机构

医疗机构、疾病预防控制机构、卫生监督机构、出入境检验检疫机构是突发公共卫生事件应急处理的专业技术机构。应急处理专业技术机构要结合本单位职责开展专业技术人员处理突发公共卫生事件能力培训，提高快速应对能力和技术水平，在发生突发公共卫生事件时，要服从卫生行政部门的统一指挥和安排，开展应急处理工作。

3 突发公共卫生事件的监测、预警与报告

3.1 监测

国家建立统一的突发公共卫生事件监测、预警与报告网络体系。各级医疗、疾病预防控制、卫生监督和出入境检疫机构负责开展突发公共卫生事件的日常监测工作。

省级人民政府卫生行政部门要按照国家统一规定和要求，结合实际，组织开展重点传染病和突发公共卫生事件的主动监测。

国务院卫生行政部门和地方各级人民政府卫生行政部门要加强对监测工作的管理和监督，保证监测质量。

3.2 预警

各级人民政府卫生行政部门根据医疗机构、疾病预防控制机构、卫生监督机构提供的监测信息，按照公共卫生事件的发生、发展规律和特点，及时分析其对公众身心健康的危害程度、可能的发展趋势，及时做出预警。

3.3 报告

任何单位和个人都有权向国务院卫生行政部门和地方各级人民政府及其有关部门报告突发公共卫生事件及其隐患，也有权向上级政府部门举报不履行或者不按照规定履行突发公共卫生事件应急处理职责的部门、单位及个人。

县级以上各级人民政府卫生行政部门指定的突发公共卫生事件监测机构、各级各类医疗卫生机构、卫生行政部门、县级以上地方人民政府和检验检疫机构、食品药品监督管理机构、环境保护监测机构、教育机构等有关单位为突发公共卫生事件的责任报告单位。执行职务的各级各类医疗卫生机构的医疗卫生人员、个体开业医生为突发公共卫生事件的责任报告人。

突发公共卫生事件责任报告单位要按照有关规定及时、准确地报告突发公共卫生事件及其处置情况。

…………

6.2 物资、经费保障

6.2.1 物资储备

各级人民政府要建立处理突发公共卫生事件的物资和生产能力储备。发生突发公共卫生事件时，应根据应急处理工作需要调用储备物资。卫生应急储备物资使用后要及时补充。

6.2.2 经费保障

应保障突发公共卫生事件应急基础设施项目建设经费，按规定落实对突发公共卫生事件应急处理专业技术机构的财政补助政策和突发公共卫生事件应急处理经费。应根据需要对边远贫困地区突发公共卫生事件应急工作给予经费支持。国务院有关部门和地方各级人民政府应积极通过国际、国内等多渠道筹集资金，用于突发公共卫生事件应急处理工作。

6.3 通信与交通保障

各级应急医疗卫生救治队伍要根据实际工作需要配备通信设备和交通工具。

三、建立应急处置队伍的要求

（一）条目原文

7.1.1.3 发生疫情流行或口岸突发公共卫生事件期间，应建立在岗、预备、储备的应急处置人员梯队，制定集中闭环管理的制度性文件。

（二）依据

1.《突发公共卫生事件应急条例》第三十五条。

2.《国家突发公共卫生事件应急预案》6.1.5。

（三）解读

本条目明确了对建立应急处置队伍的要求。

“应急处置人员梯队”是指经过应急处置培训，可以参与应急处置的人员，包括：

1.“在岗”人员是指日常工作岗位在进出境环节或口岸区域，能够抽调集中参与突发公共卫生事件应急处置的岗位人员。

2.“预备”人员是指可以通过抽调轮换方式参与突发公共卫生事件应急处置的其他在岗人员。

3.“储备”人员是指无法通过岗位轮换解决口岸现场应急处置人员不足时，能够抽调非一线岗位人员补充参与突发公共卫生事件应急处置的人员。

“闭环管理”是指对具有公共卫生风险的进出境人员、交通工具进出境环节实施的流程闭环管理，要求：

1. 避免卫生检疫查验流程、检疫隔离监管流程、应急处置流程与其他业务流程交叉；

2. 避免口岸装卸、物流等作业，进出境环节和公共场所的服务人员与其他作业和服务流程交叉；

3. 避免与无关人员接触；

4. 便于实施风险岗位人员健康监测。

在发生疫情流行或口岸突发公共卫生事件期间，对涉及突发公共卫生事件应急处置流程的查验、监管、作业、服务和通关岗位人员，可以依据以下情况实施集中闭环管理。

1. 按照国家或地方联防联控机制要求。

2. 按照海关口岸突发公共卫生事件应急机制要求。

3. 参与应急处置的人员与染疫人、疑似染疫人，在污染环境发生职业暴露的或无防护接触的。

4. 参与应急处置人员中有人出现异常健康状况，且经风险评估认为不能排除感染风险的。

（四）适用范围和特别情形

本条目适用于海关在发生疫情流行或口岸突发公共卫生事件期间对参与应急处置人员的风险管理。

本条目适用于口岸运营者在发生疫情流行或口岸突发公共卫生事件期间对口岸装卸和物流作业人员、公共场所和通关场所服务人员的风险管理。

本条目闭环管理是指单独完成整个查验、监管、作业、服务和通关等流程各环节，是工作流程的独立完成要求。人员集中闭环管理是指对参与相关查验、监管、作业、服务和通关等流程的人员实施集中闭环管理，不能简单理解为人员集中居住封闭管理。

除非国家或地方联防联控机制要求或海关总署口岸突发公共卫生事件应急机制另有规定，本条目人员集中闭环管理的时间一般不超过相应传染病的潜伏期。

未发生疫情流行或口岸突发公共卫生事件的口岸，也应具备相应的人员梯队管理制度性文件。

人员集中闭环管理期间应进行健康监测，包括：

1. 体温变化；

2. 是否出现异常健康状况；

3. 接触非闭环管理人员情况。

除非国家或地方联防联控机制要求或者海关总署口岸突发公共卫生事件应急机制另有规定，以下情况不建议对相关工作人员实施集中闭环管理。

1. 参与应急处置的人员按照风险等级采取相应的个人防护，且个人防护装备的穿戴、脱卸、卫生处理符合规范要求的。

2. 进出境环节采取非接触式卫生检疫查验且按规范实施卫生处理的。

3. 进出境人员、交通工具来自非疫情暴发流行区。

4. 进出境人员、交通工具来自疫情暴发流行区，但经卫生检疫查验排除染疫风险的。

5. 进出境集装箱、货物和物品的卫生检疫查验、口岸装卸和物流作业。

（五）规范性引用文件

1.《国家突发公共卫生事件应急预案》。

2.《突发公共卫生事件应急条例》。

【国家关于突发公共卫生事件应急处置人员的要求】

> 《国家突发公共卫生事件应急预案》（节选）
>
> 6.1.5　应急卫生救治队伍
>
> 各级人民政府卫生行政部门按照“平战结合、因地制宜，分类管理、分级负责，统一管理、协调运转”的原则建立突发公共卫生事件应急救治队伍，并加强管理和培训。
>
> 《突发公共卫生事件应急条例》（节选）
>
> **第三十五条**　参加突发事件应急处理的工作人员，应当按照预案的规定，采取卫生防护措施，并在专业人员的指导下进行工作。

四、建立应急物资储备制度的要求

（一）条目原文

7.1.1.4　应具备常态化的应急物资装备分级储备和管理制度，建立应急物资装备储备清单，储备的种类和数量满足口岸应急处置需要。

（二）依据

1.《突发公共卫生事件应急条例》第十六条。

2.《国家突发公共卫生事件应急预案》6.2.1。

3.《国境口岸突发公共卫生事件出入境检验检疫应急处理规定》第十二条。

（三）解读

本条目明确了建立应急物资储备制度，满足口岸突发公共卫生事件时应急处置物资装备的需求。

“常态化”是指未发生口岸突发公共卫生事件，未启动突发公共卫生事件应急预案的状态，不包括日常风险处置措施。

“应急物资装备”是指口岸突发公共卫生事件应急处置所需要的物资，包括但不限于：

1. 公共卫生风险监测设备、器具、耗材等；

2. 病媒生物监测设备、器具、耗材等；

3. 样本采集和运送器具和耗材；

4. 口岸现场快速筛查（检测和鉴定）设备、器具、药物、耗材等；

5. 实验室检测设备、器具、药物、耗材等；

6. 卫生处理设备、器械、药物、耗材等；

7. 卫生处理质量检测和安全检测仪器；

8. 个人防护装备；

9. 有害物质安全剂量检测仪器；

10. 视频、图像的拍摄和记录设备。

“分级储备”是指负责突发事件应急组织的海关和口岸现场应急处置的海关的两级应急储备制度。

储备形式可以是处于非使用状态的应急物资储备，也可以是日常运行的可随时转为供应急处置使用的设备。

“管理制度”是指应急物资的采购、验收、储存、进出库等管理制度，以及应急物资的常态化运行紧急转换为应急处置使用的平急转换制度。

“储备清单”是指两级应急储备物资的种类、数量、计量校准、有效运行检查、入（出）库、管理人员、领用（使用）人员等记录清单。

“口岸应急处置需要”是指口岸所在地海关应具备突发事件发生后应急物资的不少于48 小时的紧急供给能力，直属海关应具备突发事件应急物资的持续供给能力。

（四）适用范围和特别情形

本条目适用于海关的应急物资储备管理工作。

因应对突发事件的物资储备需要，列入应急储备的物资不参与设备使用效率等绩效评价活动。

（五）规范性引用文件

1.《突发公共卫生事件应急条例》。

2.《国家突发公共卫生事件应急预案》。

3.《国境口岸突发公共卫生事件出入境检验检疫应急处理规定》。

【国家关于突发公共卫生事件应急储备的要求】

《突发公共卫生事件应急条例》（节选）

第十六条 国务院有关部门和县级以上地方人民政府及其有关部门，应当根据突发事件应急预案的要求，保证应急设施、设备、救治药品和医疗器械等物资储备。

《国家突发公共卫生事件应急预案》（节选）

6.2.1 物资储备

各级人民政府要建立处理突发公共卫生事件的物资和生产能力储备。发生突发公共卫生事件时，应根据应急处理工作需要调用储备物资。卫生应急储备物资使用后要及时补充。

《国境口岸突发公共卫生事件出入境检验检疫应急处理规定》（节选）

第十二条 海关应当根据国境口岸突发事件出入境检验检疫应急预案的要求，保证应急处理人员、设施、设备、防治药品和器械等资源的配备、储备，提高应对突发事件的处理能力。

五、应急处置保障措施的要求

（一）条目原文

7.1.1.5 应建立应急处置的网络、通信、通勤等保障措施。

（二）依据

1.《国境卫生检疫法》第三十五条。

2.《突发公共卫生事件应急条例》第十一条、第十七条。

3.《国家突发公共卫生事件应急预案》6.3。

（三）解读

本条目明确了网络、通信、通勤等保障措施能满足突发公共卫生事件应急处置的要求。

“网络保障”是指口岸现场应提供有效的网络技术支持，确保应急处置的信息报告、数据共享、监控视频、信息管理平台等设备和信息管理系统的有效运行。

“通信保障”是指具备相应的通信设备，确保口岸现场应急处置人员与后方支援人员、决策指挥人员的通信联络不中断。

“通勤保障”是指具备相应的交通工具和管理制度，确保各部门和各岗位的应急处置人员在口岸区域通行顺畅、不受阻碍。

（四）适用范围和特别情形

本条目适用于海关应急处置保障能力建设工作。

本条目适用于口岸运营者在口岸区域提供网络、通信、通勤等保障措施。

本条目的适用范围为进出境环节和口岸区域，是口岸现场网络、通信的畅通和现场通勤保障要求，不涉及其他后勤保障事项。

（五）规范性引用文件

《国家突发公共卫生事件应急预案》。

【国家关于公共卫生事件应急处置通信和交通保障的要求】

> 《国家突发公共卫生事件应急预案》（节选）
>
> 6.3 通信与交通保障
>
> 各级应急医疗卫生救治队伍要根据实际工作需要配备通信设备和交通工具。

六、建立应急预案的要求

（一）条目原文

7.1.2.1 应建立本口岸的突发公共卫生事件应急预案，并形成书面文件。应急预案包括以下内容：

a）根据国家突发公共卫生事件应急预案，由地方政府牵头制定涵盖口岸公共卫生联防联控机制成员单位的应急预案；

b）口岸卫生主管部门、口岸运营者应结合各自职责，制定突发公共卫生事件应急预案，应包括疫情报告、风险评估、现场处置、实验室支持、病人转运、后勤保障、事后评估等环节，并纳入所在地突发公共卫生事件应急预案体系；

c）应根据呼吸道传染病、消化道传染病、病媒生物传播传染病等传染病感染，以及核生化有害物质污染等风险类别，结合卫生设施环境、执法力量和技术支持能力等条件，建立本口岸突发公共卫生事件应急处置技术指南，或操作手册；

d）建立针对进出境环节和口岸区域发生的传染病和公共卫生有害物质的感染或污染导致的职业暴露等意外事故处置预案。

（二）依据

1.《国际卫生条例（2005）》第四编第二十二条第一款第八项、附件 1。

2.《食品安全法》第一百零二条。

3.《突发公共卫生事件应急条例》第十条、第十一条、第十二条。

4.《国家突发公共卫生事件应急预案》。

（三）解读

本条目是对制订和完善口岸突发公共卫生事件应急预案的要求。

口岸应制定的“应急预案”具体要求包括：

1. 本条目 a）中，地方政府制定的应急预案要求：

（1）在国家突发公共卫生事件应急预案的基础上，结合本地实际情况制定，并随着国家应急预案的调整及时进行修订完善；

（2）应急预案的执行部门包括所有口岸公共卫生联防联控机制成员单位，并明确各单位的职责；

（3）应急预案内容应包括口岸突发公共卫生事件防控内容。

2. 本条目 b）中，海关、口岸运营者制定的应急预案要求：

（1）结合海关、口岸运营者各自的职责制定，有明确的组织机构及职责分工；

（2）不照搬、照抄上级或其他口岸的应急预案，有符合各自口岸实际情况的职责要求、流程规范和技术支持安排；

（3）应急预案内容和环节与所在地突发公共卫生事件应急预案要求衔接，并纳入地方应急预案体系；

（4）应急预案能够根据口岸公共卫生风险等级变化、防控技术进展、防控技术规范和标准的最新修改、应急处置事件评估等进行调整和修订。

3. 本条目 c）中，区分不同类别的口岸突发公共卫生事件的应急处置操作指南或手册要求：

（1）在上述 a）、b）应急预案的基础上，区分不同事件类别制定具体操作指南或手册；

（2）应急处置操作指南或手册应结合本口岸的卫生设施环境、执法力量和技术支持能力等条件来制定。

本条目中：

1.“书面文件”是指可通过纸面或信息管理系统获取的制度性正式文件。

2.“疫情报告”是指明确报告的原则、内容、形式和程序等内容要求。

3.“风险评估”的内容要求见本标准 6.1.2.1 条 e）的解读。

4.“现场处置”是指明确传染源（感染源和污染源）控制、个人防护、监测、采样送检、现场快速筛查等内容要求。

5.“实验室支持”是指明确接收样本的实验室、实验室检测（鉴定）项目、样本质量安全等内容要求。

6.“病人转运”是指明确病人转运的责任岗位、转运接收单位、联系和交接方式、交接资料和单据、转运交通工具停靠点和路线等内容要求。

7.“后勤保障”是指物资、经费、通信、网络、通勤保障等内容要求。

8.“事后评估”是指宣布停止口岸突发公共卫生事件应急响应状态后，对应急事件的后续影响、跨境传播风险防控、口岸公共卫生核心能力建设、应急技术规范、信息通报等内容提出评估意见和改进建议。

9. “纳入所在地突发公共卫生事件应急预案体系”是指口岸所在地地方政府发布的一系列应急预案中应包括口岸公共卫生应急预案内容。

10. “呼吸道传染病”是指病原体从人体的鼻腔、咽喉、气管和支气管等呼吸道感染侵入而引起的有传染性的疾病。

11. “消化道传染病”是指病原体通过消化道侵入而引起的传染病。

12. “病媒生物传播传染病”是指通过鼠类、蚊类等病媒生物传播的传染病。

13. “核生化有害物质”见本标准 6.1.1.5 条的解读。

14. “卫生设施环境”是指进出境环节或口岸区域的检疫查验设施、医学排查设施、快速筛查设施、病媒生物防治设施、食品饮用水供应设施、废弃物处置设施、公共场所卫生设施、防护服脱卸和洗消设施和装置等。

15. “执法力量”是指口岸区域的卫生和环境保护的执法力量，包括海关和地方相关执法单位。

16. “技术支持能力”见本标准 6.1.1.3 条的解读。

17. “职业暴露”是指由于从事岗位作业或操作流程等职业的关系，接触被感染或污染的人或物品，或暴露在被污染的环境中。

（四）适用范围和特别情形

本条目适用于：

1. 地方政府或相关突发事件管理部门的突发公共卫生事件应急管理；

2. 海关、口岸运营者的突发公共卫生事件应急管理；

3. 海关的口岸突发公共卫生事件应急处置技术管理；

4. 海关、口岸运营者的职业暴露等意外事故处置管理。

本条目 b）中，海关应结合本口岸实际明确职责部门和岗位、处置流程、人员组织、技术保障和后勤保障机制、监督机制的要求，上级海关发布的应急预案不能替代本级海关的应急预案，除非该应急预案已经结合本口岸实际情况进行了明确。口岸运营者的应急预案中应考虑不同的交通工具应急处置停靠点的情况，明确人员上下交通工具管理、口岸区域内转运车辆的消毒管理、指定应急通道等要求；高风险人员转运进出口岸管制区域时，应明确转运车辆通行审批、行车路线、交通工具上下通道口停车区域、临时隔离室或应急转运通道出口停车区域等要求。

本条目 c）中，除已列明的感染和污染的风险类别以外的应急预案，不在本标准要求范围，但并不限于海关根据实际情况选择制定其他应急预案。

本条目 d）所称“意外事故处置预案”的处置流程不应等同于突发公共卫生事件的处置流程，应符合以下要求：

1. 以防止感染或污染扩散为目的；

2. 优先实施现场快速处置；

3. 除非已经导致感染或污染扩散，尽可能利用现场人员、设施和物资条件完成处置。

七、开展应急演练的要求

（一）条目原文

7.1.2.2 应按照应急预案制定应急演练计划，且组织实施，符合以下要求：

a）每两年至少开展 1 次由地方政府牵头，各口岸查验部门、口岸运营者和技术支持部门参与的联合防控演练；

b）口岸卫生主管部门、口岸运营者每年至少开展 1 次应急演练，演练可选择桌面推演、实战演练等方式；

c）开展应急演练效果评价，验证技术能力和防控效果，根据评价结果修改、调整、补充应急预案。

（二）依据

《国家突发公共卫生事件应急预案》6.1.6。

（三）解读

本条目是为了验证应急预案是否符合突发公共卫生事件应急处置需要、应急处置流程是否衔接顺畅的内容，要求制定应急演练计划不能脱离应急预案。

本条目 a）的内容是由地方政府组织的。参加联合防控演练的部门至少应包含地方卫生部门和疾控部门、口岸查验部门、口岸运营单位和相关技术支持部门等联防联控机制部门。

本条目 b）的内容是由海关和口岸运营者联合组织的。其中：

“桌面推演”是指基于假设突发公共卫生事件情景的交互式讨论和模拟演练方式，参与演练的部门和相关岗位人员按照应急演练计划，利用地图、沙盘、流程图、模拟场景、情景旁白、语音讨论和视频会议等多种手段的组合，对事先设定的应急场景和流程进行详细的探讨与模拟操作。

“实战演练”是指基于假设突发公共卫生事件情景的现场实地演练方式，参与演练的部门和相关岗位人员按照应急演练计划，利用口岸现场的场地、设施、设备或临时搭建的场地设施，对事先设定的应急场景和流程进行现场模拟操作。

本条目 c）要求通过开展应急演练效果评价来验证本口岸是否具备符合应急预案技术能力和防控效果，主要内容如下。

1. 职责流程设定：参演岗位人员熟悉应急预案中所设定的职责和程序。

2. 指挥决策能力：决策指挥岗位熟悉事件报告、事件危害程度和应急响应等级的评估研判、应急预案启动、突发事件应急处置流程环节。

3. 协同配合能力：各关键环节的岗位人员熟悉在紧急状态下的各岗位之间的业务交接

和配合，衔接顺畅地完成应急预案规定的应急处置流程。

4. 有效性验证：通过模拟真实事件场景和流程来评估预防、应对及恢复等策略和措施的可操作性和有效性，测试应急演练计划的可行性。

5. 综合能力评价：对现场岗位人员的风险识别、决策指挥人员的信息研判，以及及时发现并解决问题的能力、事件风险评估的能力等综合能力进行评价。

应根据应急演练效果评价结果，对应急预案进行修改、调整、补充等工作。

（四）适用范围和特别情形

本条目适用于应急演练计划的制定和实施。

本条目 a）适用于地方政府或其相关职能部门组织的口岸突发公共卫生事件联合演练。

本条目 b）适用于海关和口岸运营者联合组织的口岸突发公共卫生事件应急演练。

本条目 c）适用于海关组织的口岸突发公共卫生事件应急演练效果评价工作。

口岸突发公共卫生事件应急演练的内容主要为本标准 7.1.2.1 条 c）提及的呼吸道传染病、消化道传染病、病媒生物传播传染病等感染事件，以及核生化有害物质污染事件。在完成上述年度应急演练内容的基础上，可选择开展其他公共卫生事件或职业暴露等意外事故的应急演练。

八、应急事件先期处置要求

（一）条目原文

7.1.3.1　突发事件应急响应前，应进行信息核实、初步研判、现场管控、紧急救治、个人防护等先期处置。

（二）依据

1.《国际卫生条例（2005）》第四编第二十二条、附件 1。

2.《突发公共卫生事件应急条例》第三十八条。

（三）解读

本条目要求具备突发事件应急响应的先期处理能力。

突发事件发生后，应优先采取控制传染源、核实关键信息、防止感染和污染扩散、保护接触人员等突发公共卫生事件应急处置措施，先期处置有助于：

1. 在第一时间获取突发事件发生的时间、地点、传染源、传播途径、影响范围、发生原因等基本信息；

2. 开展事件危害性评估，形成事件先期评估报告；

3. 判定事件响应等级，慎重做出突发事件应急预案启动决定；

4. 有针对性地展开一系列突发事件应急处置措施；

5. 及时做好实验室检测，以及物资、技术、人员、装备、后勤等保障准备。

本条目“信息核实”是指通过与现场建立联络沟通渠道，确认事件的相关人员、发生时间、事件发现（或发生）场所、起因预判、异常健康状况、波及人数及区域范围、现场紧急救治、个人防护、高风险人员管控、事件发展动态等情况。

可通过以下途径进行信息核实：

1. 通过交通工具进出境申报信息获取交通工具国际航行行程、人员等基本信息；

2. 通过国际旅行证件或相关口岸查验部门帮助，获取进出境人员基本信息；

3. 通过交通工具运营者获取国际旅行行程、座位区域等信息；

4. 通过交通员工、卫生检疫查验岗位人员获取进出境人员异常健康状况，以及异常健康状况的发现（或发生）经过、相关人员的个人防护等信息；

5. 通过海关、口岸运营者、交通工具运营者获取高风险接触人员、事件波及的人群和区域范围、可能受到污染的交通工具、货物、物品和环境的范围、现场紧急救治、高风险人员管控、个人防护等信息。

“初步研判”是指在信息核实的基础上，根据口岸突发公共卫生事件分级分类判定规则，提出应急响应意见，并完成突发事件初步报告。

“现场管控”是指在突发事件发现（或发生）现场，第一时间采取控制传染源、防止感染（或污染）扩散的临时管控措施，包括但不限于：

1. 阻止可能被感染的人员接触其他人员，并做好个人防护，避免交叉感染；

2. 为可能被污染的交通工具承运的进出境人员安排应急检疫通道或独立区域等候和办理通关手续；

3. 通过现场公告设施、设备、广播、移动终端发布紧急通知，告知进出境人员和进出境环节相关区域的工作（查验、作业、服务等）人员突发事件应急处置的要求和注意事项，安抚公众情绪；

4. 组织协调口岸现场各岗位的人员维持事发现场秩序，必要时协调公安、交通运输等各相关单位采取相应管控措施；

5. 对可能被污染的物品、场所实施管控和卫生处理。

“紧急救治”是指对异常健康症状较重的现症病人，采取现场紧急救护或立即移交转运指定医疗机构进行救治。

“个人防护”是指口岸现场工作（查验、作业、服务等）人员按风险种类和等级的规定做好个人安全防护。

（四）适用范围和特别情形

本条目适用于海关口岸突发公共卫生事件先期处置工作。

本条目适用于口岸运营者、交通工具运营者、口岸查验部门协助海关开展突发公共卫生事件先期处置工作。

在发生口岸突发公共卫生事件时，先期处置应与撰写事件初步报告同时进行。

未发生口岸突发公共卫生事件的口岸，应通过应急演练熟悉先期处置的要求，在应急演练计划或方案中纳入开展突发公共卫生事件先期处置的模拟演练或模拟测试内容。

九、口岸突发公共卫生事件研判能力的要求

（一）条目原文

7.1.3.2　突发公共卫生事件的判定应基于风险评估和以下要求，根据风险等级和危害程度提出应急响应意见：

a）世界卫生组织宣布传染病疫情构成国际关注的突发公共卫生事件的；

b）符合国家突发公共卫生事件分类分级判定要求的；

c）经口岸卫生主管部门风险评估认定为口岸突发公共卫生事件的。

（二）依据

《国际卫生条例（2005）》第二编第十二条。

（三）解读

本条目要求具备口岸突发公共卫生事件研判能力。

本条目“风险等级”是指人类传染病或公共卫生有害物质造成跨境传播可能性的口岸公共卫生风险分级要求。

本条目“危害程度”指事件导致感染或污染的严重程度、波及范围和单位时间内的传播速度。

本条目 a）中，“国际关注的突发公共卫生事件”是指根据《国际卫生条例（2005）》规定所确定的不同寻常的事件，它的产生必须符合《国际卫生条例（2005）》第二编第十二条规定的相关标准和程序。

本条目 b）中，“分类分级判定要求”是指“国家突发公共卫生事件应急预案”中的分级要求，根据突发公共卫生事件性质、危害程度、涉及范围，可划分为特别重大（Ⅰ级）、重大（Ⅱ级）、较大（Ⅲ级）和一般（Ⅳ级）四级。

本条目 c）中，“口岸突发公共卫生事件”是指口岸范围内突然发生，造成或可能造成进出境人员和口岸公众健康严重损害的重大传染病疫情、群体性不明原因疾病、食品安全事故、群体性中毒、高风险生物因子丢失或泄漏，以及其他严重影响公众健康事件。海关组织风险评估小组，对风险等级和危害程度进行研判，符合国家突发公共卫生事件分级判定要求的，提出应急响应意见。

关于风险等级判定的相关知识见本条目“关于风险等级研判的相关知识”。

应急响应意见的提出依据有以下三项。

1. 世界卫生组织宣布传染病疫情构成国际关注的突发公共卫生事件，并按照国家联防联控机制或海关意见，决定实施本口岸突发事件应急响应的。

2. 境内或境外发生突发公共卫生事件，经国家联防联控机制或海关按照国家突发公共卫生事件分级判定要求，决定实施本口岸突发事件应急响应的。

3. 本口岸发生的突发公共卫生事件，经地方联防联控机制，或海关风险评估判定为口岸突发公共卫生事件，决定实施本口岸突发事件应急响应的。

（四）适用范围和特别情形

本条目适用于海关对突发公共卫生事件的研判工作。

根据本条目 a）、b）决定实施本口岸突发事件应急响应的，无须开展前期风险评估。

根据本条目 c）决定实施本口岸突发事件应急响应的，应开展前期风险评估。

未发生口岸突发公共卫生事件的口岸，在应急演练计划或方案中应纳入开展前期风险评估，研判突发事件实施应急响应的模拟演练或模拟测试内容。

（五）规范性引用文件

1.《国家突发公共卫生事件应急预案》。

2.《口岸应对突发公共卫生事件处置预案》。

【国家突发公共卫生事件分级要求】

《国家突发公共卫生事件应急预案》（节选）

1.3　突发公共卫生事件的分级

根据突发公共卫生事件性质、危害程度、涉及范围，突发公共卫生事件划分为特别重大（Ⅰ级）、重大（Ⅱ级）、较大（Ⅲ级）和一般（Ⅳ级）四级。

其中，特别重大突发公共卫生事件主要包括：

（1）肺鼠疫、肺炭疽在大、中城市发生并有扩散趋势，或肺鼠疫、肺炭疽疫情波及 2 个以上的省份，并有进一步扩散趋势。

（2）发生传染性非典型肺炎、人感染高致病性禽流感病例，并有扩散趋势。

（3）涉及多个省份的群体性不明原因疾病，并有扩散趋势。

（4）发生新传染病或我国尚未发现的传染病发生或传入，并有扩散趋势，或发现我国已消灭的传染病重新流行。

（5）发生烈性病菌株、毒株、致病因子等丢失事件。

（6）周边以及与我国通航的国家和地区发生特大传染病疫情，并出现输入性病例，严重危及我国公共卫生安全的事件。

（7）国务院卫生行政部门认定的其他特别重大突发公共卫生事件。

【口岸突发公共卫生事件分级要求】

《口岸应对突发公共卫生事件处置预案》（节选）

1.5　事件分类分级

口岸突发公共卫生事件包括重大传染病疫情、重大食源性疾病、群体性不明原因疾病，以及其他严重影响公众健康和生命安全的突发公共卫生事件 4 类。根据其性质、危害程度、涉及范围等因素，将口岸突发公共卫生事件分为Ⅰ级（特别重大）、Ⅱ级（重大）、Ⅲ级（较大）、Ⅳ级（一般）4 个级别。

1.5.1 Ⅰ级（特别重大）突发公共卫生事件

（1）国务院宣布为特别重大突发公共卫生事件的；

（2）世界卫生组织宣布传染病疫情构成国际关注的突发公共卫生事件，且跨省份的多口岸出现输入性病例，并有扩散趋势；

（3）周边以及与我国通航的国家和地区发生检疫传染病等重大传染病疫情流行，并出现输入性病例扩散，严重危及我国公共卫生安全的事件；

（4）国内尚未发现的传染病发生或传入，并有扩散趋势，或发现我国已消灭的传染病重新流行；

（5）跨省份的多个口岸出入境人员中发现群体性不明原因疾病病例，并有扩散趋势；

（6）对 2 个以上省造成严重威胁，并有进一步扩散趋势的特别重大食品安全事故；

（7）发生烈性病菌株、毒株、致病因子等丢失事件；

（8）海关总署风险评估认定的其他特别重大口岸突发公共卫生事件。

1.5.2 Ⅱ级（重大）突发公共卫生事件

（1）世界卫生组织宣布传染病疫情构成国际关注的突发公共卫生事件，且跨省份的多口岸出现输入性病例；

（2）周边以及与我国通航的国家和地区发生检疫传染病等重大传染病疫情流行，且跨省份的多口岸出现输入性病例；

（3）跨省份的多口岸输入国内尚未发现的或我国已消灭的传染病；

（4）发生群体性不明原因疾病，扩散至关区以外的地区；

（5）一次食物中毒波及人数超过 100 人并出现死亡病例，或出现 10 例以上死亡病例；

（6）预防接种出现人员死亡事件；

（7）境内外隐匿运输、邮寄烈性生物病原体、生物毒素造成境内人员感染或死亡；

（8）海关总署风险评估认定的其他重大口岸突发公共卫生事件。

1.5.3 Ⅲ级（较大）突发公共卫生事件

（1）世界卫生组织宣布传染病疫情构成国际关注的突发公共卫生事件，并出现输入性病例；

（2）周边以及与我国通航的国家和地区发生重大传染病疫情流行，并出现输入性病例；

（3）国内尚未发现的或我国已消灭的传染病发生或传入；

（4）发生群体性不明原因疾病，尚未扩散至关区以外的地区；

（5）一次食物中毒波及人数 30—99 人或出现死亡病例；

（6）直属海关风险评估认定的其他较大口岸突发公共卫生事件。

1.5.4　Ⅳ级（一般）突发公共卫生事件

（1）世界卫生组织宣布传染病疫情构成国际关注的突发公共卫生事件，但尚未出现输入性病例，经风险评估存在输入风险，可能危及口岸公共卫生安全的；

（2）周边以及与我国通航的国家和地区发生重大传染病流行，尚未发现输入性病例，经风险评估存在输入风险，可能危及口岸公共卫生安全的；

（3）发现检疫传染病、国内已经消灭的或国内尚未发现的传染病疑似病例，经风险评估，认为可能存在后续输入风险，可能危及国家公共卫生安全的；

（4）在出入境交通工具上发现食源性疾病或群体性不明原因疾病，波及人数 10—29 人的；

（5）隶属海关风险评估认定的其他一般口岸突发公共卫生事件。

【关于风险等级研判的相关知识】

风险等级的研判通常受到三类因素影响，缺少任一因素跨境传播风险就会降低。

因素 1：在进出境环节存在人类传染病或公共卫生有害物质等风险因子。

风险因子的传染力和致病力越强，其导致的公共卫生风险越大。人类传染病的传染力和致病力可根据国家对传染病甲类、乙类、丙类的分类规定判定；另外传染力和致病力较强的境外传染病、新发传染病或未知传染病，其风险较大；相较于有毒化学物质，核与辐射物质以及可作为生化武器的生物战剂和化学毒剂的风险更大。

因素 2：上述风险因子引发感染或污染并形成传染源。

传染源包括感染源和污染源。感染和污染的解释参见本标准“3 术语和定义”。“感染源”是指病原体经过发育或繁殖后，能够排出病原体的宿主。“污染源”是指排放或携带有害物质等污染物（如物理性、化学性、生物性污染物），并成为播散污染的发生源。

通常“传染源”分为生物性和非生物性。

生物性传染源：如人、活动物、鼠类、昆虫等病媒生物。

非生物性传染源：如被污染的食品、饮用水、废弃物（如进境交通工具卸下的生活性废弃物）、生物材料、物体（如设备、装置、物品）、环境（被污染的场所、粉尘、烟雾）等。

发现存在风险因子不一定就是传染源，要形成传染源还应具备两个条件：

一是病原体在宿主体内或者物体表面存活，有害物质在物体表面或环境中长期附着存在。如物品表面被病原体污染，在病原体存活时就形成传染源，接触物体的人员就存在被感染或污染的可能，但不同物品和环境下病原体存活期是有差别的，如在冷冻环境病毒存活期会延长，一旦病原体死掉就不具备传染性，该物体就不是传染源，所以针对是否形成传染源应采取不同的防控措施。又如当局部环境空气中悬浮粉尘颗粒较多时，容易形成气溶胶，一旦被病原体污染（附着）该环境形成传染源，通过保持公共场所环境卫生，具备良好的通风条件，就可以避免在局部封闭环境中形成传染源。

二是要排出病原体或接触污染物。只有人体通过异常健康症状排除病原体，或接触被污染物体或环境才能导致传播，如开放性肺结核患者会通过咳嗽将病原体排出体外导致传播，而一些结核病患者却没有将病原体排出体外的异常健康症状，不会将病原体排出体外，所以开放性肺结核患者成为防控跨境传播风险的主要对象。又如被病原体或放射性核物质污染的压舱水，只有在口岸邻近海域排放，才可能污染水体和环境物品导致口岸公共卫生风险，所以口岸防控公共卫生风险跨境传播的重点在于对进境船舶压舱水申报、处理、排放的监管。

因素 3：传染源实现跨境通行。

传染源自身，或依托交通运输工具、货物和物品的国际航行实现跨境通行。国际航行（跨境通行）的卫生学问题一般通过进出境检疫监管和规范口岸运营者、交通工具运营者行为发现，如进境交通工具曾在病媒生物传播的传染病疫情暴发流行区停靠或装卸货，跨境传播风险就越大，如果未停靠或装卸货，则跨境传播风险就较低；又如开通来往传染病疫情暴发流行区的航线，会导致来自传染病疫情暴发流行区的人员增加，从而提升了传染病跨境传播风险。

十、应急处置措施要求

（一）条目原文

7.1.3.3　基于突发公共卫生事件不同分级和类型的生物安全防控要求，应采取以下相应措施：

a）具有公共卫生风险的进境人员（含交通员工）实施闭环管理、检疫和医学观察；

b）进出境交通工具、集装箱、货物、物品的口岸作业应选择实施人货分离运输、跨境交接分段运输以及甩挂、接驳、吊装等非接触式作业，作业人员不与进出境人员无防护接触，指定作业人员服务、休息、作业区域，实行闭环管理；

c）应急处置工作人员除特殊情况外不得跨岗位流动，需跨岗的应实施消毒等防污染措施，穿戴相应等级防护装备；

d）参与应急处置、与具有公共卫生风险的进境人员及环境直接接触的口岸作业和服务的人员应实施闭环管理、健康监测。

（二）依据

1.《国际卫生条例（2005）》附件1。

2.《国境卫生检疫法》第十一条、第十二条、第十五条、第三十五条、第三十六条。

3.《国境卫生检疫法实施细则》第二十六条、第三十九条、第四十条、第四十九条。

（三）解读

本条目要求在发生口岸突发公共卫生事件后，应根据地方联防联控机制或海关应急响应等级和生物安全防控要求，针对具有公共卫生风险的进境人员、口岸作业和服务的人员、参与检疫查验和应急处置的人员，以及与具有公共卫生风险的进境人员及高风险环境直接接触的人员及时采取应急处置措施。

本条目a）是针对具有公共卫生风险的进境人员的要求。

“具有公共卫生风险”特指具备启动应急响应和应急预案条件的感染或污染事件，并非本文风险防控能力部分所指的进出境公共卫生风险。

“具有公共卫生风险的进境人员”是指具有上述相关公共卫生风险的进境人员，包括：

1. 具有疑似传染病异常健康状况或申报确诊传染病的人员；

2. 在交通工具上与传染病病人或疑似传染病病人的同乘旅客和乘务人员；

3. 在一定时期内与传染病病人或疑似传染病病人有共同旅行或居住经历的进境人员。

“闭环管理”是指人员进出境通行环节的流程封闭管理，包括：

1. 使用独立的通行、等候、查验的通道、区域和设施，不使用公共商业服务设施；

2. 活动区域与其他通道或区域之间设置隔离设施或间距不小于3米的缓冲区；

3. 不与其他进出境人员近距离接触；

4. 使用指定的接送交通工具。

“检疫”在本条目特指对进境人员的检疫查验，是口岸现场海关卫生检疫查验岗位实施的医学检查和卫生检查，目的在于识别感染或污染，找出传染源，研判跨境传播风险。

“医学观察”在本条目特指对进境人员的医学巡查，是口岸现场海关卫生检疫查验岗位观察人员是否有传染病临床症状（异常健康状况），并对有临床症状的人员进行询问。

本条目b）是针对进出境交通工具、集装箱、货物、物品的口岸非接触式作业的要求。

“人货分离运输”是指货物运输工具的驾驶人员与载运货物非接触式装卸和运输的作业方式。

“跨境交接分段运输”是指在口岸区域设置货物运输工具交接场所，货物运输工具在该场所完成消毒后，国境双边驾驶人员无接触交接货物运输工具完成跨境运输的非接触式作业方式。

“甩挂”是指驾驶人员不离开货物运输工具，在口岸指定区域将拖挂的货物集装箱或运输设备卸下，交由对方货物运输工具拖挂完成跨境运输的非接触式作业方式。

“接驳”是指设置专门的跨境货物运输工具，在口岸指定区域转接运输国境双边的进出境货物完成跨境运输，双边驾驶人员和运输工具均不跨境的非接触式作业方式。

“吊装”是指设置专门的跨境货物吊装设备，在口岸指定区域将货物吊装到对方货物运输工具，驾驶人员不离开运输工具的非接触式作业方式。

“非接触式作业”是指在跨境货物交通运输工具上工作的员工与口岸从事装卸作业、运输管理等工作人员在不接触的情况下完成跨境运输作业。

“作业人员不与进出境人员无防护接触”是指口岸区域从事装卸作业、运输管理等工作人员如果无个人防护，或个人防护不符合风险等级要求，不与货物运输工具的驾驶人员近距离接触。

“指定作业人员服务、休息、作业区域，实行闭环管理”包括以下几方面内容。

1. 本条目所述的非接触式作业应在口岸指定区域内完成，在突发事件应急处置期间，该区域不得用于其他作业内容。

2. 为本条目所述的从事非接触式装卸作业、运输管理等工作人员提供指定的服务、休息区域，该区域不允许其他无关人员进入。

3. 本条目所述的从事非接触式装卸作业、运输管理等工作人员在工作期间的实行流程封闭管理，在无个人防护，或个人防护不符合风险等级要求时，不得与其他人员接触。

本条目 c）中，“不得跨岗位流动”是指在进出境环节对具有公共卫生风险的进境人员实施检疫查验、医学排查、采样检测、临时隔离、人员移送、卫生处理、场所管控等应急处置期间，为避免交叉感染或污染，而实施的限制岗位间人员流动的措施。

“特殊情况”是指出于应急处置需要的信息报告、物资保障、人员移送、后勤支援和换班等情况。

“需跨岗的应实施消毒等防污染措施”是指从人员高感染或污染风险区域向低风险区域移动，或穿越高感染或污染风险区域的，应实施个人消毒、清洗等防污染措施。

“穿戴相应等级防护装备”是指人员在不同感染或污染风险区域之间移动时，应穿戴符合相应高风险等级的个人防护装备。

本条目 d）是针对参与应急处置的人员，以及与具有公共卫生风险的进境人员及环境直接接触的口岸作业和服务的人员的管理要求。

“闭环管理”是指在设定工作时段内，对相关人员实施以下管理措施。

1. 避免与无关人员接触。

2. 独立完成工作流程。

3. 指定专用接送交通工具。

4. 指定专用休息活动区域。

5. 指定生活后勤服务人员。

“健康监测”是指对相关人员进行体温检测、核酸检测等异常健康状况观察和检测。

实施闭环管理和健康监测必须符合地方联防联控机制或海关总署的突发事件应急管控要求。

（四）适用范围和特别情形

本条目是基于地方联防联控机制或海关对突发公共卫生事件不同分级和类型的生物安全防控要求而实施的。此外，经风险评估无法排除感染或污染风险时也应实施。

本条目 a）适用于海关对具有公共卫生风险的进境人员的应急处置。

本项涉及的指定应急处置场所、设施和交通工具仅限于应急处置期间实施临时管控，应急处置结束经终末消毒卫生处理后，可恢复正常状态使用。

本条目 b）适用于公路口岸和铁路口岸的口岸运营者、交通工具运营者在突发公共卫生事件应急处置期间开展非接触式作业。

本项非接触式作业方式可根据口岸进出境业务类别进行选择，选择非接触式作业方式前应评估采取措施对防控感染或污染及其跨境传播的必要性。

本项涉及的非接触式作业人员不包括口岸查验部门的工作人员。

本项指定作业人员服务、休息、作业区域限于应急处置期间实施临时管控，应急处置结束经终末消毒卫生处理后，可恢复正常状态使用。

本项“闭环管理”并非指人员隔离居住管理。

本条目 c）适用于海关、口岸运营者、技术支持部门在突发事件应急处置期间，对突发公共卫生事件应急处置参与人员的管理。

本条目 d）适用于突发事件应急处置期间对具有感染或污染接触风险的人员管理。

“闭环管理”是选择实施的措施，除非国家联防联控机制或海关有要求，属于以下情况时不建议实施闭环管理：

1. 经监督核查，相关人员的个人防护装备穿戴和脱卸符合规范和程序要求。

2. 应急处置期间和结束后能够规范实施卫生处理措施，并经效果评价合格。

十一、应急处置应具备的能力要求

（一）条目原文

7.1.3.4　应具备规范实施检疫查验、风险评估、实验室检测和卫生处理的能力，包括以下内容：

a）经健康申明核验、体温监测、医学巡查、流行病学调查、医学检查、采样检测等措施发现传染病病人、病原携带者、疑似传染病病人、密切接触者；

b）对经医学排查未能排除传染病感染风险的人员，应移送技术支持部门处置；

c）参与应急处置的部门应具备医学检查、采样检测、医学诊断、医学救助的能力；

d）对承运具有公共卫生风险人员的进出境交通工具、场内车辆、相关服务和查验设施和设备实施消毒、除鼠、除虫等卫生措施和除污处理措施；

e）对具有公共卫生风险的进出境集装箱、货物、物品，以及固液体废弃物应指定场所存放，实施消毒、除鼠、除虫等卫生措施，除污处理，或销毁、退运等措施；

f）对应急处置过程实施评价；

g）调整响应等级或重大防控措施前应进行风险评估；

h）对消毒、除鼠、除虫等卫生措施和除污处理措施进行过程和效果评价；

i）医疗废物不与生活垃圾混放，使用双层专用收集袋，损伤性废物放入锐器盒，封口严密，防止泄露扩散污染，指定地点存放和移送；

j）医疗污水单独收集处理，排放符合 GB 18466 的要求；

k）人体微生物学检验样本采集和运送按照 WS/T 640 的规定执行。

注：人体微生物学检验样本采集和运送的要求见 WS/T 640—2018 中第 4 章、5.1、5.2、5.7.2、5.9–5.13、5.18.

（二）依据

1.《国际卫生条例（2005）》附件 1。

2.《国境卫生检疫法》第三十六条。

3.《突发公共卫生事件应急条例》第二十六条。

（三）解读

本条目要求在突发公共卫生事件的应急处置中，具备规范开展检疫查验、风险评估、实验室检测、卫生处理的能力。

本条目 a）要求现场处置人员具备健康申明核验、体温监测、医学巡查、流行病学调查、医学检查、采样检测等岗位能力要求，能够熟练掌握口岸传染病排查处置技术规范，熟悉医学排查各环节常见异常指征和指标以及传染病病人、病原携带者、疑似传染病病人、密切接触者的判定标准。

“健康申明”是指进境人员按照规定方式申报个人旅行基本情况和异常健康状况，并对未受到传染病感染或污染情况进行申明。

“健康申明核验”是指海关卫生检疫查验岗位人员对进境人员健康申明的完整性和关键风险信息进行核查和验证。

“体温监测”是指对进境人员体温进行检测、筛查和记录。

“医学巡查”“流行病学调查”“采样检测”见本标准 6.1.1.3 条 a）的解读。

“医学检查”见本标准 5.1 条 c）的解读。

“传染病病人”“疑似传染病病人”是指根据国务院卫生行政部门发布的《中华人民共和国传染病防治法规定管理的传染病诊断标准》，符合传染病病人和疑似传染病病人诊断标准的人。

“病原携带者”是指感染病原体无临床症状但能排出病原体的人。

“密切接触者”是指与传染病病人、疑似传染病病人、病原携带者有近距离接触并未采取有效防护的人，包括但不限于：

1. 共同居住者；

2. 同一空间范围内共同工作、学习、就餐或娱乐的人员；

3. 乘坐同一交通工具，并近距离接触（少于 1.5 米）的同行人员；

4. 可能产生气溶胶环境中的查验、作业和服务人员；

5. 传染病病人、疑似传染病病人、病原携带者的陪护和移送人员；

6. 暴露于被感染或污染的环境或接触被感染或污染物品的人员。

不应根据与传染病病人、疑似传染病病人、病原携带者接触时间的长短来判断或排除密切接触者。

本条目 b）“医学排查”见本标准 6.1.1.3 条 a）的解读。

“技术支持部门”是指经地方政府卫生健康职能部门确认具备传染病诊断能力的医疗机构。

口岸发现传染病感染风险的人员的移送和交接，应：

1. 有明确的接收医疗机构，及其交接、联系和信息通报方式；

2. 有明确的移送救护车辆保障（费用结算方式）和转运路线；

3. 口岸区域具备符合防止感染或污染扩散隔离要求的转运通道或人员转运设备。

本条目 c）“具备医学检查、采样检测、医学诊断、医学救助的能力”是指具备传染病诊断和治疗资质的医疗机构，具备传染病检测活动资质的实验室。

本条目 d）要求应急处置人员能够熟悉高风险进出境交通工具、场内车辆、相关服务和查验设施和设备等不同对象的随时消毒、终末消毒方式，以及器械、药物的使用要求，熟悉上述高风险环境除鼠、除虫等卫生措施和除污处理措施技术要求。

“具有公共卫生风险人员”是指传染病病人、病原携带者、疑似传染病病人、密切接触者等人员。

“进出境交通工具”是指进出境船舶、航空器、车辆和列车等交通运输工具。

“场内车辆”是指口岸区域为进出境人员通关过境服务的承运车辆，如机场摆渡车。

“相关服务和查验设施和设备”是指供进出境人员使用的餐饮等服务设施、饮水服务设施、公共卫生间和废弃物存放处置等卫生设施、休息等侯场所和设施、用于申报和查验的设施和设备等。

“除污处理措施”是指由专业技术支持部门对有害物质污染、核与辐射污染的环境或物品表面进行清洗、中和、隔离、封存、转运等措施，使环境和物品符合安全卫生标准要求。

本条目 e）要求应急处置人员熟悉具有公共卫生风险的进出境集装箱、货物、物品、固液体废弃物等不同对象的随时消毒、终末消毒要求，以及器械、药物的使用要求。熟悉上述具有公共卫生风险环境实施除鼠、除虫等卫生措施和除污处理措施技术要求。熟悉具有公共卫生风险的进出境集装箱、货物、物品实施销毁、退运等措施的流程。

“具有公共卫生风险”是指有被传染病病原体或公共卫生有害物质污染的可能性。集装箱、货物和物品的感染或污染风险见本标准 6.1.1.1 条 a）、6.1.3.1 条 b）的解读。

本条目 f）要求应急处置人员能够熟悉应急处置过程评价要求，能够对应急处置过程进行评估，拟定评估报告。

应急处置过程评价的关键环节如下。

1. 传染源（感染源或污染源）实施医学措施和卫生措施情况。

2. 传染源可能造成的人群传播、现场环境和物品的污染等传播风险被有效管控和监测。

3. 个人防护等级与风险等级适应情况，防护装备穿戴和脱卸的规范性。

4. 卫生处理设施和设备有效运行，选择合适的方法按规范要求对交通工具、物品和环境实施卫生处理。

5. 应急管控机制有效运行，信息通报和数据共享符合应急处置要求。

6. 现场应急处置区域环境布局、设施功能、设备性能符合应急处置需要。

7. 应急预案和应急处置技术方案的完善建议。

本条目 g）是防止应急处置措施随意调整的要求，强调科学、精准实施应急处置措施。本条目要求口岸突发公共卫生事件应急处置措施发生重大变化时，或调整应急响应级别时，应开展风险评估，评估变化和调整措施的必要性和有效性，包括：

1. 选择与跨境传播风险相适应的应急处置措施，避免过度防控或管控缺失；

2. 选择与应急处置措施相适应的口岸技术能力、设施装备和应急保障条件；

3. 选择最小限度影响人员跨境通行，交通工具及其货物跨境通关的措施。

本条目 h）要求对突发公共卫生事件应急处置卫生措施和除污处理措施的过程和效果进行评价，内容包括：

1. 技术方法、药剂的选择以及配制方法，应符合不同对象特点的针对性措施要求；

2. 实施过程符合技术规范要求，操作人员熟悉操作流程和安全卫生要求；

3. 操作人员个人防护符合规范要求；

4. 未造成交通工具、货物、物品的损坏或有害物质残留；

5. 传染病病原体、病媒生物被有效杀灭，有害物质污染符合国家标准要求；

6. 终末消毒措施的效果评价应通过采样进行实验室检测。

本条目 i）要求具备医疗废物处置的规范，配备医疗废物收集袋、锐器盒等专用器具，指定专门的医疗废物储存场地存放，由专业医疗废物接收单位收运。

口岸区域医疗废物管理和现场处置人员应熟练掌握医疗废物处置规范，防止泄漏导致的污染扩散。

本条目 j）明确了医疗污水的收集及排放要求。

进出境环节和口岸区域因卫生检疫查验和医学排查产生的医疗污水应使用专门容器集中收储，未经消毒处理不得直接排入下水管道。

本条目 k）要求样本采集岗位人员熟悉常见人体微生物学检验样本采集的适应证、采集部位、样本类型、采集方法，熟悉检验样本质量控制、标识方法、生物安全防护要求等。

“人体微生物学检验样本”是指采集血液、尿液、痰液、粪便、上皮组织等人体样本，用于实验室培养或检测传染病病原体的样本。

（四）适用范围和特别情形

本条目 a）适用于海关对具有公共卫生风险进境人员的卫生检疫查验和应急处置工作。

不同于常态进出境卫生检疫查验能力，该项是对具有公共卫生风险人员的检疫查验和应急处置能力的要求。

本条目 b）适用于海关对具有公共卫生风险进境人员的转运移送工作。

该项也是海关与口岸运营者、医疗机构（包含医疗急救中心）之间在人员交接和转运的应急处置协调能力要求。

本条目 c）适用于医疗机构、实验室检测机构参与口岸具有公共卫生风险进境人员的医学技术和实验室检测技术服务工作。

该项是按照委托协议参与应急处置的医疗机构和实验室机构的能力要求，其中实验室检测质量管理应符合本标准“8 技术支撑能力”的要求。

本条目 d）适用于口岸运营者、交通工具运营者或其委托的卫生处理单位开展交通工具、设施和设备和环境的卫生处理工作。

具备卫生处理能力的口岸运营者、交通工具运营者，可无须委托专业卫生处理单位开展卫生处理工作。

本条目 e）适用于口岸运营者、货主或其委托的卫生处理单位开展进出境集装箱、货物、物品、固液体废弃物的卫生处理工作。

具备卫生处理能力的口岸运营者可无需委托专业卫生处理单位开展卫生处理工作。

本条目 f）适用于海关的应急处置过程评价工作。

海关应熟悉口岸突发公共卫生事件的全过程。

本条目 g）适用于海关的突发公共卫生事件风险评估工作。

海关应熟悉事件风险评估的要求，提出科学合理的调整完善应急处置技术方案的建议和意见。

本条目 h）适用于海关、卫生处理单位的卫生处理过程和效果评价工作。

卫生处理单位是承担卫生处理过程和效果评价的单位。

海关是卫生处理过程和效果的监督部门，对不符合规范要求的卫生处理效果不予认可，相关进出境应急管控措施不能解除。

本条目 i）适用于海关、口岸运营者固体医疗废物的处置工作。

海关现场查验岗位、医学排查岗位、委托技术支持机构的采样岗位等应按规范收集和存放医疗废物。

口岸运营者是承担在进出境环节和口岸区域各医疗废物产生点的医疗废物收集、包装、临时存放的处置单位，并委托专业废物处置单位进行收运处置。

海关是固体医疗废物处置的监督部门。

本条目 j）适用于海关、口岸运营者的医疗废水处置工作。

海关现场查验岗位、医学排查岗位、委托技术支持机构的采样岗位等应按规范收集和存放医疗污水。

口岸运营者是承担在进出境环节和口岸区域各医疗废水产生点的医疗废物收集、包装、临时存放的处置单位，并委托专业废弃物处置单位进行收运处置。

本条目 k）适用于海关或其委托的实验室检测技术支持部门的样本采集和运送工作。

（五）规范性引用文件

1. GB 18466—2005《医疗机构水污染物排放标准》。

2. WS/T 640—2018《临床微生物学检验样本的采集和转运》。

【医疗污水的排放处理要求】

GB 18466—2005《医疗机构水污染物排放标准》（节选）

4.1　污水排放要求

4.1.1　传染病和结核病医疗机构污水排放一律执行表 1 的规定。

4.1.2　县级及县级以上或 20 张床位及以上的综合医疗机构和其他医疗机构污水排放执行表 2 的规定。直接或间接排入地表水体和海域的污水执行排放标准，排入终端已建有正常运行城镇二级污水处理厂的下水道的污水，执行预处理标准。

表 1　传染病、结核病医疗机构水污染物排放限值（日均值）

序号	控制项目	标准值
1	粪大肠菌群数 /（MPN/L）	100
2	肠道致病菌	不得检出
3	肠道病毒	不得检出
4	结核杆菌	不得检出

表 1 传染病、结核病医疗机构水污染物排放限值（日均值）（续）

序号	控制项目	标准值
5	pH	6 ~ 9
6	化学需氧量（COD） 浓度 /（mg/L） 最高允许排放负荷 /［g/（床位 · d）］	 60 60
7	生化需氧量（BOD） 浓度 /（mg/L） 最高允许排放负荷 /［g/（床位 · d）］	 20 20
8	悬浮物（SS） 浓度 /（mg/L） 最高允许排放负荷 /［g/（床位 · d）］	 20 20
9	氨氮 /（mg/L）	15
10	动植物油 /（mg/L）	5
11	石油类 /（mg/L）	5
12	阴离子表面活性剂 /（mg/L）	5
13	色度 /（稀释倍数）	30
14	挥发酚 /（mg/L）	0.5
15	总氰化物 /（mg/L）	0.5
16	总汞 /（mg/L）	0.05
17	总镉 /（mg/L）	0.1
18	总铬 /（mg/L）	1.5
19	六价铬 /（mg/L）	0.5
20	总砷 /（mg/L）	0.5
21	总铅 /（mg/L）	1.0
22	总银 /（mg/L）	0.5
23	总 α /（Bq/L）	1
24	总 β /（Bq/L）	10
25	总余氯[1),2)] /（mg/L） （直接排入水体的要求）	0.5

注：1）采用含氯消毒剂消毒的工艺控制要求为：消毒接触池的接触时间≥ 1.5 h，接触池出口总余氯 6.5 ~ 10 mg/L。

2）采用其他消毒剂对总余氯不做要求。

表 2　综合医疗机构和其他医疗机构水污染物排放限值（日均值）

序号	控制项目	排放标准	预处理标准
1	粪大肠菌群数 /（MPN/L）	500	5000
2	肠道致病菌	不得检出	—
3	肠道病毒	不得检出	—
4	pH	6 ~ 9	6 ~ 9
5	化学需氧量（COD） 浓度 /（mg/L） 最高允许排放负荷 /［g/（床位 · d）］	 60 60	 250 250
6	生化需氧量（BOD） 浓度 /（mg/L） 最高允许排放负荷 /［g/（床位 · d）］	 20 20	 100 100
7	悬浮物（SS） 浓度 /（mg/L） 最高允许排放负荷 /［g/（床位 · d）］	 20 20	 60 60
8	氨氮 /（mg/L）	15	—
9	动植物油 /（mg/L）	5	20
10	石油类 /（mg/L）	5	20
11	阴离子表面活性剂 /（mg/L）	5	10
12	色度 /（稀释倍数）	30	—
13	挥发酚 /（mg/L）	0.5	1.0
14	总氰化物 /（mg/L）	0.5	0.5
15	总汞 /（mg/L）	0.05	0.05
16	总镉 /（mg/L）	0.1	0.1
17	总铬 /（mg/L）	1.5	1.5
18	六价铬 /（mg/L）	0.5	0.5
19	总砷 /（mg/L）	0.5	0.5
20	总铅 /（mg/L）	1.0	1.0

表 2 综合医疗机构和其他医疗机构水污染物排放限值（日均值）（续）

序号	控制项目	排放标准	预处理标准
21	总银 /（mg/L）	0.5	0.5
22	总 α/（Bq/L）	1	1
23	总 β/（Bq/L）	10	10
24	总余氯 1), 2) /（mg/L）	0.5	—

注：1）采用含氯消毒剂消毒的工艺控制要求为：
排放标准：消毒接触池接触时间≥ 1 h，接触池出口总余氯 3 ~ 10 mg/L。
预处理标准：消毒接触池接触时间≥ 1 h，接触池出口总余氯 2 ~ 8 mg/L。
2）采用其他消毒剂对总余氯不做要求。

4.1.3 县级以下或 20 张床位以下的综合医疗机构和其他所有医疗机构污水经消毒处理后方可排放。

4.1.4 禁止向 GB 3838 Ⅰ、Ⅱ类水域和Ⅲ类水域的饮用水保护区和游泳区，GB 3097 一、二类海域直接排放医疗机构污水。

4.1.5 带传染病房的综合医疗机构，应将传染病房污水与非传染病房污水分开。传染病房的污水、粪便经过消毒后方可与其他污水合并处理。

4.1.6 采用含氯消毒剂进行消毒的医疗机构污水，若直接排入地表水体和海域，应进行脱氯处理，使总余氯小于 0.5 mg/L。

【人体微生物学检验的人体样本采集和运送的要求】

口岸对用于微生物学检验的人体样本采集和运送的要求，可参阅 WS/T 640—2018《临床微生物学检验样本的采集和转运》对样本采集、转运及处理的总原则，以及临床常见标本的采集和转运的要求，相关要点如下：

1. 样本采集、转运及处理的总原则。

（1）制定标本采集手册。

实验室应具备临床微生物学检验标本采集手册，该手册提供的信息包括但不限于：检验项目，检验方法，适应证，标本采集部位，标本类型，标本采集、转运所需要的装置 / 容器和转运培养基，标本采集方法，标本的体积或质量，转运时限、贮存条件，标本的标识方法，重复检验频率，生物安全防护信息，需要获得的临床资料。

（2）检验项目的申请。

①检验申请单。

实验室具备临床微生物学检验的申请程序。检验申请单提供的信息包括（但不限于）：标本采集对象的姓名、性别、年龄或出生日期、唯一性标识，如护照号；送检者姓名；送检者部门；标本类型；检验项目；标本采集日期和时间；采集标本所用的特殊方法（适用时）；流行病学信息；特殊培养要求或可疑病原体（适用时）。

②常见人体标本的细菌学和真菌学形态学检验方法的选择。

无菌体液标本、组织标本、痰标本、尿液标本和脓液标本等宜同时选择标本直接涂片染色镜检和培养。

怀疑分枝杆菌感染的标本：宜同时选择抗酸染色、分枝杆菌培养和分枝杆菌核酸检验。

怀疑厌氧菌感染的标本：宜同时选择革兰染色和厌氧培养，不能排除需氧菌时，宜同时做需氧培养。

怀疑侵袭性真菌感染的标本：宜同时选择10%氢氧化钾（KOH）压片、真菌培养和真菌抗原检验。另可进行乳酸酚棉兰染色或荧光染色等。

③特殊菌培养要求的说明。

标本采集手册宜对特殊菌的培养要求给予明确说明，检验申请单中特殊培养要求包括（但不限于）：延长培养时间、选择专用培养基、特殊的气体和温度环境要求、特定感染宜进行厌氧培养。

（3）标本的选择。

①实验室标本采集手册应详细描述感染性疾病病原体检验的标本类型和临床适应证，病原体应包括（但不限于）病毒、细菌和真菌。

②选择标本类型须考虑感染症状、标本采集对象免疫状态、标本采集对象疾病严重程度及接受有创检查的风险、流行病学、可疑病原体的特性和播散能力和受累的器官及感染部位等多方面因素。

③特定解剖部位中适合或不适合普通细菌培养的标本类型见表3–5：

表3–5　特定解剖部位中适合或不适合普通细菌培养的标本类型

解剖部位	适合普通细菌培养的标本	不适合普通细菌培养的标本
下呼吸道	痰、保护性毛刷、气管内抽吸物	唾液、口咽分泌物、鼻咽部窦内引流物
泌尿道	中段尿液、直接导尿液、婴幼儿的尿袋尿液	导尿管收集袋中的尿液
浅表伤口	脓抽吸物、真皮下的脓拭子	表面拭子或被表面物污染的标本
胃肠道	新鲜粪便、内窥镜检查采集的排泄物、直肠拭子（特定情况下）	—
静脉血	抗微生物药物使用前从不同静脉穿刺点采集2 ~ 4套血标本	凝固的血液
溃疡	组织、抽吸物	被表面物污染的标本

④适合或不适合厌氧菌培养的标本类型见表 3–6：

表 3–6 适合或不适合厌氧菌培养的标本类型

适合厌氧菌培养的标本	不适合厌氧菌培养的标本
抽取物（用注射器）	痰、气管内抽吸物
鼻窦（抽取）	鼻咽拭子、鼻窦冲洗或拭子不能作为鼻窦炎的病原学诊断
尿液（耻骨上穿刺膀胱尿液）	尿液（排出或从导管导出）
前庭大腺分泌物	会阴拭子、宫颈分泌物、阴道或外阴分泌物、前列腺液、尿道分泌物

（4）标本的采集时机、部位、方法。

①应当尽快在疾病初发时采集首份标本。

②须避免感染部位周围以及感染部位附近皮肤或黏膜定植菌群的污染。

③对于有多种细菌定植的部位，宜选择合适的方法检验特定的病原菌，并防止非致病定植菌群的污染。

④检验呼吸道病毒宜采用植绒拭子采集鼻咽标本。

⑤普通拭子标本不宜用于厌氧菌培养。

⑥除了血液标本外，其他所有标本进行厌氧培养前均应进行革兰染色（粪便艰难梭菌培养除外）。

⑦无菌体液宜放入无菌管或含抗凝剂（注意避免抗凝剂对一些细菌有抑制作用的影响）的无菌管送检，也可注入一定量（最好 10 毫升）的样品到血培养瓶中进行增菌培养；怀疑细菌或真菌感染时，除了血液标本之外，所有无菌体液标本均宜进行革兰染色镜检。

⑧采集静脉血时，应首先采集血培养标本，再采集用于其他检验的标本。

⑨血标本采集时机为寒战或发热初起时，抗菌药物使用之前（参阅 WS/T 503）；痰标本采集时机为发生肺部感染的染疫嫌疑人（参阅 WS/T 499）；随机尿标本的采集不受采集时间限制（参阅 WS/T 348）。

⑩真菌培养宜采集深部标本或组织标本。

⑪ 做病毒血清学检验时，宜根据不同病毒选择不同的采集时间和抗体类型；发病早期通常检验病毒特异的 IgM 抗体；而对恢复期染疫嫌疑人，在疾病急性发作和发作后间隔 2 周～ 4 周采集双份血清，检验 IgG 抗体。

⑫ 标本采集须符合生物安全规定。

（5）标本采集量。

①采集足够量的标本用于常规细菌学检验，至少送检 0.5 毫升或者 0.5 克（除特殊标本外）。当送检标本量不足时，应要求重新采集，或优先完成检疫传染病检验项目。

②采集足够量的标本用于病毒学检验，特别是液体标本（如血液），并严格遵照临床标准的流程操作。

③宜采集大体积量的标本用于常规真菌学检验。

（6）标本标识。

标签宜由放入冰箱后仍能粘牢的材料制成。使用信息管理系统记录和识别的，可以使用识别码标签。标签贴在容器或采样管上，而非容器盖上。

标签上或通过扫描标签识别码能够提供的信息至少包括（但不限于）下列内容：

染疫嫌疑人姓名、标本采集对象唯一性标识；标本采集日期和时间；采集人员、检验项目、标本类型、急查标本标识（如有异常健康症状人员的标本）。

（7）标本转运。

①标本采集手册应当明确说明某些检验项目的特殊转运方法，以保证检疫医师、标本运送人员在标本采集之前能获得有关标本采集和转运的准确信息。

②标本的转运应由经过培训的专人负责。使用气动传输方式运送标本时，提前确认剧烈震荡、温度等因素不对检验结果产生影响。

③标本应使用专用样本箱转运，样本箱应坚固和密闭，具备箱内温度监测仪。

④标本采集管使用专用包装袋封装，随附用于口岸现场和实验室之间交接核对信息的采样记录单，采样记录单至少包括（但不限于下列内容）：标本来源（进出境人员、交通工具检疫的基本信息）、标本数量、是否优先移送和检验、采样部门、采样时间（多个标本时，以第一个标本采样时间为准）、交运时间、核对人员（现场负责标本数量、质量和安全检查的人员）签名。

可能引起传染或污染的样本，应对包装袋外表面进行消毒处理。

⑤标本采集后，应减少运送环节，在规定时间内运达实验室，并尽可能缩短转运时间。

⑥用于细菌学检验的标本。

用于普通细菌学检验的标本：宜在 2 小时内送到实验室。如果转运时间超过 2 小时，宜使用转运培养基或在冷藏条件下转运；用于细菌培养的标本室温下保存不能超过 24 小时；血培养标本不可以冷藏转运；仅用于分子诊断的标本，宜冷藏或冷冻保存（−70 ℃以下最佳，避免反复冻融）。

标本量较少的体液标本（小于 1 毫升）或组织标本（小于 1 立方厘米）：宜在 30 分钟内送到实验室。大体积的标本或采集于保存培养基中的标本，可以保存 24 小时。

可能分离出对周围环境敏感细菌的标本：采集后立即送检。对周围环境敏感的细菌如百日咳鲍特菌、志贺菌属、淋病奈瑟菌、脑膜炎奈瑟菌、流感嗜血杆菌、肺炎链球菌和厌氧菌。

可能分离出对低温敏感细菌的标本：采集后不宜冷藏，如呼吸道标本。对低温敏感的细菌如引起腹泻病的副溶血弧菌、淋病奈瑟菌、流感嗜血杆菌和肺炎链球菌。

用于厌氧菌培养的标本：在常温下转运，标本量较少的标本宜在采集后30分钟内送到实验室，转运过程中标本尽可能与空气隔绝。

⑦用于病毒学检验的标本：

用于病毒核酸检验的标本：采集后在2～4小时内送到实验室。血液标本室温运送，其他标本在2℃～8℃下转运；若运送时间超过24小时，标本宜在−70℃或更低的温度下保存和转运。

用于病毒培养和抗原检验的标本：在运送过程中宜保存在适当的病毒转运液（VTM）或其他相应的缓冲液中。

液体标本：如血液、尿液等可直接送检，一般不需使用VTM运送。

⑧用于真菌培养的标本（除头发、皮肤和指甲宜干燥送检外），宜湿润条件下送检。

⑨当标本需要进行多种微生物学检验时，如病毒、细菌、分枝杆菌和真菌等，分别采样或将标本分装至合适的转运液或容器中。

⑩细菌学检验常用的转运培养基包括：Regan−Lowe转运培养基（适用于百日咳鲍特菌和副百日咳鲍特菌的培养）、Amies或Stuart转运培养基（适用于分离脑膜炎奈瑟菌和白喉棒杆菌等）、Cary−Blair转运培养基（适用于肠道病原菌的检验）。

⑪ 病毒学检验常用的转运培养基：

病毒转运液可以由实验室自行配制或购买。基础成分包括：Hank平衡盐溶液、牛血白蛋白、L−谷氨酸、HEPES缓冲液（pH 7.3）、酚红、两性霉素B及抗微生物药物等。

使用商品化试剂盒进行病毒核酸或抗原检验时，遵照生产厂商对标本转运液或相应运送体系说明进行操作。

⑫ 标本采集常用的拭子及用途如下。

聚酯纤维、涤纶或人造丝头，柄部为塑料或铝的拭子：宜用于病毒学检验标本的采集。病毒学检验标本的采集不宜使用柄部为木质的拭子。

棉拭子：宜用于支原体检验的阴道、宫颈及尿道标本的采集，不宜用于细菌（特别是苛养菌）、衣原体检验标本的采集。

涤纶拭子和尼龙拭子：宜用于病毒和细菌标本的采样。

植绒拭子：由尼龙纤维经专有的喷雾技术制成，宜用于呼吸道病毒采样和真菌培养标本的采样。

藻酸钙拭子：宜用于衣原体和百日咳鲍特菌鼻咽拭子的采集。但不宜用于脂质包膜病毒及细胞培养的采样，不宜用于淋病奈瑟菌的采样。

⑬ 实验室间转运标本时，应按照国家有关生物安全标准标识、包装标本，运送过程符合生物安全规范的要求。运送者应接受培训，经考核合格后方可上岗，运送期间配备必要的保护屏障。对于检验高致病性病原微生物标本的转运应当按照《可感染人类的高致病

性病原微生物菌（毒）种或样本运输管理规定》中的相关要求进行。

（8）标本接收。

①标本到达实验室后应记录接收时间和处理时间。

②接收标本时应核对标本、采样记录单和检验申请单。如果信息不全，实验室应联系标本采集部门以获得缺失的信息。

③如果标本标记错误或无标本采集对象姓名，重新采集标本；当标本不能重新采集时，才允许对标记错误的标本进行重新标记；如果是重新标记的标本，在检验结果报告中明确标出；如果是归属错误，则不能重新标记。

④在规定时间内开始送检标本的检验。对有异常健康症状的人员样本、疑似检疫传染病的样本应优先安排检验。

（9）标本拒收。

①拒收标本标记错误或无标本采集对象姓名的标本。

②拒收标本类型和申请检验项目不符的标本。

③拒收容器破损的标本，拒收容器表面严重污染的标本，拒收使用不符合专业规范容器采集的标本。

④拒收质量评估不合格的标本，合格的标本需满足相应的质量判断方法，如：痰（除用于军团菌和分枝杆菌检查的标本外）：鳞状上皮细胞 <10/ 低倍视野。

⑤采集部位、转运容器以及转运条件不符合要求，宜重新采集标本。部分标本的采集、转运条件、转运时间和储存要求见表 3–7。

表 3–7　部分标本的采集、转运条件、转运时间和储存要求

标本类型	转运装置和 / 或最小体积	转运时间和温度	储存时间和温度	说明
脓液	拭子转运系统	≤ 2 小时，室温	≤ 24 小时，室温	开放性脓液取病灶部位的底部和脓肿壁
	厌氧转运系统；≥ 1 毫升			封闭性脓液避免表面物污染，减少与感染无关的定植菌的干扰
血液	血培养瓶：成人 20 毫升 / 套	≤ 2 小时，室温	≤ 2 小时，室温或按产品说明书	
粪便	清洁、防漏宽口容器	未防腐：≤ 1 小时，室温	≤ 24 小时，2 ~ 8 ℃	普通培养：住院超过 3 天或入院诊断不是胃肠炎的染疫嫌疑人出现腹泻宜进行艰难梭菌的检验

表 3-7 部分标本的采集、转运条件、转运时间和储存要求（续）

<table>
<tr><th>标本类型</th><th>转运装置和 / 或最小体积</th><th>转运时间和温度</th><th>储存时间和温度</th><th>说明</th></tr>
<tr><td>粪便</td><td>无菌、防漏宽口容器，>5 毫升</td><td>≤ 1 小时，室温；1 ~ 24 小时，2 ~ 8 ℃；>24 小时，–20 ℃或更低</td><td>培养或核酸扩增试验：2 天，2 ~ 8 ℃
毒素检验：3 天，2 ~ 8 ℃，或 –70 ℃更久</td><td>艰难梭菌：–20 ℃或以上冷冻易使细胞毒素活性快速丢失</td></tr>
<tr><td>宫颈分泌物、尿道分泌物、前列腺液</td><td>拭子转运</td><td>≤ 2 小时，室温</td><td>≤ 24 小时，室温</td><td></td></tr>
<tr><td>支气管吸引物</td><td>无菌容器；>1 毫升</td><td>≤ 2 小时，室温</td><td rowspan="3">≤ 24 小时，2 ~ 8 ℃</td><td></td></tr>
<tr><td>咳痰、吸痰、诱导痰</td><td>无菌容器；>1 毫升</td><td>≤ 2 小时，室温</td><td>鳞状上皮细胞 <10/ 低倍视野</td></tr>
<tr><td>中段尿液、导尿管尿液</td><td>无菌、宽口容器；≥ 1 毫升</td><td>未防腐：≤ 2 小时，室温</td><td>使用留置导管的染疫嫌疑人有临床症状时，可采集尿液标本</td></tr>
</table>

⑥标本拒收时，实验室应联系标本采集部门或口岸现场检疫医师，解释拒收的原因并安排重新采样等后续处置措施。

⑦实验室应明确规定哪些情况允许特殊处理不合格标本，规定特殊处理过程中哪些步骤需要核实和记录，规定能进行特殊处理的负责人。经特殊处理的不合格标本的检验结果，应在检验结果报告中明确标出（不合格因素、可能对结果造成的影响等）。

2. 口岸常见标本的采集和转运。

（1）血培养标本（可参阅 WS/T 503《临床微生物实验室血培养操作规范》）。

①采集指征。

可疑染疫嫌疑人出现以下任一指征时，可考虑采集血培养：

体温 >38 ℃或 <36 ℃；寒战；外周血白细胞计数增多（计数 $>10.0\times10^9/L$）或减少（计数 $< 4.0\times10^9/L$）；呼吸频率 >20 次 / 分钟或动脉血二氧化碳分压（$PaCO_2$）< 32 mmHg；心率 >90 次 / 分钟；皮肤黏膜出血；昏迷；多器官功能障碍；血压降低；炎症反应参数如 C 反应蛋白、降钙素原（PCT）、1,3–β–D–葡萄糖（G 实验）升高等。

②检验申请。

申请单应明确标识标本采集对象基本信息、申请医师信息、标本类型、采集部位、申请项目、临床诊断、采血时间，并尽可能提供其他治疗相关信息，如抗菌药物使用情况。

③采集时间。

寒战或发热初起时采集。抗菌药物应用之前采集最佳。

④血培养适应证及采集套数。

“一套血培养”指从同一穿刺点采集的血液标本，通常分别注入需氧和厌氧培养瓶。口岸常见血培养适应症和采集套数如下：

急性脓毒症：抗微生物药物使用之前，10 分钟内从不同部位采集 2 ~ 3 套血培养；

疑似菌血症：起始抗微生物药物治疗前，24 小时内不同部位采集 2 ~ 4 套，间隔不小于 3 小时；

不明原因发热：从不同部位采集 2 ~ 4 套。

⑤采集血量。

要求是成人每瓶采血量 8 ~ 10 毫升，或按照说明书采集。儿童采血量参考说明书。若采血量充足，注射器采集的血液先注入厌氧瓶，后注入需氧瓶，蝶形针采集的血液反之。若采血量不足，优先注入需氧瓶。

推荐采集血液体积如下：

普通细菌培养：儿童及成人血培养推荐的采血量见表 3-8：

表 3-8　儿童及成人血培养推荐的采血量

标本采集对象体重（kg）	每套培养血液体积(mL)
<8	1
8 ~ 14	3
14 ~ 27	5
27 ~ 41	10
41 ~ 54	15
>54	20

分枝杆菌培养：成人标本采集对象建议采集 3 次，每次 5 毫升（或按说明书要求体积）血液直接注入分枝杆菌专用血培养瓶，室温下尽快送抵实验室。

酵母菌培养：成人标本采集对象采集 2 ~ 4 套血培养，每套血培养采集 20 ~ 40 毫升血液，宜接种 2 个需氧培养瓶，室温下尽快送抵实验室。

⑥血培养标本的转运。

血培养瓶应在 2 小时之内送至实验室孵育或上机；如不能及时送检，应将血培养瓶置于室温下，切勿冷藏或冷冻；应采用密封的塑料袋和硬质防漏的容器运送标本；应使用符合生物安全规定的包装。

（2）用于病毒学检验的血液标本。

①血液标本采集方法：方法同血培养标本采集（可参照 WS/T 503《临床微生物实验室血培养操作规范》）。

②需要注意的是，血浆核酸检验标本选择抗凝真空采血管，首选的抗凝剂是 EDTA。血清核酸检验标本选择不含抗凝剂真空采血管。病毒分离培养时，取 EDTA 抗凝血 5 ～ 10 毫升，室温下运送至实验室。白细胞分离宜在 8 小时内进行。

（3）尿液标本。

①中段尿液的采集方法：用肥皂水或清水清洗外阴后，分开阴唇（女性），缩回包皮（男性），开始排尿；排出几毫升后，不停止尿流，采集中段尿液。

②用于分子诊断的清晨首次尿液的采集方法：留取少于 30 毫升的清晨首次尿液；尿液采集到无菌容器或核酸扩增试验厂商提供的专用转运培养基内送检。

（4）痰标本。

①咳痰的采集方法：向标本采集对象说明痰和唾液的区别。戴假牙的标本采集对象摘掉假牙。请标本采集对象用清水漱口。指导标本采集对象用力咳出深部痰，勿将唾液和鼻后分泌物当作痰送检。立即盖好盖子并拧紧，立即送检。最好选择晨起漱口后，咳出的深部痰送检。

②诱导痰的采集方法：当咳嗽无痰或少痰时，可采集诱导痰。标本采集对象先刷牙（口腔黏膜、舌头和牙龈），勿用牙膏。再用无菌水或生理盐水漱口。用超声雾化器，标本采集对象吸入 3%NaCl 3 ～ 5 毫升，需要注意的是有气道高反应者慎用高渗 NaCl 诱导。用无菌螺帽宽口容器收集诱导痰标本。

③气管吸引物需要通过气管内导管收集标本。

④需要注意的是，真菌和分枝杆菌诊断宜连续采集多份痰标本。痰标本不能进行厌氧培养；痰涂片革兰染色镜检对痰培养结果具有参考价值。

（5）鼻咽拭子。

①鼻咽部分泌物的采集方法：请标本采集对象头部保持不动，去除鼻前孔中表面的分泌物。通过鼻腔轻轻、缓缓插入拭子至鼻咽部。当遇到阻力后即到达后鼻咽，停留数秒吸取分泌物。轻轻旋转取出拭子，置于转运培养基中。用于病毒学检验的拭子，将拭子头浸入病毒运送液，尾部弃去，旋紧管盖。用于细菌学检验的拭子，插回采样装置或适宜的转运装置中。

②需要注意的是，不推荐鼻咽拭子做普通细菌培养，特殊细菌除外，如百日咳鲍特菌、脑膜炎奈瑟菌。若怀疑百日咳鲍特菌感染，需提前通知实验室，准备特殊的转运培养基（Regan–Lowe）。条件许可时可提供接种培养基，直接床旁接种后转运至实验室。鼻咽拭子不能用于检验鼻窦炎的病原菌。

（6）口咽拭子。

①口咽部分泌物的采集方法：请标本采集对象坐下，头后倾，张大嘴，去除鼻前孔中表面的分泌物；采样者用压舌板固定舌头，用涤纶或藻酸钙拭子越过舌根到咽后壁及扁桃体隐窝、侧壁等处；反复擦拭 3 ～ 5 次，收集粘膜细胞；轻轻取出拭子，避免触及舌头、悬垂体、口腔黏膜和唾液；拭子插回采样装置中或适宜的转运装置中。

②需要注意的是，对化脓性咽炎，口咽拭子细菌培养主要用于筛查 A 群 β－溶血性链球菌和溶血隐秘杆菌。当检验口咽拭子中的淋病奈瑟菌时，临床需提前告知实验室。对于儿科标本采集对象，宜常规报告流感嗜血杆菌。一般情况下，不单独选用咽拭子标本诊断上呼吸道感染，宜与鼻咽拭子或鼻咽吸取物联合检验以提高呼吸道感染的病原检出率。

（7）粪便标本。

①送检原则：在感染急性期采集腹泻粪便标本；排除一些病原体的携带状态，需要连续 3 份标本阴性。若需要连续采集 3 份标本，则两次采集标本间隔 48 小时。

②采集方法：将粪便排入干燥清洁的便盆，避免使用坐式马桶或蹲式便盆。粪便标本中不宜混入尿液及其他异物，采集过程尽量无菌操作；用无菌竹签挑取标本中异常部分（有黏液、脓液和血液的部分）2 ～ 5 毫升粪便悬液或 2 ～ 5 克粪便标本置于无菌螺帽容器中，立即送检。

③标识：申请单上最好标注特殊病史。疑似霍乱感染应标注旅行史、食物饮水接触史。

④标本拒收的情况：干燥的拭子、含钡粪便、黄软成形便、干便或明显污染的粪便；一天内重复送检的标本；未使用运输培养基，采集后室温条件下超过 2 小时未送检的粪便；使用运输培养基 4 ℃条件下保存超过 48 或 35 ℃条件下保存超过 24 小时未送检标本。

⑤需要注意的是，粪便标本常规不进行厌氧培养。肠炎和发热病人宜同时送检血培养。

（8）直肠拭子和肛拭子。

①送检原则：重症标本采集对象腹泻时且暂时没有粪便，才可采集直肠拭子标本检验腹泻病原菌；肛拭子不宜用于腹泻病原菌培养；常规培养通常针对沙门菌属和志贺菌属，国际上还包括弯曲菌属。如果怀疑存在其他细菌感染，宜先咨询实验室。

②采集方法：无菌棉拭子用生理盐水湿润，轻轻地插入肛门括约肌上方（约 6 ～ 7 厘米），旋转，取出，置于运输培养基中，拭子上可见粪便；对于淋病奈瑟菌培养，采集肛环内的肛窦部位，尽量避免粪便污染；立即将淋病奈瑟菌培养拭子置于运输培养基中，或在标本采集对象床边接种。

③标识：在申请单上标注检查的病原菌，尤其是怀疑淋病奈瑟菌感染时。疑似霍乱感

染应标注旅行史、食物饮水接触史。

④需要注意的是，如果怀疑染疫嫌疑人感染大肠埃希菌 O157：H7、耶尔森菌属、弧菌属、气单胞菌属或邻单胞菌属，宜通知实验室。不宜使用拭子检验艰难梭菌毒素。

（9）皮肤、结缔组织及伤口标本。

①闭合性脓肿需要将皮肤消毒后，用注射器抽取脓肿物，无菌转移所有抽吸物至厌氧和需氧转运装置中。

②开放性脓肿需要用无菌生理盐水或 75% 酒精擦拭去除表面分泌物，尽可能采集抽吸物，或将采样拭子插入病灶的底部或脓肿壁取其新鲜边缘部分。

③脓疱或水疱需要酒精消毒挥发后，挑破脓疱，用拭子收集脓液；较大的脓疱消毒后宜直接用注射器抽取。陈旧的脓疱，去除损伤表面，用拭子擦拭损伤基底。

④蜂窝织炎液化后宜先注射无菌生理盐水随后抽吸，可以获得足量的标本进行培养。若染疫嫌疑人病情迅速进展，或蜂窝织炎没有液化则需要采集组织活检标本。

⑤伤口标本需要区分浅表伤口标本、深部伤口标本及外科手术伤口标本。宜从感染进展的前缘采集活检标本。活检标本和抽吸物（脓液、渗出液）优于拭子标本；浅表伤口标本不能进行厌氧培养。

⑥烧伤伤口需要清洁并清除烧伤创面，有液体渗出时，用拭子擦拭取样。烧伤的组织宜做定量培养，定量检验结果≥ 10^5 CFU/g 则可预示有可能进展为创伤相关脓毒症。

⑦溃疡需要用无菌生理盐水或 75% 酒精擦拭去除表面分泌物，尽可能采集抽吸物。

十二、应急处置岗位人员能力要求

（一）条目原文

7.1.3.5　参与应急处置的岗位人员，除满足风险防控相关岗位人员能力要求外，还应按规定要求接受应急演练培训，熟练掌握应急预案和操作规范。

（二）依据

1.《国际卫生条例（2005）》附件 1。

2.《国境卫生检疫法》第四十三条。

3.《突发公共卫生事件应急条例》第十一条、第十八条。

（三）解读

本条目明确了应急处置岗位人员应具备相应的应急处置能力。

本条目“应急处置的岗位”是指突发公共卫生事件发生后承担相应职责的以下岗位的人员。

1. 进出境人员健康申明核验、医学巡查、体温检测等卫生检疫查验岗位。

2. 进出境交通工具卫生检疫查验、卫生监督、卫生处理等岗位。

3. 进出境人员流行病学调查、医学检查、采样等医学排查岗位。

4. 检测鉴定样本的保管和运送岗位。

5. 口岸现场病原体样本快速检测、病媒生物初步鉴定等快速筛查岗位。

6. 口岸现场行李携带物卫生检疫查验、卫生处理岗位。

7. 口岸可能被污染的进出境集装箱、货物、物品卫生检疫查验、卫生处理岗位。

8. 口岸现场应急通道和应急处置区域环境卫生检测、卫生处理岗位。

9. 固液体废物收集、包装、存放、运送、卫生处理等废弃物处置岗位。

10. 风险监测、风险评估、风险预警、信息通报和数据统计岗位。

11. 口岸现场秩序管控、交通车辆、保安、服务等岗位。

本条目口岸突发公共卫生应急演练培训包括：

1. 由地方政府（或其相关职能部门）组织，联防联控机制成员参加的应急演练和培训；

2. 由海关、口岸运营者共同组织的应急演练和培训；

3. 由海关、口岸运营者各自上级部门组织的应急演练和培训。

应急演练和培训的方式包括现场实操和桌面推演两种。

应急演练的内容应结合不同种类的应急预案和应急处置技术方案设置，通过应急演练验证应急预案和应急处置方案，对演练中出现的问题及时修改完善应急预案和应急处置技术方案。

应急培训的内容除应急预案和应急处置技术方案以外，还应有相关法律法规、应急处置专业知识、安全防护、装备操作等内容。

应急演练和培训应每年开展，以持续保持应急处置能力。

（四）适用范围和特别情形

本条目适用于地方政府或相关职能部门组织的口岸突发公共卫生事件应急演练工作。

本条目适用于海关、口岸运营者组织的口岸突发公共卫生事件应急演练工作。

本条目适用于海关组织的口岸突发公共卫生事件应急处置培训工作。

十三、应急处置区域的场地、设施、设备的要求

（一）条目原文

7.1.3.6　应急处置区域的场地、设施、设备应符合突发公共卫生事件应急处置的要求，符合国家传染病感染防控技术规范和标准，包括以下要求：

a）设置进出境交通工具指定停靠的检疫廊桥或检疫机位、检疫锚地或泊位、检疫通道或车位、检疫轨道或站台。

b）有进出境旅客的口岸，应设置污染区、半污染区、清洁区，各功能分区界线清楚，设有物理隔断或 3 m 缓冲区，具有明显标识标牌，污染区、半污染区的墙面和地面应表面光洁、易清洁、耐消毒液擦洗、耐腐蚀、防水无渗漏。

c）有进出境旅客的口岸，应设置进出境具有公共卫生风险人员的应急检疫通道或专用通道、检疫处置等候区域。检疫处置等候区域与正常进出境人员等候区域应物理隔断，面积应至少满足一个航班／一节车厢／一辆车次人数的安全间隔需要。

d）有进出境旅客的口岸，应设置进出境具有公共卫生风险人员的现场排查处置区域，包括医学排查室、临时隔离室、快速筛查室、物品处置室、洗消室、应急物资储备室、独立转运通道等，应符合 GB 50346 中生物安全建设要求：

1）医学排查室应独立于检疫通道，面积大于或等于 50 m^2，具备等候、体温检测、流行病学调查、采样、医学检查等功能；

2）医学排查室、临时隔离室、快速筛查室的医疗废物、人员排泄物、清洗废水等应密封打包、集中收储、卫生处理后，移送技术支持部门处理处置；

3）临时隔离室应设置至少两个床位，设有独立卫生间；

4）独立转运通道应连通临时隔离室和应急转运车辆停车位，不与其他人员通道交叉，无独立转运通道的，应配备负压移动单元；

5）洗消室面积大于或等于 20 m^2，应急物资储备室面积大于或等于 50 m^2。

e）有进出境旅客的口岸，应设置应急处置工作人员专用工作通道、防护装备脱卸区域、卫生处理区域。防护装备脱卸区域或专用移动方舱应设置单向进、出通道，具有清洗、消毒、废弃物存放功能。

f）室内应急处置区域应保持空气流通，空气净化方法应符合 WS/T 368 的要求。

g）应急处置期间，应急处置区域内的卫生间、设施、装备不应与其他区域混用。

h）设置进出境人员的托运行李、随身物品的检疫查验、采样检测和卫生处理专用通道或设备。

i）设置联动指挥用房，配备能与口岸现场实时信息数据联通的设施和设备。在进出境交通工具停靠点、临时隔离处置区域、现场排查处置等区域安装具备音视频采集和全景式监控功能的监控设备。

j）设置医疗急救点，或获得技术支持部门的快速医疗救助，建立医疗救助单位联络人关键信息清单和转运路线图，定期更新。

k）设置集装箱、货物、物品的应急检疫查验通道或场地，以及隔离监管、卫生处理等应急处置场地。

l）在应急处置通道和区域明显位置设置不同背景色的指示和警示标识标牌：

1）绿色背景色标志牌：用于清洁区域（办公区、休息区、装备库、更衣室等），或进境无症状并无需医学排查的人员通道和区域（等候区）；

2）黄色背景色标志牌：用于半污染区域（洗消区、防护装备脱卸区、缓冲区等），或进境无症状但需要进行医学排查的人员通道和区域（等候区），或来自疫情流行地区的人员通道和区域；

3）红色背景色标志牌：用于污染区域（医学排查室、临时隔离室、快速筛查室等），或进境有健康异常症状人员的通道或区域（等候区）。

注 1：物品处置室用于口岸现场发生突发公共卫生事件时对进出境人员的行李携带物、废弃物、截留物进行应急处置。

注 2：空气净化方法的要求见 WS/T 368—2012 中第 5 章、7.1 ～ 7.3。

（二）依据

1.《国境卫生检疫法》第四十条。

2.《国际卫生条例（2005）》第四编第二十二条、第三十四条、附件 1。

（三）解读

本条目为口岸应急处置区域的场地、设施、设备的要求。

本条目“突发公共卫生事件应急处置的要求”是指符合有效控制传染源，防止在进出境环节的交叉感染或污染，及其跨境传播的要求。

本条目“国家传染病感染防控技术规范和标准”是指 GB 50346《生物安全实验室建筑技术规范》和 WS/T 368《医院空气净化管理规范》。

本条目 a）中，在突发公共卫生事件需要应急处置时，航空口岸、水运口岸、公路口岸和铁路口岸的各类进出境交通工具均应停靠在海关指定的交通工具停靠点，交通工具可在该停靠点进行以下应急处置。

1. 接受进出境卫生检疫。

2. 实施医学排查措施。

3. 实施卫生处理措施。

并非口岸所有交通工具停靠点均可以作为进出境交通工具应急处置停靠点，应急处置停靠点应便于与应急检疫通道和医学排查区域的衔接，且不受周边人群流动的影响。

本条目 b）中，“污染区”是指可能被病原体污染的区域，如具有公共卫生风险人员的专用通道、体温复核区、健康观察区、医学排查区、临时隔离区和等候区等。

“半污染区”是指污染区和清洁区之间阻隔污染扩散的缓冲区域，如具有公共卫生风险人员检疫通道和普通检疫通道之间的缓冲区（3 米）、与污染区之间的间隔区域（3 米）、防护服穿戴和脱卸区、洗消区等。

“清洁区”是指未被病原体污染的区域，如进出境人员普通通道、等候区、检疫查验区。

清洁区和污染区之间应设置半污染区（缓冲区）做空间阻隔，污染区的人员应经半污染区的处理程序达到清洁要求后，才能进入清洁区；相反，清洁区的人员应经半污染区的处理程序达到防护要求后，才能进入污染区。污染区的物品应经密封包装和消毒处理程序后，才能进入清洁区；相反，清洁区的物品应经专门的传递窗口或指定通道进入污染区。

本条目 c）中，“应急检疫通道”是指供进出境具有公共卫生风险人员使用的专用通道，应区别于普通检疫通道。部分业务量较小的旅客口岸，可以临时选择普通检疫通道或另行设置专用通道用于进出境具有公共卫生风险人员通行。

应急检疫通道在突发事件应急处置期间应具备以下条件。

1. 与进境交通工具应急处置停靠点衔接。其中航空口岸航空器停靠远机位时，也应通过摆渡车与应急检疫通道衔接。

2. 与应急检疫查验台、医学排查区域衔接。

3. 通过设置物理隔断或设置不小于 3 米间距的缓冲区形成独立通道。

4. 有独立的卫生间和饮水设施可供使用。

5. 与其他通道或区域之间无人员流动。

“检疫处置等候区域”是在进出境环节划出一块独立区域，专门用于进境旅客从进境交通工具下来后等候检疫处置的区域，在该区域可以根据需要开展旅行基本情况核对、医学巡查、旅客健康申明填报、体温监测等检疫查验的前期工作，设置检疫处置等候区域能够避免旅客受困于交通工具的狭小空间，便于缓解进境旅客等待检疫处置过程的焦虑情绪，符合平急转换条件的检疫处置等候区域，在非应急处置时可用作常规区域。

“安全间隔”是指进境人员做好个人防护，在检疫处置等候区域按照交通工具座位排列安排进境人员等候，每人提供一张休息座椅，保持人员之间间距合理，避免排队和等候人员的拥挤。在应急处置期间，如检疫处置等候区域面积不足，可临时调剂使用其他用房。

“检疫处置等候区域”应符合以下条件。

1. 面积应至少满足一个航班（航空口岸客运班机），或一节车厢（铁路口岸客运列车），或一辆车次（公路口岸客运班车）人数的等候需要。其中散客进境公路口岸本条款无等候区域面积要求。

2. 检疫处置等候区域与正常进出境人员等候区域［见本标准 6.1.1.5a）解释］、周边其他区域之间应设置物理隔断，或设置不小于 3 米间距的缓冲区。

3. 检疫处置等候区域有独立使用的卫生间和饮水设施。

本条目 d）是设置现场医学排查处置区域的要求。该区域应设置在邻近进出境环节，连接应急检疫通道、健康观察和体温复测区域。

“医学排查室”是指开展进出境人员流行病学调查、医学检查、采集人体样本的区域。

“临时隔离室”是指进出境人员经医学排查无法排除传染病感染风险，等待转运移送的临时隔离区域。

“快速筛查室”是指对现场采集的人体样本、病媒生物样本、食品饮用水样本，以及其他物品环境样本进行快速检测或鉴定的快速筛查区域。

“物品处置室”是指现场查验、截留、保管、处理进出境人员的行李携带物、废弃物、禁限制进境截留物的区域，在口岸现场发生突发公共卫生事件时对进出境人员的行李携带物、废弃物、截留物进行应急处置。

“洗消室”是指对检疫查验和医学排查中使用的器具和物品，产生的固体废弃物、液体废弃物、医疗废物，以及人员防护进行清洗、消毒的区域，如风淋、消毒、洗涤、物品打包、污水处理等区域，放置风淋消毒、高压灭菌、废弃物消毒处理、污水消毒处理、打包封装等设备，以及操作台、器具物品架和药品柜等。洗消室应设置物品出口传递窗。洗消室面积应包括具备上述功能的区域和设于洗消室入口的缓冲区。洗消室是污染区进入清洁区之间的半污染区域，起到阻隔感染或污染扩散的缓冲作用。

“应急物资储备室”是指口岸现场检疫存储设施，同本标准 6.1.1.6d），包括检疫查验器具，检测（卫生检测、安全检测）仪器，病媒生物监测器具，公共卫生监测器具，快速筛查器具及试剂，采样（包括人体样本、病媒生物样本、食品样本等）器具，样本保管及运送器具，个人防护装备，卫生处理器具及药物、视频和图像摄录设备等，该区域可以根据需要划分若干功能分区。各功能分区面积之和应大于或等于 50 m^2。

“独立转运通道”是指专为具备公共卫生风险人员设置的从临时隔离室到转运车辆等候点的单独通道。

“负压移动单元”是指具备封闭空间可移动的装置，安装有空气调节泵使空间内气压低于设备外的气压，以达到防止感染或污染扩散的效果。如移动负压方舱或负压担架。

本条目 e）中，“应急处置工作人员专用工作通道”是专门设置供参与应急处置人员从海关监管区域以外进入进出境环节应急处置区域的通道，该通道应区别于一般工作人员通道。在未发生突发事件应急处置时，该通道可以用于其他正常通行。

“防护装备脱卸区域”是指专门设置供参与应急处置人员防护装备脱卸的区域，或专用移动方舱，该区域或方舱应区别于一般工作人员的防护服脱卸区域。

在旅客口岸，该项所指的专用工作通道、防护装备脱卸区域、卫生处理区域是为应急处置工作人员专设的区域，不能用一般工作人员使用的同类区域替代。

本条目 f）要求室内应急处置区域应选择空气流通较好的区域，如空气流通不畅，应设置新风系统或室内空气循环消毒设备。

安装集中空调通风系统的室内应急处置区域，其空调系统应独立设置，不应与其他有人员活动的室内区域存在空气交换。

选择使用室内空气循环消毒设备的，在室内有人时，可选择使用紫外线消毒方式；在室内无人时，可选择使用臭氧消毒方式。负离子等空气舒适度调节功能不具有空气消毒作用。

空气净化方法的要求见 WS/T 368—2012《医院空气净化管理规范》。

本条目 g）要求为防止传染源通过空气、粪便、间接接触等方式引发交叉感染或污染，应急处置期间，应急处置区域内人员使用的卫生间、设施、设备不能与其他区域人员所使用的混用。

本条目 h）要求在突发事件应急处置期间，具有公共卫生风险的进出境人员的托运行李、随身物品应经检疫专用通道和专用设备（包括手持安检仪、行李安检机等）进行卫生检疫查验、采样检测和卫生处理。在未发生突发事件应急处置时，该通道和设备可以用于其他正常通行。

本条目 i）中，“联动指挥用房”是指设置在口岸现场具备实时信息数据联通功能的监控指挥区域，便于口岸突发公共卫生事件应急处置的快速反应、精准决策，保持各部门之间的协同联动和信息交换。“联动指挥用房”应能够实现以下功能。

1. 与进出境环节各关键节点视频监控，获取现场一线动态视频。

2. 与相关业务信息数据管理系统联网，获取现场一线信息反馈和数据动态。

3. 与现场监测设备联网，获取现场监测数据和分析结果。

4. 与现场工作岗位人员通信装备和视频监控装备连接，获取现场一线应急处置状况。

“联动指挥用房”的功能作用是本标准 6.1.1.6 条 b）信息网络设施“信息网络和视频监控用房”在突发事件应急处置时的要求。联网监控应覆盖要求与本标准 6.1.1.6 条 b）信息网络设施的要求相同。

在突发事件应急处置时，具备音视频采集和全景式监控功能的视频监控关键节点如下。

1. 进出境交通工具停靠点的视频监控节点在上下交通工具通道或舷梯，关注人员登临或离开交通工具的动态情况。

2. 临时隔离处置区域的视频监控节点在具备公共卫生风险人员临时隔离等候区域、应急检疫通道、转运通道，关注人员进出境转运情况、个人防护情况、违反交叉感染防控要求的异常活动情况。

3. 现场排查处置区域的视频监控节点在人员健康观察和体温复测区域、流行病学调查区域、采样区域，关注人员医学排查动态情况。

本条目 j）要求在口岸区域设置医疗急救点或与口岸所在地医疗机构建立技术支持合作协议获得快速医疗救助。

医疗急救点或医疗技术支持机构应具备以下条件。

1. 具有公共卫生风险人员的转移运送车辆，如负压救护车。

2. 及时更新联络方式和转运路线图。

本条目 k）要求有进出境集装箱、货物、物品的口岸应设置专用场地、通道，对具有公共卫生风险的进出境集装箱、货物、物品在应急检疫查验通道或场地实施检疫查验，以及采样。发现有问题的或等待采样检测结果的，应在检疫隔离监管场地存放，等待进一步处置措施。需要实施卫生处理的，在卫生处理场地按应急处置指令要求实施消毒、除鼠、除虫、除污等卫生处理。

本条目 l）是进出境环节设置公共卫生风险指示和警示标识标牌的要求。“应急处置通道和区域明显位置”指应急检疫通道入口、异常健康人员转运通道入口、缓冲区隔离带、检疫处置等候区域入口、应急处置区域（含医学排查区域）各功能用房入口、防护服脱卸区入口等。指示和警示标识标牌的公共卫生风险示意如下。

1.“绿色背景色标志牌”表示该通道或区域的公共卫生风险较低，属于清洁区域，人员和物品进入该区域时，无需防护或可采取低风险等级防护，无需采取消毒措施。

2.“黄色背景色标志牌”表示该区域存在一定的公共卫生风险，属于污染区和清洁区之间的缓冲隔离带，是由清洁转入污染或由污染转入清洁的风险转换区域，人员和物品进入该区域时应关注个人防护、采取消毒措施等。

3.“红色背景色标志牌”表示该区域公共卫生风险较高，属于污染区域，人员进入该区域时，应按照相应公共卫生风险等级做好个人防护。

该项要求通过标志牌背景色的差别区分各区域公共卫生风险等级的高低，部分区域可以选择墙面或地面来设置有背景色的标识。标志牌文字的字体和颜色可自行选择，符合清晰、容易辨认要求即可。

本条目的应急处置设备包括但不限于以下设备。

1. 体温检测设备、低温检测设备。

2. 现场人体样本、病媒生物样本、物品环境样本的采集设备、器具和运送器具。

3. 符合本标准 6.1.1.3 条要求的快速筛查设备及基础配置要求。设备包括生物安全柜、体视显微镜（解剖镜）、高压灭菌锅、冰箱、核酸或抗原快速检测设备、食品饮用水快速检测试剂盒（或便携式检测设备）、消毒剂余量检测设备。

4. 有害化学物质，以及核与辐射、生物战剂、化学毒剂检测设备。

5. 消毒、除鼠、除虫、除污等卫生处理设备。

6. 室内空气循环消毒设备。

7. 个人防护装备（包括个人佩戴式辐射、有害物质检测报警设备）。

（四）适用范围和特别情形

本条目适用于对口岸突发公共卫生事件应急处置场地和设施的建设和指导工作。

本条目 a）适用于进出境交通工具指定卫生检疫停靠点设置要求。

设置进出境交通工具停靠点，应按照规定征求相关口岸查验单位或相关交通运输管理部门的同意。

本条目 b）适用于口岸现场公共卫生风险分区建设要求。

仅适用于有进出境旅客的各类口岸，货运口岸豁免。

本条目 c）适用于口岸应急检疫通道或专用通道、检疫处置等候区域的建设要求。

仅适用于有进出境旅客的各类口岸，货运口岸豁免。

应急检疫通道、检疫处置等候区域不是专用场地，在未发生突发事件应急处置时，可以用于正常通行服务。

本条目 d）仅适用于口岸现场医学排查处置区域的建设要求。

仅适用于有进出境旅客的各类口岸，货运口岸豁免。

本条目 e）适用于应急处置工作人员专用通道、防护装备脱卸区域、卫生处理区域的建设要求。

仅适用于有进出境旅客的各类口岸，货运口岸豁免。

本条目 f）适用于在室内区域开展应急处置时的空气流通要求。

本条目 g）适用于应急处置区域的卫生间、设施、装备的使用要求。

在未发生突发事件应急处置时，该区域的卫生间、设施、装备可以正常使用。

本条目 h）适用于进出境行李物品应急处置专用通道或设备要求。

在未发生突发事件应急处置时，该通道和设备可以用于正常通行服务。

本条目 i）适用于口岸现场联动指挥用房建设要求。

“联动指挥用房”可以按照本标准 6.1.1.6 条 b）信息网络设施“信息网络和视频监控用房”的要求，作为本口岸的海关查验设施一并建设。也可以根据口岸设施条件，另行建设“联动指挥用房”供口岸运营者、口岸查验单位共用。

本条目 j）适用于设置医疗急救点或医疗救助要求。

本条目 k）适用于进出境集装箱、货物、物品应急处置场地建设要求。

本条目的应急处置专用场地应按照本标准 6.1.1.5 条 d）“集装箱、货物、物品检疫查验设施”，本标准 6.1.1.6 条 c）卫生处理设施的要求，作为该设施的一个组成部分一同建设。

本条目 l）适用于口岸现场指示和警示标识标牌设置要求。

指示和警示标识标牌设置范围限于本条目所罗列的区域，起到区域标识和风险警示作用，本规则不适用于部门、科室门牌标识。

（五）规范性引用文件

1. GB 50346—2011《生物安全实验室建筑技术规范》。

2. WS/T 368—2012《医院空气净化管理规范》。

【室内空气净化方法的要求】

实施室内空气净化的重点区域是医学排查区域和临时隔离区域，其他室内区域或通道可根据污染风险情况实施空气净化。可参阅 WS/T 368—2012《医院空气净化管理规范》。

1. 有人情况下可选用以下空气净化方法：

（1）首选自然通风；自然通风不良，宜采取机械通风；

（2）集中空调通风系统；

（3）循环风紫外线空气消毒器或静电吸附式空气消毒器或其他获得卫生部消毒产品卫生许可批件的空气消毒器；

（4）空气洁净技术；

（5）获得卫生部消毒产品卫生许可批件、对人体健康无损害的其他空气消毒产品。

2. 无人情况下可采用以下空气净化方法：

（1）首选自然通风；自然通风不良，宜采取机械通风；

（2）紫外线灯照射消毒；

（3）循环风臭氧空气消毒器；

（4）化学消毒；

（5）其他获得卫生部消毒产品卫生许可批件、适宜于超低容量喷雾消毒的消毒剂进行喷雾消毒，其使用方法、注意事项等遵循产品的使用说明。

3. 呼吸道传染病患者所处场所可选用以下空气净化方法：

（1）采用机械排风，受条件限制的区域可采用自然通风；

（2）负压隔离区域或负压装置；

（3）安装空气净化消毒装置的集中空调通风系统；

（4）使用获得卫生部消毒产品卫生许可批件的空气净化设备，其操作方法、注意事项等应遵循产品的使用说明。

【关于生物安全实验室建筑技术的要求】

GB 50346—2011《生物安全实验室建筑技术规范》（节选）

4　建筑、装修和结构

4.1　建筑要求

4.1.1　生物安全实验室的位置要求应符合表 4.1.1 的规定。

表 4.1.1　生物安全实验室的位置要求

实验室级别	平面位置	选址和建筑间距
一级	可共用建筑物，实验室有可控制进出的门	无要求
二级	可共用建筑物，与建筑物其他部分可相通，但应设可自动关闭的带锁的门	无要求
三级	与其他实验室可共用建筑物，但应自成一区，宜设在其一端或一侧	满足排风间距要求
四级	独立建筑物，或与其他级别的生物安全实验室共用建筑物，但应在建筑物中独立的隔离区域内	宜远离市区。主实验室所在建筑物离相邻建筑物或构筑物的距离不应小于相邻建筑物或构筑物高度的 1.5 倍

4.1.2 生物安全实验室应在入口处设置更衣室或更衣柜。

…………

4.1.14 二级生物安全实验室应在实验室或实验室所在建筑内配备高压灭菌器或其他消毒灭菌设备；三级生物安全实验室应在防护区内设置生物安全型双扉高压灭菌器，主体一侧应有维护空间；四级生物安全实验室主实验室应设置生物安全型双扉高压灭菌器，主体所在房间应为负压。

…………

4.2 装修要求

4.2.1 三级和四级生物安全实验室应采用无缝的防滑耐腐蚀地面，踢脚宜与墙面齐平或略缩进不大于 2 mm ~ 3 mm。地面与墙面的相交位置及其他围护结构的相交位置，宜做半径不小于 30 mm 的圆弧处理。

4.2.2 三级和四级生物安全实验室墙面、顶棚的材料应易于清洁消毒、耐腐蚀、不起尘、不开裂、光滑防水，表面涂层宜具有抗静电性能。

4.2.3 一级生物安全实验室可设带纱窗的外窗；没有机械通风系统时，ABSL–2 中的 a 类、b1 类和 BSL–2 生物安全实验室可设外窗进行自然通风，且外窗应设置防虫纱窗；ABSL–2 中 b2 类、三级和四级生物安全实验室的防护区不应设外窗，但可在内墙上设密闭观察窗，观察窗应采用安全的材料制作。

4.2.4 生物安全实验室应有防止节肢动物和啮齿动物进入和外逃的措施。

4.2.5 二级、三级、四级生物安全实验室主入口的门和动物饲养间的门、放置生物安全柜实验间的门应能自动关闭，实验室门应设置观察窗，并应设置门锁。当实验室有压力要求时，实验室的门宜开向相对压力要求高的房间侧。缓冲间的门应能单向锁定。ABSL–3 中 b2 类主实验室及其缓冲间和四级生物安全实验室主实验室及其缓冲间应采用气密门。

4.2.6 生物安全实验室的设计应充分考虑生物安全柜、动物隔离设备、高压灭菌器、动物尸体处理设备、污水处理设备等设备的尺寸和要求，必要时应留有足够的搬运孔洞，以及设置局部隔离、防震、排热、排湿设施。

4.2.7 三级和四级生物安全实验室防护区内的顶棚上不得设置检修口。

4.2.8 二级、三级、四级生物安全实验室的入口，应明确标示出生物防护级别、操作的致病性生物因子、实验室负责人姓名、紧急联络方式等，并应标示出国际通用生物危险符号（图 4.2.8）。生物危险符号应按如下式样绘制，颜色应为黑色，背景为黄色。

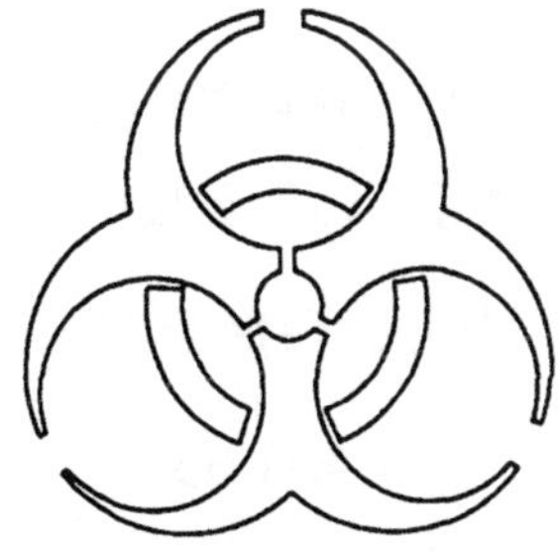

图 4.2.8 国际通用生物危险符号

4.3 结构要求

4.3.1 生物安全实验室的结构设计应符合现行国家标准《建筑结构可靠度设计统一标准》GB 50068 的有关规定。三级生物安全实验室的结构安全等级不宜低于一级，四级生物安全实验室的结构安全等级不应低于一级。

4.3.2 生物安全实验室的抗震设计应符合现行国家标准《建筑抗震设防分类标准》GB 50223 的有关规定。三级生物安全实验室抗震设防类别宜按特殊设防类，四级生物安全实验室抗震设防类别应按特殊设防类。

4.3.3 生物安全实验室的地基基础设计应符合现行国家标准《建筑地基基础设计规范》GB 50007 的有关规定。三级生物安全实验室的地基基础宜按甲级设计，四级生物安全实验室的地基基础应按甲级设计。

十四、建设口岸突发公共卫生事件服务平台的提升要求

（一）条目原文

7.2.1 应具备包括口岸突发公共卫生事件受理、咨询等内容的公共服务平台。

（二）依据

1.《国际卫生条例（2005）》第六条第二款。

2.《国际卫生条例（2005）》附件 1 第一条第四款。

3.《传染病防治法》第九条、第三十一条、第三十四条。

4.《突发公共卫生事件应急条例》第三章第二十四条。

（三）解读

本条目要求了应具备面向公众的口岸突发公共卫生事件服务平台。

“公共服务平台”是指面向社会公众、口岸联防联控单位的公共服务平台，该平台能够通过网络或电话等方式受理口岸突发公共卫生事件的报告和咨询，具备在线办事和查询功能，能够及时将信息反馈相关职能部门，及时向公众回复受理和咨询的结果。

该平台功能可嵌入现有的政府或相关职能部门的政务公共服务平台功能，如 12345 政务服务便民热线、12360 海关热线等。

（四）适用范围和特别情形

本条目适用于地方政府的政务服务平台、海关的公共服务平台建设。

十五、口岸公共卫生风险岗位人员信息的提升要求

（一）条目原文

7.2.2 应建立参与应急处置、口岸作业和服务等具有公共卫生风险人员的信息库，包括健康动态、健康监测、疫苗接种、培训演练等内容。

（二）依据

《突发公共卫生事件与传染病疫情监测信息报告管理办法》第五章。

（三）解读

本条目旨在突发公共卫生事件发生时，海关、口岸运营者及时掌握口岸具有公共卫生风险的工作人员信息，包括但不限于：

1. 参与应急处置各岗位人员的信息。

2. 可能与具有公共卫生风险的进境人员或接触被污染环境的口岸区域相关服务人员，如保安、咨询、餐饮、商业、卫生等服务岗位人员。

3. 可能与具有公共卫生风险的进出境交通员工接触的进出境交通工具、集装箱、货物和物品的装卸、物流等作业人员。

海关、口岸运营者应具备及时提供上述具有公共卫生风险的工作人员信息的能力。形成人员信息库，便于在突发事件发生后及时精准地开展传染源追溯和医学排查工作。

在突发事件应急处置期间，应按照地方联防联控机制，或海关总署的应急处置要求，开展上述具有公共卫生风险的工作人员的健康动态、健康监测、疫苗接种、培训演练等信息收集工作。

（四）适用范围和特别情形

本条目适用于海关、口岸运营者对突发事件应急处置人员、口岸作业和服务人员的信息管理。

十六、开展传染病医学排查处置能力的提升要求

（一）条目原文

7.2.3　执行和采取口岸卫生检疫措施的部门应具备根据防控或监测方案独立判定进出境传染病病人、病原携带者、疑似传染病病人、密切接触者的能力。

（二）依据

1.《国际卫生条例（2005）》附件 1。

2.《国境卫生检疫法》第十二条。

3.《突发公共卫生事件应急条例》第十一条。

（三）解读

本条目要求海关应具备独立开展传染病医学排查处置的能力。

“执行和采取口岸卫生检疫措施的部门”是指海关，包括海关所属国际旅行卫生保健中心（口岸门诊部）。

本条目旨在提升海关的卫生检疫技术能力，避免完全依赖外界技术支持完成公共卫

生风险排查任务的情况。要求能够根据疫情防控技术方案或监测技术方案，不借助其他医疗技术支持部门，依靠自身专业技术力量快速、准确地识别与判断传染病病人、病原携带者、疑似传染病病人、密切接触者。应做到：

1. 能够熟练掌握口岸传染病排查处置流程，规范完成流行病学调查、医学排查、取样送检等工作；

2. 开展常见传染病现场快速检测；

3. 具备本标准 8.1.2、8.2.1、8.2.4、8.2.5 条的具备对人体样本开展人间传染的病原体检测的能力；

4. 掌握感染和污染防护知识，具备规范进行个人防护的能力；

5. 熟悉检疫传染病、常见输入性传染病的鉴别诊断技术标准；

6. 具备检疫医师或具有医师资质的现场岗位人员。

（四）适用范围和特别情形

本条目适用于海关及所属国际旅行卫生保健中心（口岸门诊部）的传染病医学排查和应急处置能力建设。

十七、应急检疫通道的体温监测提升要求

（一）条目原文

7.2.4 有进出境旅客口岸的进境人员应急检疫通道应设置两次体温监测，两次体温监测点应大于或等于 5 m，应急检疫通道不应与商业服务设施或区域直接相通。

（二）依据

1.《国际卫生条例（2005）》附件 1 第二条。

2. 建标 185—2017《国家口岸查验基础设施建设标准》第二十四条。

（三）解读

本条目明确了应急检疫通道和体温监测区域的设置要求。

“应急检疫通道”见本标准 7.1.3.6 条 c）的解读。

应急检疫通道“设置两次体温监测”旨在对具有公共卫生风险进境人员体温监测结果进行复核，提高测量的准确性，避免体温监测差错。两次体温监测点距离应大于等于 5 米，尽量避免两台设备之间相互干扰，影响监测结果。

应急检疫通道与商业服务通道设施或区域应当实现物理隔离，不能直接相通，避免因人员流动而引发的感染或污染传播。

（四）适用范围和特别情形

本条目适用于口岸现场应急检疫通道的建设。

本条目“应急检疫通道”为常设专用通道，包括：

1. 突发公共卫生事件发生时，对进境具有公共卫生风险人员进行应急处置的专用通道。

2. 进境人员卫生检疫查验时，对可能存在公共卫生风险人员设置的专用通道。

无进出境旅客的口岸可豁免本条目。

进出境人员普通检疫通道不适用本条目的要求。

十八、生物安全防护能力的提升要求

（一）条目原文

7.2.5 有进出境旅客口岸的医学排查室、临时隔离室，除满足 7.1.3.6 d）的要求外，还应符合以下要求：

a）全封闭，不设置活动窗户；

b）每个房间设置独立空调控制系统，保持负压小于或等于 −10 Pa（屏显或机显）；

c）设置独立卫生间，配备可收集环保坐便器、废水集中收纳桶，或分别设置粪便、废水集中处理设施，粪便、废水经卫生处理合格后排放；

d）设置两间独立的临时隔离室。

（二）依据

1.《国境卫生检疫法》第四十条。

2.《海关监管作业场所（场地）设置规范》（海关总署公告 2021 年第 4 号）附件 5。

（三）解读

本条目是医学排查室、临时隔离室生物安全防护能力的提升要求。

本条目 a）中，“全封闭”是指处于不与外界产生自然空气流动的状态。

本条目 b）要求医学排查室、临时隔离室每个房间都设置独立空调控制系统来完成室内通风换气，并形成室内空气静压低于外界环境空气静压的负压差，防止病原体排出室外。

本条目 c）中，“设置独立卫生间”是指该卫生间设置在医学排查或临时隔离区域，仅供接受医学排查和临时隔离的进境人员使用，其他人员不得使用。

本条目 c）对粪便、废水提出集中收纳或卫生处理后排放等严格管理要求。通常建议优先设置可收集环保坐便器、废水集中收纳桶收纳粪便、废水，以便对具有公共卫生风险的废弃物进行集中处置，降低污染扩散的风险。

如果选择建设粪便、废水集中处理设施，粪便、废水应经消毒处理达到国家规定的排放标准后方可排入市政污水管网系统。

本条目 d）中，“两间独立的临时隔离室”是指有独立进出门的临时隔离等候用房间，每个房间设置一张休息床位。

（四）适用范围和特别情形

本条目适用于对口岸进境人员医学排查区域和临时隔离区域的建设和指导工作。

无进出境旅客的口岸，本条目豁免。

十九、医疗急救能力的提升要求

（一）条目原文

7.2.6 有进出境旅客的航空口岸、铁路口岸的医疗急救部门应具备地方卫生主管部门认可的发热诊查能力，并建立与地方医疗卫生部门的人员移送、医学诊断、采样检测等应急协同制度。

（二）依据

1.《污染病防治法》第三十二条、第五十条。

2.《突发公共卫生事件应急条例》第十七条。

（三）解读

本条目为口岸医疗急救能力的提升要求，要求口岸设立医疗急救部门。这与本标准7.1.3.6条j）中“设置医疗急救点，或获得技术支持部门的快速医疗救助”的通用要求不同。

设置在口岸的医疗急救部门应具备以下条件。

1. 有发热症状的传染病的临床检查和诊断能力。

2. 与急救机构建立具有公共卫生风险人员的转移运送机制。

3. 与传染病专科医疗机构建立人员转诊机制。

4. 与医学检测实验室建立人体样本采样、运送和病原体检测协作机制。

（四）适用范围和特别情形

本条目适用于口岸运营者对口岸医疗急救能力的建设。

无进出境旅客的口岸可豁免本条目。

水运口岸和公路口岸可豁免本条目。

二十、有进出境旅客的口岸医疗应急车辆通行的提升要求

（一）条目原文

7.2.7 有进出境旅客的口岸应设置地方医疗应急转运车辆抵达交通工具停靠区域、临时隔离室的专用通道，或配置口岸区域专用医疗应急车辆。

（二）解读

本条目旨在确保应急转运车辆进出口岸区域的便捷性和安全性，提升具有公共卫生风险人员的移交和转运效率。

由于口岸区域的安全管理要求，地方医疗应急转运车辆进入该区域会遇到进场手续烦琐或拒绝进场等情况，造成需要移送就医的进境人员等待时间过长。本条目要求：

1. 建立外来应急转运车辆进入口岸区域的快速审批流程和协调机制；

2. 划定和标识应急转运车辆在口岸区域的安全通行路线；

3. 设置应急转运车辆在进出境交通工具应急检疫停靠点、临时隔离室的专用通道出口的两处停泊车位，并设置明显地面标识。

具备条件的口岸医疗急救点，可以自行配置医疗急救车辆承担口岸区域具有公共卫生风险人员的转运工作。

（三）适用范围和特别情形

本条目适用于口岸运营者建立口岸区域应急转运车辆通行管理制度。

无进出境旅客的口岸本条目豁免。

第八节　技术支撑能力的要求

一、应具备的技术能力

（一）条目原文

8.1.1.1　应获得医学检查、医学诊断、传染病监测、病原体检测、病媒生物鉴定、有害物质侦检、流行病学调查、风险评估、卫生处理、现场查验、风险数据分析、网络监控、个人防护、卫生技术培训等技术支持和保障。

（二）依据

1.《国境卫生检疫法》第四十二条。

2.《国际卫生条例（2005）》第八编　第四十四条。

（三）解读

本条目列明了相关单位在进出境环节或口岸区域开展工作时应具备的技术能力，以及可通过技术协作或者市场委托获得技术支持（包括远程技术支持）和保障的主要内容。

1. 针对进出境人员进行的医学检查、医学诊断、传染病监测等医学技术措施。“医学检查”“医学诊断”见本标准5.1条c）的解读，“传染病监测”见本标准6.1.1.2条的解读。

2. 针对病原体、病媒生物、有害物质进行的实验室检测、鉴定和侦检等检测鉴定技术措施。“病原体检测”是指对来自人体、病媒生物和物品环境的样本进行的病原体实验室检测，其中实验室检测见本标准6.1.3.1条的解读；“病媒生物鉴定”是针对本标准3.1条所指病媒生物进行的种群鉴定；“有害物质侦检”是指对具有公共卫生危害的化学性有害物质、核与辐射性物质、生物战剂、化学毒剂等进行定性侦测和定量检定。

3. 针对公共卫生风险跨境传播进行的流行病学调查、风险评估、现场查验、风险数据分析等调查评估技术措施。“流行病学调查”见本标准 6.1.3.1 条 a）的解读；“风险评估”见本标准 5.1 条 a）的解读。“卫生处理”见本标准 5.1 条 c）的解读；“现场查验”是指识别传染病和公共卫生有害物质的感染或污染风险的卫生检查措施；“风险数据分析”是指对申报数据、卫生监测数据进行的公共卫生风险分析和评估。

4. 针对感染或污染进行的卫生处理、个人防护等生物安全防控技术措施。“卫生处理”见本标准 5.1 条 c）的解读；“个人防护”是指预防感染和污染的个人防护装备和穿戴用品的使用。

5. 针对网络监控提供信息网络、视频和数据传输技术支持措施。“网络监控”是指应用于进出境活动远程视频监控的设施和网络信息技术。

6. 针对口岸公共卫生风险处置和突发事件应急处置岗位人员进行的专业技术培训措施。“卫生技术培训”是指对具有公共卫生风险的现场岗位人员进行卫生基础知识、医学检查、卫生检查、卫生监测、实验室检测、卫生处理措施、个人防护等方面的技术培训。

（四）适用范围和特别情形

本条目适用于通过市场或行政方式有效获取技术支撑机构的各类技术支持和保障。

技术支持部门如海关所属国际旅行卫生保健中心（口岸门诊部）、技术中心，以及地方医疗机构、疾病预防控制机构、病媒生物预防控制机构、第三方检测实验室、有资质的相关技术支持企业等。

获得的各类技术支持和保障的方式，如成立联防联控机制、签订合作协议、进行技术委托、购买技术服务、搭建技术服务平台、提供技术支援等适当形式。

二、结果互认的要求

（一）条目原文

8.1.1.2　基于共同确认的技术规范，地方与口岸的医学检查、医学诊断、检测、鉴定、卫生处理等卫生技术措施的结果和效果应予互认。

（二）解读

本条目要求地方与口岸卫生技术措施的结果或效果相互认可，提升检测时效、避免重复检测。

本条目“基于共同确认的技术规范”是指各技术支持部门或委托技术机构采用相同的技术标准、技术规范、方案或参考文献。

（三）适用范围和特别情形

在处置同一起公共卫生风险事件或突发公共卫生事件时，可以采信或认可任一方机构通过书面报告、电话记录、讯息报送等形式发送的检测结果或处置措施，而无需再重复采样检测或处置。

三、病原体检测的通用能力要求

（一）条目原文

8.1.2.1 应具备对人体样本开展人间传染的病原体检测的能力，病原体检测名录按A.1。

（二）依据

《国际卫生条例（2005）》附件1。

（三）解读

本条目明确了实验室对人间传染的病原体进行精准检测鉴定的通用能力要求，口岸现场的病原体快速筛查活动可以参照本要求。

本条目“人体样本”是指采集自人体的血清、血浆、全血，口咽、鼻咽拭子，粪便、呕吐物、肛拭子，疱疹液，痰液，尿液，唾液等实验室检测样本。

本条目“病原体”是指人间传染的常见病原体，详见表3–9。

表3–9 人间传染的常见病原体

分类	病原体
呼吸道传染病病原体	新型冠状病毒、季节性流感病毒、甲型H1N1流感病毒、麻疹病毒、结核分枝杆菌
病媒生物传播传染病病原体	登革病毒、基孔肯雅病毒、疟原虫、寨卡病毒、乙脑病毒
消化道传染病病原体	霍乱弧菌、沙门氏菌、志贺氏菌、肠出血性大肠杆菌O157：H7、诺如病毒、副溶血性弧菌、甲肝病毒、戊肝病毒
其他传染病病原体	艾滋病毒、梅毒螺旋体、猴痘病毒

具备检测能力的判定，应包括以下方面。

1. 按照规范和程序完成病原体检测操作。
2. 检测结果准确。
3. 质量控制体系有效运行：技术规范文件完整，人员符合培训要求。
4. 具备符合生物安全要求的设施和检测环境。
5. 检测设备技术参数符合检测要求。
6. 检测试剂经特异性、灵敏度等性能指标的技术验收。

（四）适用范围和特别情形

本条目的病原体检测名录适用于通用要求。

本条目适用于医学实验室开展病原体检测技术服务。

四、物品环境检测的通用能力要求

（一）条目原文

8.1.2.2　应具备对来自进出境交通工具（含船舶压舱水）、集装箱、货物、物品及其包装物，口岸区域外环境、公共场所、食品、饮用水、废弃物等样本（以下简称“物品环境样本”）开展检测的能力，物品环境样本检测名录按 A.2。

（二）依据

1.《国际卫生条例（2005）》第二编第六条第一款、第四编第二十二条第一款、附件 1。

2.《国境卫生检疫法实施细则》第九十七条、第九十八条第六款。

3.《食品安全法》第八十四条、第八十五条、第一百五十二条第四款。

（三）解读

本条目明确了实验室对物品环境样本进行精准检测鉴定的通用能力要求，口岸现场的快速筛查工作可参照本条目的要求。

本条目“进出境交通工具（含船舶压舱水）、集装箱、货物、物品及其包装物”的样本包括但不限于以下样本。

1. 采集自交通工具承运旅客服务区域的表面污染样本，人体排泄物样本，废弃物样本。

2. 采集自交通员工生活区、服务区和餐厨区的表面污染样本。

3. 采集自交通工具货舱的表面污染样本。

4. 采集自交通工具产生的生活性固体废弃物和液体废弃物，以及船舶压舱水的样本。

5. 采集自集装箱内的表面污染样本，集装箱内垃圾等废弃物的样本。

6. 采集自进出境废旧物品的表面污染样本。

7. 采集自进出境动物和动物产品的样本，进境食品（包括冷冻品）的样本。

8. 采集自进出境生物材料及其制品的样本。

9. 采集自进出境个人携带行李物品的表面污染样本，个人废弃物的表面污染样本。

10. 采集自进出境货物和物品的包装物表面污染样本。

11. 采集自进出境环节传染病排查样本。

本条目“口岸区域外环境、公共场所、食品、饮用水、废弃物等样本”（物品环境样本）包括但不限于以下样本。

1. 采集自口岸区域外环境自然水体、排污口（井）的水质样本。

2. 采集自等候厅、商场、餐厅、厕所、旅馆、娱乐休闲场馆等公共场所的表面污染样本。

3. 采集自公共场所环境空气的粉尘样本。

4. 采集自公共场所空调系统的冷凝水样本。

5. 采集自餐厨用具、食品容器、食品生产加工器具的表面污染样本。

6. 采集自生、熟食品，以及预包装食品的样本。

7. 采集自市政供水管道的水质样本，非市政供水管道或储水设施的水质样本，以及桶装水水质样本。

8. 采集自生活性、生产性固体废弃物和液体废弃物的样本，经卫生处理后废弃物的样本。

物品环境样本检测名录详见表 3–10。

表 3–10 物品环境样本检测名录

检测方法	检测内容
微生物	菌落总数、大肠菌群、粪大肠菌群、霉菌和酵母计数、霍乱弧菌、沙门氏菌、大肠埃希氏菌、肠杆菌科细菌、志贺氏菌、金黄色葡萄球菌、副溶血性弧菌
理化	水：游离性余氯、pH 值、浑浊度 食品添加剂：甜蜜素、糖精钠、苯甲酸、山梨酸、脱氢乙酸、胭脂红、二氧化硫 食品品质：酸值、过氧化值

（四）适用范围和特别情形

本条目适用于物品环境样本的卫生学指标检测技术服务。

五、常见病媒生物分类检测鉴定能力的要求

（一）条目原文

8.1.2.3 应具备对采集的啮齿动物、蚤类、蚊类、蝇类、蜚蠊等病媒生物样本开展形态学分类鉴定、分子生物学鉴定，及其携带病原体检测的能力，标本的制作与保存应符合 SN/T 1876 的要求，具备鉴别本口岸常见种群以及与本口岸通航国家和地区流行的病媒生物传播传染病传播媒介的能力。

注：病媒生物标本制作与保存的要求见 SN/T 1876—2007 中第 6 章、第 7 章。

（二）依据

1.《国际卫生条例（2005）》附件 5。

2.《国境卫生检疫法实施细则》第九十七条、第九十八条。

（三）解读

本条目明确了五种病媒生物分类鉴定、病原体检测和标本制作能力要求。

1.“啮齿动物”是指鼠类，见本标准 6.1.1.2 条“鼠类”的注解。

2.“形态学分类鉴定”是指基于病媒生物外部形态、结构和特征的鉴定方法。形态学分类鉴定能够鉴定区分到“属、种”。

3.“分子生物学鉴定”是指通过分析生物体内的分子结构和序列来区分不同生物种类或个体的方法，如聚合酶链式反应（PCR）、DNA 测序、限制性片段长度多态性（RFLP）分析、DNA 条形码等方法。分子生物学分类鉴定至少能够开展传播本标准附录 A 中表 A.1 人间传染病的病原体检测通用要求的名录“病媒生物传播传染病病原体”“消化道传染病病原体”中任一种病原体的病媒生物鉴定。

4.“携带病原体”是指病媒生物体内或体表繁殖、寄生、附着的病原体或者被病原体感染的其他寄生虫。

5.“携带病原体检测”是指能够开展本标准附录 A 中表 A.1 人间传染病的病原体检测通用要求的名录“病媒生物传播传染病病原体”的检测能力，以及啮齿动物、蚤类、蚊类、蝇类、蜚蠊携带的其他常见病原体检测。

6. 制作啮齿动物、蚤类、蚊类、蝇类、蜚蠊等病媒生物标本的物种识别特征应清晰完好，标本标签符合标准要求，并具备标本保存条件。

7.“本口岸常见种群”是指通过病媒生物本底监测调查确认的在本口岸区域自然生境孳生、繁衍的病媒生物种群，常见种群指啮齿动物、蚤类、蚊类、蝇类、蜚蠊等。

本条目要求能开展口岸本底监测捕获的啮齿动物、蚤类、蚊类、蝇类、蜚蠊等本地常见病媒生物种群的鉴定，开展与本口岸通航国家和地区流行传染病传播的病媒生物（鼠种和蚊种）的形态学分类鉴定。

8.“流行的病媒生物传播传染病传播媒介”是指在常年流行的经病媒生物传播的传染病的输入性病媒生物，其中“病媒生物传播传染病”是指本标准附录 A 中表 A.1 人间传染病的病原体检测通用要求的名录“病媒生物传播传染病病原体”。“传播媒介”是指可成为上述传染病病原体传播媒介的蚊种。

（四）适用范围和特别情形

本条目病媒生物仅限啮齿动物、蚤类、蚊类、蝇类、蜚蠊。

（五）规范性引用文件

SN/T 1876—2007《医学媒介生物标本采集、制作及保存规程》。

【病媒生物标本制作与保存的要求】

病媒生物标本采集、制作和保存的要求，可参阅 SN/T 1876—2007《医学媒介生物标本采集、制作及保存规程》，病媒生物标本制作和保存的相关要点如下。

1. 标本制作。

（1）选取标本。

将采集的医学媒介生物进行简要分类计数，选取体形完整无损有代表性的医学媒介生物并进行相应的测量、称重及体表形态学描述记录后制作标本。

（2）标本制作。

根据医学媒介生物不同种类采用相应方法和技术制作标本。鉴定后将编号、种名（包括拉丁名称）、采集地点、采集日期填入标签，固定于相应部位。

参阅 SN/T 1876—2007《医学媒介生物标本采集、制作及保存规程》，鼠类标本制作见附录 A；蚤类标本制作见附录 B；蚊类标本制作见附录 C；蝇类标本制作见附录 D；蜱类标本制作见附录 E；螨类标本制作见附录 F；蜚蠊标本制作见附录 G；蠓类标本制作见附录 H；蚋类标本制作见附录 I；蛇类标本制作见附录 J。

（3）填写记录表。

每次标本制作结束后均应填写规范的记录表，做到内容全面，准确无误。

2. 标本保存。

（1）标本保存场所要求：

①标本保存场所应保持干燥、通风、阴凉、避光，避免阳光直射；

②安装空调和除湿机，做到防湿防潮；

③室内温度保持在 5 ℃～ 25 ℃，相对湿度保持在 45% ～ 55%；

④放置防腐防蛀药物，做到防霉防虫；

⑤标本柜密封良好；

⑥保持清洁，无废弃物和无关杂物。

（2）标本保存的基本要求：

①建立完整的标本档案，采集、鉴定和制作记录完整；

②按照不同类别和保存要求分别置于专门的标本盒、标本瓶、标本柜、标本架等存放容器和储物装置内保存；

③标本存放容器和储物装置应符合防潮、防蛀、防震、防尘等四防要求；

④模式标本和陈列标本应分开保存。模式标本设置专室或专柜保存，陈列标本放置在陈列展示柜或展示室。

⑤设专人管理标本，定期检查和处置标本质量问题。除非鉴定需要，标本一般不得带出标本室。

（3）鼠类固态标本和生态标本保存。

固态标本鉴定后与头骨放入同一标本盒内再放入相应的标本柜内避光干燥保存，盒内放入适量樟脑块等防霉防蛀药物保存，定期检查补充，防止霉变和虫蛀。生态标本保存同上。如发现虫蛀，可采用蒸熏剂蒸熏除虫。

（4）针插标本保存。

针插标本鉴定后插入标本盒内再放入相应的标本柜内避光干燥保存，盒内放入适量樟脑块等防霉防蛀药物保存，定期检查补充，防止霉变和虫蛀。

（5）玻片标本保存。

玻片标本放入玻片标本保存盒内，放入相应标本柜内避光干燥保存。

（6）浸泡标本保存。

放入浸泡标本柜内避光保存，定期检查，补充或更换酒精甘油或甲醛溶液等保存液，保持标本完全浸泡于保存液中。

（7）胶粘标本保存。

同针插标本保存。

六、新增或调整实验室检测和鉴定项目的要求

（一）条目原文

8.1.2.4　实验室检测和鉴定项目应满足国家卫生检疫主管部门发布的目录要求。

（二）解读

本条目规定了口岸能够根据每年海关总署发布的警示通报、文件要求、传染病专项监测任务，及时动态调整增加实验室检测鉴定项目，满足实验室技术支撑保障需求。

（三）适用范围和特别情形

本条目适用于为进出境环节或口岸卫生检疫提供技术支持的检测、鉴定技术机构。

无相应实验室检测项目所必需的实验室设施条件、关键设备或岗位人员未完成针对性专业培训的，未建立检测质量控制体系的，均被视为“不满足要求”。

七、建立检测质量管理体系的要求

（一）条目原文

8.1.3.1　实验室应建立检测质量管理体系，确保结果有效性，符合 GB/T 27025 或 CNAS-CL02 的要求，其中卫生检疫实验室结果有效性应符合 CNAS-CL01-A012 的要求；基因扩增检验实验室室内质量控制要求见《医疗机构临床基因扩增管理办法》中的附件《医疗机构临床基因扩增检验实验室工作导则》，结果有效性应符合 CNAS-CL01-A024 的要求；食品理化检测实验室的结果质量控制应符合 GB/T 27404 的要求，结果有效性符合 CNAS-CL01-A002 的要求；食品微生物检测实验室内部质量控制和外部质量评估应符合 GB/T 27405 的要求，结果有效性符合 CNAS-CL01-A001 的要求。

注：结果有效性要求见 CNAS-CL02：2012 中 5.6、GB/T 27025—2019 中 7.7、GB/T 27404—2008 中第 7 章、GB/T 27405—2008 中第 7 章、CNAS-CL01：2018 中 7.7、CNAS-CL01-A002：2020 中 7.7、CNAS-CL01-A012：2018 中 7.7、CNAS-CL01-A024：2018 中 7.7。

（二）依据

《医疗机构临床基因扩增管理办法》。

（三）解读

本条目要求建立检测质量控制体系，确保实验室检测结果有效性。

本条目中：

1.“检测质量管理体系”是指按照行业标准或规范建立检测质量管理规范性文件和质量监督计划，开展检测质量控制，及时发现问题并采取纠正措施，及制定有效的预防措施，确保检测结果的有效性。保存完整的体系运行记录，包括质量管理体系文件、质量监督计划、开展检测质量控制，以及对监控结果有效性活动进行策划、审查、分析、改进等记录。

2.“结果有效性”是指检测质量控制体系得以有效运行，检测所使用的设备、器具、试剂，检测所依据的标准、方法、流程，样品的采集、运送、存储、分类和制备，结果数据和记录均符合技术规范和判定标准的要求。

3.“卫生检疫实验室”是指为卫生检疫提供检测技术支持的实验室。卫生检疫实验室应制订实验室质量控制文件，明确其针对不同项目的质量控制方法、评价指标、质量控制品选择、质量控制频度等要求；质量控制策划应尽可能覆盖实验室的所有检测项目和检测人员，并有效实施；应规定如何对失控结果进行分析并采取相应的措施，并检查失控对之前检测结果的影响；室间质量评价（EQA）或能力验证计划应由从事日常检测工作的人员使用相同的检测系统检测。“卫生检疫实验室”包括以下实验室。

（1）医学实验室：对采集自人体的样本进行生化检测、免疫学检测、病原微生物学检测、细胞学检测等检测项目，以及进行高致病性传染病病原体、境外传染病病原体、新发传染病病原体、未知传染病病原体的检测。

（2）卫生检测实验室：对采集自食品、物品及环境的样本进行微生物检测、有害物质检测、毒素检测、污染物检测、放射性检测、药物残留检测、农药残留检测等卫生学检测项目。

（3）病媒生物检测与鉴定实验室：对采集自病媒生物的样本进行病媒生物种群鉴定、携带微生物检测，以及病媒生物防控技术研究。

4.“基因扩增检验实验室”见对本标准 8.1.5.5 条的解读。基因扩增检验实验室应制订质量控制计划，对外部质量控制活动和内部质量控制活动的实施内容、方式、责任人等作出明确的规定。其中对内部质量控制活动，计划中还应给出结果评价依据。如果检测方法中规定了内部质量控制计划和程序，包括规定限值，实验室应严格执行。检测项目获得资质认可之日起两年内，质量控制活动的实施内容应覆盖获得认可的全部项目和所有关键检测人员。

5.“食品理化检测实验室”是指采用化学分析手段和装置来从事食品、食品添加剂及食品相关产品的品质、安全检测的实验室。食品理化检测实验室对检测结果进行监控时应综合考虑检测对象、项目及参数、样品基体及检测方法等的覆盖性；检测设备技术参数应高于判定标准下限要求；监控方法应包括但不限于相关行业标准或规范所述的一种或多种；策划监控活动时，应在方案中明确每项监控活动数据分析结果可接受准则。

6.“食品微生物检测实验室”是指按照一定的检测程序和质量控制措施，确定单位样品（食品及其原料、食品添加剂、食品加工机械、食品包装材料及食品加工环境样品）中某种或某类微生物的数量或存在状况的实验室。食品微生物检测实验室针对微生物定量检测项目，定期使用有证标准物质（标准样品）进行监控或使用均匀性和稳定性满足要求的质控样品开展内部质量监控活动。针对微生物定性检测项目，应定期使用标准物质（标准样品）、质控样品、自然污染样品或用标准菌种人工污染的样品开展内部质量监控。实验室应根据工作量、人员水平、上一年度质量控制结果、能力验证结果、外部评审等情况定期进行内部质量监控活动。

（四）适用范围和特别情形

本条目适用于卫生检疫、基因扩增检验、食品理化检测、食品微生物检测等实验室的质量控制。

（五）规范性引用文件

1. GB/T 27025—2019《检测和校准实验室能力的通用要求》。

2. CNAS—CL01—A012：2018《检测和校准实验室能力认可准则在卫生检疫领域的应用说明》。

3.《医疗机构临床基因扩增管理办法》。

4. CNAS—CL01—A024：2018《检测和校准实验室能力认可准则在基因扩增检测领域的应用说明》。

5. GB/T 27404—2008《实验室质量控制规范　食品理化检测》。

6. CNAS—CL01—A002：2020《检测和校准实验室能力认可准则在化学检测领域的应用说明》。

7. GB/T 27405—2008《实验室质量控制规范　食品微生物检测》。

8. CNAS—CL01—A001：2022《检测和校准实验室能力认可准则在微生物检测领域的应用说明》。

【确保实验室检测结果有效性的要求】

所有为口岸卫生检疫提供检测技术支持的实验室应确保检测结果的有效性，结果有效性的要求可参阅 GB/T 27025—2019《检测和校准实验室能力的通用要求》或 CNAS—CL02—2012《医学实验室质量和能力认可准则》，相关要点如下。

1. 实验室具备监控结果有效性的程序，并且做到：

（1）记录检测结果数据的方式应便于发现检测过程中存在的可能影响检测结果准确性的因素，或者检测结果的异常表现；

（2）实验室应对结果有效性的监控过程进行策划和审查；

（3）监控方式包括但不限于：使用标准物质或质量控制物质；使用其他已校准能够提供可溯源结果的仪器；测量和检测设备的功能核查；适用时，使用核查或工作标准，并制作控制图；测量设备的期间核查；使用相同或不同方法重复检测或校准；留存样品的重复检测或重复校准；物品不同特性结果之间的相关性；报告结果的审查；实验室内比对；盲样测试。

2. 具备条件时，实验室应通过与其他实验室进行结果比对来监控能力水平。

（1）监控应予以策划和审查。

（2）结果比对的措施包括但不限于列出的一种或两种：参加能力验证（满足 GB/T 27043 要求的能力验证提供者被认为是有能力的）；参加除能力验证之外的实验室间比对。

3. 实验室应分析监控活动的数据用于控制实验室活动，适用时实施改进。如果发现监控活动数据分析结果超出预定的准则，应采取适当措施以避免报告不正确。

【确保卫生检疫实验室结果有效性的要求】

为卫生检疫提供检测技术支持的医学实验室、卫生检测实验室、病媒生物检测与鉴定实验室应确保检测结果的有效性，结果有效性的要求可参阅 CNAS-CL01-A012：2018《检测和校准实验室能力认可准则在卫生检疫领域的应用说明》，相关要点如下。

1. 实验室应制定室内质量控制的文件，文件应符合行业规范的要求，针对不同项目应明确其质控方法、评价指标、质控品选择、质控频度等要求。

2. 实验室应依据室内质量控制文件的规定进行质量控制策划，策划应尽可能覆盖实验室的所有检测项目和检测人员，并有效实施。

3. 实验室应规定如何对失控结果进行分析并采取相应的措施，并检查失控对之前检测结果的影响。

4. 标准物质或质量控制物质等质控品的类型、浓度和检测频度应符合专业要求。

5. 使用核查或工作标准，并制作控制图时，应通过实际检测，确定质控品的均值和标准差；更换不同批号质控品时，应进行平行测定，获得满足要求的数据后，重新确定新批号质控品的均值和标准差。质控图应包括质控品、质控结果和检测项目等完整信息，达到可以追溯。

6. 室间质评或能力验证计划应由从事日常检测工作的人员使用相同的检测系统检测。

【基因扩增检验实验室室内质量控制要求】

《医疗机构临床基因扩增管理办法》（节选）

第三章　实验室质量管理

第十二条　医疗机构经省级卫生行政部门临床基因扩增检验项目登记后，方可开展临床基因扩增检验工作。

第十三条 医疗机构临床基因扩增检验实验室应当按照《医疗机构临床基因扩增检验工作导则》，开展临床基因扩增检验工作。

第十四条 医疗机构临床基因扩增检验实验室人员应当经省级以上卫生行政部门指定机构技术培训合格后，方可从事临床基因扩增检验工作。

第十五条 医疗机构临床基因扩增检验实验室应当按照《医疗机构临床基因扩增检验工作导则》开展实验室室内质量控制，参加卫生部临床检验中心或指定机构组织的实验室室间质量评价。卫生部临床检验中心或指定机构应当将室间质量评价结果及时通报医疗机构和相应省级卫生行政部门。

【确保基因扩增检验实验室检测结果有效性的要求】

为卫生检疫提供基因扩增检验技术支持的实验室检测结果应确保有效，结果有效性的要求可参阅 CNAS—CL01—A024：2018《检测和校准实验室能力认可准则在基因扩增检测领域的应用说明》，相关要点如下。

1. 实验室具备质量控制计划：

（1）对外部质量控制和内部质量控制活动的实施内容、方式、责任人等作出明确的规定；

（2）对内部质量控制活动应给出结果评价依据。

2. 实验室应严格执行检测方法中规定的内部质量控制计划和程序，包括规定限值。

3. 检测项目获得资质认可之日起两年内，质量控制活动的实施内容应覆盖获得认可的全部项目和所有关键检测人员。

【食品理化检测实验室结果质量控制的要求】

为口岸卫生检疫提供检测技术支持的食品理化检测实验室应采取检测结果质量控制措施，质量控制要求可参阅 GB/T 27404—2008《实验室质量控制规范食品理化检测》，相关要点如下。

1. 内部质量控制。

（1）实验室应制定测试结果质量控制程序，明确内部质量控制的内容、方式和要求。

（2）随同样品测试做空白试验：

①若空白值在控制限内可忽略不计；

②若空白值比较稳定，可进行 N 次重复测定空白值，计算出空白值的平均值，在样品测定值中扣除；

③若空白值明显超过正常值，则表明测试过程有严重沾污，样品测定结果不可靠。

（3）随同样品测试做控制样品的测定，用统计方法对控制样品的测定结果进行评价。

①控制样品一般包括：在样品（该样品中被测组分的含量相对加标量可以忽略不计，

或者已知其含量）中加入已知量的标准物质，成为加标样品；选用与被测样品基体相同或相近的实物标准样。

②控制样品中被测组分的含量应与被测样品相近，若被测样品为未检出，则控制样品中被测组分的含量应在方法测定低限附近。

③控制样品测定结果的回收率应符合要求。

④绘制质量控制图，观察测试工作的稳定性、系统偏差及其趋势，及时发现异常现象。

（4）实验室应根据实际工作的需要制定内部比对试验计划，计划应尽可能覆盖所有常规项目和全体检测人员。应对比对试验的结果进行汇总、分析和评价，判断是否满足对检测有效性和结果准确性的质量控制要求，采取相应的改进措施。

比对试验的具体方式有：使用标准物质或实物标样比对，保留样品的重复试验，不同人员用相同方法对同一样品的测试，不同方法对同一样品的测试，某样品不同特性结果的相关性分析。

2. 外部质量控制。

（1）实验室应参加国内外实验室认可机构组织的能力验证活动和实验室主管机构组织的比对活动，参加国际、国内同行间的实验室比对试验。

（2）外部质量控制活动一般有：中国合格评定国家认可中心（CNAS）、亚太地区实验室认可协会（APLAC）等实验室认可机构组织的能力验证，国际专业技术协会组织的协同试验，国内行业主管部门组织的能力验证，能力验证提供者组织的能力验证试验，与其他同行实验室进行分割样品（子样）的比对试验，与其他同行实验室进行标准溶液的比对试验。

（3）实验室完成试验，及时递交试验结果和相关记录。

（4）应根据外部评审、能力验证、考核、比对等结果来评估本实验室的工作质量并采取相应的改进措施。

【食品微生物检测实验室质量控制要求】

为口岸卫生检疫提供检测技术支持的食品微生物检测实验室应采取质量控制措施，质量控制要求可参阅 GB/T 27405—2008《实验室质量控制规范　食品微生物检测》，相关要点如下：

1. 内部质量控制。

（1）内部质量控制是由实验室对其所承担工作进行连续评估的所有程序组成，其主要目的是确保每个工作日检测结果的连贯性及其与特定标准的一致性。

（2）实验室应制定周期性检查程序以证实检测可变性（例如检测者之间的差异和设备或材料之差异等）处于控制之下，该程序应覆盖实验室的所有检测项目和所用检测人员。

该程序应包括但不限于：使用添加已知水平的标准培养物（包括目标微生物和背景微生物）的样品；使用标准物质（包括能力验证样品）；平行试验；检测结果的平行评估。

这些检查的时间间隔受到检验程序和实际检测次数影响。建议将实际检测与内部质量控制结合起来，以便监控试验操作。

（3）对很少开展的检测项目，适合于通过一个与检测同时进行的验证程序进行质量控制。

2. 外部质量评估。

（1）实验室应尽可能参加与其检测范围相关的外部质量评估计划（如能力验证）和实验间比对试验。

（2）实验室使用外部质量评估计划不仅可评定检测结果的偏差，还可以检查整个质量管理体系的有效性。

【确保食品微生物检测实验室结果有效性的要求】

为口岸卫生检疫提供检测技术支持的食品微生物检测实验室应确保检测结果的有效性，可参阅 CNAS—CL01—A001：2022《检测和校准实验室能力认可准则在微生物检测领域的应用说明》，具体要求如下：

1. 实验室应制订质量控制计划，对内部质量控制活动的实施内容、方式、责任人作出明确规定；对内部质量控制活动，计划中还应给出结果评价依据。质量控制计划应尽可能覆盖实验室的所有检测项目和所有检测人员。

2. 针对微生物定量检测项目，应定期使用有证标准物质 / 标准样品进行监控，或使用均匀性和稳定性满足要求的质控样品开展内部质量监控活动。针对微生物定性检测项目，应定期使用标准物质、标准样品、质控样品、自然污染样品或用标准菌种人工污染的样品开展内部质量监控。实验室应根据工作量、人员水平、上一年度质量控制结果、能力验证结果、外部评审等情况对定期作出明确规定，必要时，可调整质量监控活动的频次和方式。

3. 在实施人员比对、设备比对和方法比对时，要选取均匀性和稳定性符合要求的样品进行。

八、实验室检测人员的能力要求

（一）条目原文

8.1.3.2　与实验活动相关的人员应经过生物安全培训，并考核合格，熟悉技术操作规范。实验室应每年制定人员岗位技术能力年度培训及监督计划并实施，维持实验人员的检测、鉴定能力。

（二）依据

《国境卫生检疫法》第四十三条。

（三）解读

本条要求实验室检测岗位人员具备检测鉴定技术和生物安全防护能力。

本条目“与实验活动相关的人员”包括检测鉴定、试剂管理、废弃物处置、安全管理等岗位人员。

“考核合格”是指参加外部培训获得相关合格证明（如病原微生物实验室生物安全培训合格证书、特种设备（高压蒸汽灭菌锅）安全管理和作业人员证）；参加由实验室自行组织的各类培训，经考核确认掌握相关理论知识、操作规范和流程。

（四）适用范围和特别情形

本条目适用于生物安全培训、检测鉴定技术培训的通用要求。

1. 相关岗位人员参加国家、省市级或专业实验室等专业技术机构组织的生物安全培训，熟练掌握生物安全个人防护操作要点，并经考核取得合格证书。

2. 实验人员（检测鉴定技术岗位）人员应按照计划每年参加实验室组织的检测鉴定岗位技术能力培训，经确认持续具备检测鉴定技术能力。

（五）规范性引用文件

GB/T 27025—2019《检测和校准实验室能力的通用要求》。

【实验活动相关人员能力培训要求】

实验活动相关人员的能力培训要求，可参阅 GB/T 27025—2019《检测和校准实验室能力的通用要求》，要点如下：

所有可能影响实验室活动的人员，无论是内部人员还是外部人员均应行为公正、有能力并按照实验室管理体系的要求进行工作。实验室应将影响实验室活动结果的各职能的能力要求形成文件，包括对教育、资格、培训、技术知识、技能和经验的要求。实验室应确保人员具备开展其负责的实验室活动的能力，以及评估偏离影响程度的能力。实验室管理层应向实验室人员传达其职责和权限。

实验室应制定确定能力要求和人员选择、培训、监督、授权、能力监控这些活动的程序，并保存相关记录。

实验室应授权人员从事特定的实验室活动，包括但不限于：开发、修改、验证和确认方法；分析结果，包括符合性声明或意见和解释；报告、审查和批准结果。

九、实验室检测项目能力的要求

（一）条目原文

8.1.3.3　实验室应参加专业机构组织的检测项目能力验证、室间质评或室间比对。

（二）解读

本条目通过规定实验室参加专业技术能力验证活动来考核、监督和确认实验室具备相应检测项目的能力，从而确保实验室保持较高的检测、鉴定水平。

本条目要求实验室对已开展的检测、鉴定项目应参加专业机构组织的检测项目能力验证、室间质评或室间比对等任一技术能力验证活动，并获得能力确认。

本条目中：

1.“专业机构”是指中国合格评定国家认可委员会（CNAS）能力验证提供者、室间质评提供者，以及检测项目 CNAS 认可实验室等。

2.“能力验证”是指评价一个实验室有无开展某项检验检测活动和出具合法、有效的检验检测报告的能力，确保实验室的运行满足检测质量管理的要求。

3.“室间质评”是指利用实验室间比对，按照预先制定的准则来评价实验室的检测能力。室间质评等同于能力验证。

4.“室间比对”是指按照预先规定的条件，由两个或多个实验室对相同或类似的样品进行测量或检测的组织、实施和评价。

（三）适用范围和特别情形

本条目适用于为进出境环节或口岸区域卫生检疫提供技术支持的检测、鉴定技术机构。

本条目不适用于未开展的实验室检测鉴定项目。

十、实验室生物安全管理的要求

（一）条目原文

8.1.4　应确立与检测项目生物安全风险相适应的实验室生物安全防护等级，并建立实验室生物安全管理体系，符合 GB 19489 或 WS 233 的要求。

（二）依据

1.《生物安全法》第四十五条。

2.《病原微生物实验室生物安全管理条例》第十八条、第三十一条。

（三）解读

本条目要求实验室检验检测活动应满足生物安全管理要求。

实验室生物安全防护等级分为四级，实验室在开展项目检验检测活动时，应根据国家卫健委公布的“人间传染的病原微生物目录”或农业农村部发布的“一、二、三类动物疫病病种名录”中人畜共患病病原体相应的各类实验活动生物安全等级要求，在相应级别的生物安全实验室进行相关实验活动，其中高致病性病原微生物实验活动需在生物安全等级为三级及以上级别的实验室进行。根据病原微生物的传染性、感染后对个体或者群体的危害程度，将病原微生物划分为四类，其中第一类病原微生物和第二类病原微生物统称为高致病性病原微生物。

本条目“生物安全管理体系”是指建立实验室准入、操作规范（记录表格）、个人防护、健康监护、消毒效果评价、菌毒种保管、废弃物处理、意外事件处置、生物安全风险评估等制度规范和程序文件；明确生物安全总负责人，设置各层级生物安全监督管理岗位、职责和人员；建立生物安全监督检查制度；维持生物安全管理体系有效运行和持续改进。

（四）适用范围和特别情形

本条目适用于为进出境环节或口岸区域卫生检疫提供技术支持的检测、鉴定技术机构。

（五）规范性引用文件

1. GB 19489—2008《实验室　生物安全通用要求》。

2. WS 233—2017《病原微生物实验室生物安全通用准则》。

【实验室生物安全管理要求】

卫生检疫实验室、病原微生物检测实验室的生物安全管理要求，应符合 GB 19489—2008《实验室　生物安全通用要求》或 WS 233—2017《病原微生物实验室生物安全通用准则》，具体要求如下。

1. 病原微生物危害程度分类。

根据病原微生物的传染性、感染后对个体或者群体的危害程度，将病原微生物分为四类：第一类病原微生物，是指能够引起人类或者动物非常严重疾病的微生物，以及我国尚未发现或者已经宣布消灭的微生物；第二类病原微生物，是指能够引起人类或者动物严重疾病，比较容易直接或者间接在人与人、动物与人、动物与动物间传播的微生物；第三类病原微生物，是指能够引起人类或者动物疾病，但一般情况下对人、动物或者环境不构成严重危害，传播风险有限，实验室感染后很少引起严重疾病，并且具备有效治疗和预防措施的微生物；第四类病原微生物，是指在通常情况下不会引起人类或者动物疾病的微生物。其中，第一类、第二类病原微生物统称为高致病性病原微生物。

2. 实验室生物安全防护水平分级。

（1）根据病原微生物的危害程度，对所操作生物因子采取的不同等级的防护措施，依据国家相关规定，将实验室生物安全防护水平分为一级、二级、三级和四级，一级防护水平最低，四级防护水平最高，分别适用于第四类到第一类病原微生物的防护。

（2）以 BSL-1、BSL-2、BSL-3、BSL-4（Bio-Safety Level，BSL）表示仅从事体外操作的实验室的相应生物安全防护水平。

（3）以 ABSL-1、ABSL-2、ABSL-3、ABSL-4（Animal Bio-Safety Level，ABSL）表示包括从事动物活体操作的实验室的相应生物安全防护水平。

3. 实验室分类。

根据实验活动的差异、采用的个体防护装备和基础隔离设施的不同，实验室分为以下五类。

（1）操作通常认为非经空气传播致病性生物因子的实验室。

（2）可有效利用安全隔离装置（如Ⅱ级生物安全柜）操作常规量经空气传播致病性生物因子的实验室。

（3）不能有效利用安全隔离装置操作常规量经空气传播致病性生物因子的实验室。

（4）利用具有生命支持系统的正压服操作常规量经空气传播致病性生物因子的实验室。

（5）利用具有Ⅲ级生物安全柜操作常规量经空气传播致病性生物因子的实验室。

4. 实验室生物安全管理要求。

（1）管理体系。

实验室设立单位应有明确的法律地位，生物安全三级、四级实验室应具有从事相关活动的资格。

实验室的设立单位应负责组织专家对实验室的设立和运行进行监督、咨询、指导、评估（包括实验室运行的生物安全风险评估和实验室生物安全事故的处置）。

实验室设立单位的法定代表人负责本单位实验室的生物安全管理，建立生物安全管理体系，落实生物安全管理责任部门或责任人；定期召开生物安全管理会议，对实验室生物安全相关的重大事项做出决策；批准和发布实验室生物安全管理体系文件。

实验室生物安全管理责任部门负责组织制定和修订实验室生物安全管理体系文件；对实验项目进行审查和风险控制措施的评估；负责实验室工作人员的健康监测的管理；组织生物安全培训与考核，并评估培训效果；监督生物安全管理体系的运行落实。

实验室负责人为实验室生物安全第一责任人，全面负责实验室生物安全工作。负责实验项目计划、方案和操作规程的审查；决定并授权人员进入实验室；负责实验室活动的管理；纠正违规行为并有权做出停止实验的决定。指定生物安全负责人，赋予其监督所有活动的职责和权力，包括制定、维持、监督实验室安全计划的责任，阻止不安全行为或活动的权力。

与实验室生物安全管理有关的关键职位均应指定职务代理人。

（2）人员管理。

实验室应配备足够的人力资源以满足实验室生物安全管理体系的有效运行，并明确相关部门和人员的职责。

实验室管理人员和工作人员应熟悉生物安全相关政策、法律、法规和技术规范，有适合的教育背景、工作经历，经过专业培训，能胜任所承担的工作；实验室管理人员还应具有评价、纠正和处置违反安全规定行为的能力。

实验室应建立工作人员准入及上岗考核制度，所有与实验活动相关的人员均应经过培训，经考核合格后取得相应的上岗资质；动物实验人员应持有有效实验动物上岗证及所从事动物实验操作专业培训证明。

实验室或者实验室的设立单位应每年定期对工作人员培训（包括岗前培训和在岗培训），并对培训效果进行评估。

从事高致病性病原微生物实验活动的人员应每半年进行一次培训，并记录培训及考核情况。

实验室应保证工作人员充分认识和理解所从事实验活动的风险，必要时，应签署知情承诺书。

实验室工作人员应在身体状况良好的情况下进入实验区工作。若出现疾病、疲劳或其他不宜进行实验活动的情况，不应进入实验区。

实验室设立单位应定期组织工作人员体检，并进行健康评估，必要时，应进行预防接种。

实验室工作人员出现与其实验活动相关的感染临床症状或者体征时，实验室负责人应及时向上级主管部门和负责人报告，立即启动实验室感染应急预案。由专车、专人陪同前往定点医疗机构就诊。并向就诊医院告知其所接触病原微生物的种类和危害程度。

实验室应建立实验室人员（包括实验、管理和维保人员）的技术档案、健康档案和培训档案，定期评估实验室人员承担相应工作任务的能力；临时参与实验活动的外单位人员应有相应记录。

实验室人员的健康档案应包括但不限于：岗位风险说明及知情承诺书（必要时），本底血清样本或特定病原的免疫功能相关记录，预防免疫记录（适用时），健康体检报告，职业感染和职业禁忌症等资料，与实验室安全相关的意外事件、事故报告等。

（3）菌（毒）种及感染性样本的管理。

实验室菌（毒）种及感染性样本保存、使用管理，应依据国家生物安全的有关法规，制定选择、购买、采集、包装、运输、转运、接收、查验、使用、处置和保藏的政策和程序。

实验室应有两名工作人员负责菌（毒）种及感染性样本的管理。

实验室应具备菌（毒）种及感染性样本适宜的保存区域和设备。

保存区域应有消防、防盗、监控、报警、通风和温湿度监测与控制等设施；保存设备应有防盗和温度监测与控制措施。高致病性病原微生物菌（毒）种及感染性样本的保存应实行双人双锁。

保存区域应有菌（毒）种及感染性样本检查、交接、包装的场所和生物安全柜等设备。

保存菌（毒）种及感染性样本容器的材质、质量应符合安全要求，不易破碎、爆裂、泄漏。

保存容器上应有牢固的标签或标识，标明菌（毒）种及感染性样本的编号、日期等信息。

菌（毒）种及感染性样本在使用过程中应有专人负责，入库、出库及销毁应记录并存档。

实验室应当将在研究、教学、检测、诊断、生产等实验活动中获得的有保存价值的各类菌（毒）种或感染性样本送交保藏机构进行鉴定和保藏。

高致病性病原微生物相关实验活动结束后，应当在6个月内将菌（毒）种或感染性样本就地销毁或者送交保藏机构保藏。

销毁高致病性病原微生物菌（毒）种或感染性样本时应采用安全可靠的方法，并应当对所用方法进行可靠性验证。销毁工作应当在与拟销毁菌（毒）种相适应的生物安全实验室内进行，由两人共同操作，并应当对销毁过程进行严格监督和记录。

病原微生物菌（毒）种或感染性样本的保存应符合国家有关保密要求。

（4）设施和设备运行维护管理。

实验室应有对设施和设备（包括个体防护装备）管理的政策和运行维护保养程序，包括设施和设备性能指标的监控、日常巡检、安全检查、定期校准和检定、定期维护保养等。

实验室设施和设备性能指标应达到国家相关标准的要求和实验室使用的要求。

设施和设备应由经过授权的人员操作和维护。

设施和设备维护、修理、报废等需移出实验室，移出前应先进行消毒去污染。

如果使用防护口罩、防护面罩等个体呼吸防护装备，应做个体适配性测试。

实验室应依据制造商的建议和使用说明书使用和维护实验室设施和设备，说明书应便于有关人员查阅。

实验室应在设备显著部位标示其唯一编号、校准或验证日期、下次校准或验证日期、准用或停用状态。

实验室应建立设施和设备档案，内容应包括但不限于以下几点：制造商名称、型式标识、系列号或其他唯一性标识；验收标准及验收记录；接收日期和启用日期；接收时的状态（新品、使用过、修复过）；当前位置；制造商的使用说明或其存放处；维护记录和年度维护计划；校准（验证）记录和校准（验证）计划；任何损坏、故障、改装或修理记录；服务合同；预计更换日期或使用寿命；安全检查记录。

实验室所有设备、仪器，未经实验室负责人许可不得擅自移动。

实验室内的所有物品（包括仪器设备和实验室产品等），应经过消毒处理后方可移出该实验室。

实验室应在电力供应有保障、设施和设备运转正常情况下使用。

实验室应实时监测实验室通风系统过滤器阻力，当影响到实验室正常运行时应及时更换。

生物安全柜、压力蒸汽灭菌器、动物隔离设备等应由具备相应资质的机构按照相应的检测规程进行检定。实验室应有专门的程序对服务机构及其服务进行评估并备案。

高效空气过滤器应由经过培训的专业人员进行更换，更换前应进行原位消毒，确认消毒合格后，按标准操作流程进行更换。新高效空气过滤器，应进行检漏，确认合格后方可使用。

工作人员应根据实验室的使用情况对防护区进行消毒。

如安装紫外灯，应定期监测紫外灯的辐射强度。

应定期对压力蒸汽灭菌器等消毒、灭菌设备进行效果监测与验证。

（5）实验室活动的管理。

实验活动应依法开展，并符合有关主管部门的相关规定。

实验室的设立单位及其主管部门负责实验室日常活动的管理，承担建立健全安全管理的制度，检查、维护实验设施、设备，控制实验室感染的职责。

实验室应有计划、申请、批准、实施、监督和评估实验活动的制度和程序。

实验活动应在与其防护级别相适应的生物安全实验室内开展。

二级生物安全实验室应当向设区的市级人民政府卫生健康主管部门备案；三级和四级生物安全实验室应当通过实验室国家认可，并向所在地的县（区）级人民政府环境保护主管部门和公安部门备案。

三级和四级生物安全实验室从事高致病性病原微生物实验活动，应取得国家卫生健康行政主管部门颁发的高致病性病原微生物实验室资格证书。

取得高致病性病原微生物实验室资格证书的三级和四级生物安全实验室需要从事某种高致病性病原微生物或者疑似高致病性病原微生物实验活动的，还应当报省级以上卫生健康行政主管部门批准。

二级生物安全实验室从事高致病性病原微生物实验室活动除应满足“人间传染的病原微生物目录”对实验室防护级别的要求外还应向省级卫生健康行政主管部门申请。

实验室使用我国境内未曾发现的高致病性病原微生物菌（毒）种或样本和已经消灭的病原微生物菌（毒）种或样本、“人间传染的病原微生物目录”规定的第一类病原微生物菌（毒）种或样本，或国家卫生健康行政主管部门规定的其他菌（毒）种或样本，应当经国家卫生健康行政主管部门批准；使用其他高致病性菌（毒）种或样本，应当经省级人民政府卫生健康行政主管部门批准；使用第三、四类病原微生物菌（毒）种或样本，应当经实验室所在法人机构批准。

实验活动应当严格按照实验室技术规范、操作规程进行。实验室负责人应当指定专人监督检查实验活动。

从事高致病性病原微生物相关实验活动应当有两名以上的工作人员共同进行。从事高致病性病原微生物相关实验活动的实验室工作人员或者其他有关人员，应当经实验室负责人批准。

在同一个实验室的同一个独立安全区域内，只能同时从事一种高致病性病原微生物的相关实验活动。

实验室应当建立实验档案，记录实验室使用情况和安全监督情况。实验室从事高致病性病原微生物相关实验活动的实验档案保存期不得少于 20 年。

（6）生物安全监督检查。

实验室的设立单位及其主管部门应当加强对实验室日常活动的管理，定期对有关生物安全规定的落实情况进行检查。

实验室应建立日常监督、定期自查和管理评审制度，及时消除隐患，以保证实验室生物安全管理体系有效运行，每年应至少系统性地检查一次，对关键控制点可根据风险评估报告适当增加检查频率。

实验室应制定监督检查计划，应将高致病性病原微生物菌（毒）种和样本的操作、菌（毒）种及样本保管、实验室操作规范、实验室行为规范、废物处理等作为监督的重点，同时检查风险控制措施的有效性，包括对实验人员的操作、设备的使用、新方法的引入以及大量样本检测等内容。

对实验活动进行不定期监督检查，对影响安全的主要要素进行核查，以确保生物安全管理体系运行的有效性。

实验室监督检查的内容包括但不限于以下几点：病原微生物菌（毒）种和样本操作的规范性，菌（毒）种及样本保管的安全性，设施和设备的功能和状态，报警系统的功能和状态，应急装备的功能及状态，消防装备的功能及状态，危险物品的使用及存放安全，废物处理及处置的安全，人员能力及健康状态，安全计划的实施，实验室活动的运行状态，不符合规定操作的及时纠正，所需资源是否满足工作要求，监督检查发现问题的整改情况。

为保证实验室生物安全监督检查工作的质量，应依据事先制定适用于不同工作领域的核查表实施。

当发现不符合规定的工作、发生事件或事故时，应立即查找原因并评估后果；必要时，停止工作。在监督检查过程中发现的问题要立即采取纠正措施，并监控所取得的效果，以确保所发现的问题得以有效解决。

（7）消毒和灭菌。

实验室应根据操作的病原微生物种类、污染的对象和污染程度等选择适宜的消毒和灭菌方法，以确保消毒效果。

实验室根据菌（毒）种、生物样本及其他感染性材料和污染物，可选用压力蒸汽灭菌方法或有效的化学消毒剂处理。实验室按规定要求做好消毒与灭菌效果监测。

实验使用过的防护服、一次性口罩、手套等应选用压力蒸汽灭菌方法处理。

医疗废物等应经压力蒸汽灭菌方法处理后再按相关实验室废物处置方法处理。

动物笼具可经化学消毒或压力蒸汽灭菌处理，局部可用消毒剂擦拭消毒。

实验仪器设备污染后可用消毒液擦拭消毒。必要时，可用环氧乙烷、甲醛熏蒸消毒。

生物安全柜、工作台面等在每次实验前后可用消毒液擦拭消毒。

污染地面可用消毒剂喷洒或擦拭消毒。

感染性物质等溢洒后，应立即使用有效消毒剂处理。

实验人员需要进行手消毒时，应使用消毒剂擦拭或浸泡消毒，再用肥皂洗手、流水冲洗。

选用的消毒剂、消毒器械应符合国家相关规定。

实验室应确保消毒液的有效使用，应监测其浓度，应标注配制日期、有效期及配制人等。

实施消毒的工作人员应佩戴个体防护装备。

（8）实验废物处置。

实验室废物处理和处置的管理应符合国家或地方法规和标准的要求。

实验室废物处置应由专人负责。

实验室废物的处置应符合《医疗废物管理条例》的规定。实验室废物的最终处置应交由经当地环保部门资质认定的医疗废物处理单位集中处置。

实验室废物的处置应有书面记录，并存档。

（9）实验室感染性物质运输。

实验室应制定感染性及潜在感染性物质运输的规定和程序，包括在实验室内传递、实验室所在机构内部转运及机构外部的运输，应符合国家和国际规定的要求。感染性物质的国际运输还应依据并遵守国家出入境的相关规定。

实验室应确保具有运输资质和能力的人员负责感染性及潜在感染性物质运输。

感染性及潜在感染性物质运输应以确保其属性、防止人员感染及环境污染的方式进行，并有可靠的安保措施。必要时，在运输过程中应备有个体防护装备及有效消毒剂。

感染性及潜在感染性物质应置于被证实和批准的具有防渗漏、防溢洒的容器中运输。

机构外部的运输，应按照国家、国际规定及标准使用具有防渗漏、防溢洒、防水、防破损、防外泄、耐高温、耐高压的三层包装系统，并应有规范的生物危险标签、标识、警告用语和提示用语等。

应建立并维持感染性及潜在感染性物质运输交接程序，交接文件至少包括其名称、性质、数量、交接时包装的状态、交接人、收发交接时间和地点等，确保运输过程可追溯。

感染性及潜在感染性物质的包装以及开启，应当在符合生物安全规定的场所中进行。运输前后均应检查包装的完整性，并核对感染性及潜在感染性物质的数量。

高致病性病原微生物菌（毒）种或样本的运输，应当按照国家有关规定进行审批。地面运输应有专人护送，护送人员不得少于两人。

应建立感染性及潜在感染性物质运输应急预案。运输过程中被盗、被抢、丢失、泄漏的，承运单位、护送人应当立即采取必要的处理和控制措施，并按规定向有关部门报告。

（10）应急预案和意外事故的处置。

实验室应制定应急预案和意外事故的处置程序，包括生物性、化学性、物理性、放射性等意外事故，以及火灾、水灾、冰冻、地震或人为破坏等突发紧急情况等。

应急预案应至少包括组织机构、应急原则、人员职责、应急通讯、个体防护、应对程序、应急设备、撤离计划和路线、污染源隔离和消毒、人员隔离和救治、现场隔离和控制、风险沟通等内容。

在制定的应急预案中应包括消防人员和其他紧急救助人员。在发生自然灾害时，应向救助人员告知实验室建筑内和（或）附近建筑物的潜在风险，只有在受过训练的实验室工作人员的陪同下，其他人员才能进入相关区域。

应急预案应得到实验室设立单位管理层批准。实验室负责人应定期组织对预案进行评审和更新。

从事高致病性病原微生物相关实验活动的实验室制定的实验室感染应急预案应向所在地的省、自治区、直辖市卫生主管部门备案。

实验室应对所有人员进行培训，确保人员熟悉应急预案。每年应至少组织所有实验室人员进行一次演练。

实验室应根据相关法规建立实验室事故报告制度。

实验室发生意外事故，工作人员应按照应急预案迅速采取控制措施，同时应按制度及时报告，任何人员不得瞒报。

事故现场紧急处理后，应及时记录事故发生过程和现场处置情况。

实验室负责人应及时对事故作出危害评估并提出下一步对策。对事故经过和事故原因、责任进行调查分析，形成书面报告。报告应包括事故的详细描述、原因分析、影响范围、预防类似事件发生的建议及改进措施。所有事故报告应形成档案文件并存档。

事故报告应经所在机构管理层、生物安全专家组评估。

（11）实验室生物安全保障。

实验室设立单位应建立健全安全保卫制度，采取有效的安全措施，以防病原微生物菌（毒）种及样本丢失、被窃、滥用、误用或有意释放。实验室发生高致病性病原微生物菌（毒）种或样本被盗、被抢、丢失、泄漏的，应当依照相关规定及时进行报告。

实验室设立单位根据实验室工作内容以及具体情况，进行风险评估，制定生物安全保障规划，进行安全保障培训；调查并纠正实验室生物安全保障工作中的违规情况。

从事高致病性病原微生物相关实验活动的实验室应向当地公安机关备案，接受公安机关对实验室安全保卫工作的监督指导。

实验室应建立高致病性病原微生物实验活动的相关人员综合评估制度，考察上述人员在专业技能、身心健康状况等方面是否胜任相关工作。

实验室建立严格的实验室人员出入管理制度。

适用时，实验室应按照国家有关规定建立相应的保密制度。

十一、实验室设施和设备配置的要求

（一）条目原文

8.1.5.1　实验室应配置开展检测、鉴定活动所需的设施、设备，每年制订设备维护、保养计划，开展检定和计量等工作，保持设施和设备正常运行。

（二）解读

本条目规定了实验室应根据不同实验室类型、特点，以及检测鉴定实验活动需求来配置相应的设施环境和仪器设备。

本条目中：

1.“设施和设备正常运行”是指根据实验室检测质量管理体系要求常态化监测设施环境条件和仪器设备性能状态是否适合实验室检测鉴定活动，不应对检测鉴定结果产生不利影响，以确保检测鉴定结果的准确性和有效性，具体要求如下：

（1）检测设备及其软件应达到要求的准确度，并符合检测相应的规范要求；

（2）对结果有重要影响的仪器的关键量或值，应制定仪器计量计划并实施；

（3）检测设备在投入服务前应进行计量或核查，以证实其能够满足实验室的规范要求和相应的标准规范；

（4）关键生物安全设备应制订年度计量计划并实施，以证实其能够满足生物安全性能要求。

2.“计量”是指以技术和法制手段保证量值准确、单位统一的测量活动，包括检定和校准。

3.“检定”是指查明和确认计量器具是否符合法定要求的程序。检定必须是由法定计量检定机构或授权的计量检定机构执行。

4.“校准”是指在规定条件下，为确定计量器具示值误差的一组操作，这里测量标准提供的量值与相应示值都具有测量不确定度。校准的方式可以采用实验室自校、外校，或自校加外校相结合的方式进行。

列入国家实施强制管理的计量器具目录且监管方式为“强制检定”和“型式批准、强制检定”的工作计量设备器具，使用中应按规定实施强制检定，其他工作计量器具使用者可自行选择非强制检定或者校准的方式，保证量值准确。

列入国家特种设备目录的特种设备应按规定定期实施检验、检测。

（三）适用范围和特别情形

本条目适用于为进出境环节或口岸区域卫生检疫提供本标准 8.1.1 条所述的技术支持的检测、鉴定技术机构。

本条目适用于实验室的平面布局设计、设施和设备配置以及维护保养。

（四）规范性引用文件

GB/T 27025—2019《检测和校准实验室能力的通用要求》。

【实验室设备的校准要求】

1. 实验室使用永久控制以外的设备时，应确保满足 GB 27025—2019《检测和校准实验室能力的通用要求》对设备的要求。

2. 实验室应有处理、运输、储存、使用和按计划维护设备的程序，以确保其功能正常并防止污染或性能退化。

3. 在下列情况下，测量设备应进行校准：

（1）当测量准确度或测量不确定度影响报告结果的有效性；和（或）

（2）为建立报告结果的计量溯源性，要求对设备进行校准。

注：影响报告结果有效性的设备类型可包括：

（1）用于直接测量被测量的设备，例如使用天平测量质量；

（2）用于修正测量值的设备，例如温度测量；

（3）用于从多个量计算获得测量结果的设备。

4. 实验室应制定校准方案，并应进行复核和必要的调整，以保持对校准状态的信心。

十二、医学实验室设施和设备的要求

（一）条目原文

8.1.5.2　医学实验室应为生物安全二级及以上实验室，设施技术规范符合 GB 50346 的要求，设备生物安全性能符合 RB/T 199 的要求，具备样本处理、样本储存、主实验室的缓冲，以及自控、洗消、更衣等功能区域。

注：设备生物安全性能的要求见 RB/T 199—2005 中第 4 章。

（二）解读

本条目要求具有符合生物安全要求的医学实验室，“医学实验室”见本标准 8.1.3.1 条的解读。

医学实验室生物安全等级应为经过备案的生物安全二级实验室或 CNAS 认可的生物安全等级为二级及以上的实验室。

关键设备生物安全性能检测要求包括：

1. 生物安全柜应在安装后投入使用前（包括生物安全柜被移动位置后）、更换高效空气过滤器或内部部件维修后、年度的维护检测等时机进行安全性能检测，并对检测结果进行评价。

2. 压力蒸汽灭菌器应在安装后投入使用前、更换内部部件维修后、年度维护等时机进行安全性能检测，现场检测的项目至少应包括灭菌效果、压力表和安全阀、温度传感器和压力传感器等，并对检测结果进行评价。

（三）适用范围和特别情形

本条目适用于为进出境环节或口岸区域卫生检疫提供技术支持的医学实验室。

（四）规范性引用文件

1. GB 50346—2011《生物安全实验室建筑技术规范》。

2. RB/T 199—2015《实验室设备生物安全性能评价技术规范》。

【医学实验室设施生物安全要求】

GB 50346—2011《生物安全实验室建筑技术规范》（节选）

3.3　生物安全实验室的技术指标

3.3.1　二级生物安全实验室宜实施一级屏障和二级屏障，三级、四级生物安全实验室应实施一级屏障和二级屏障。

3.3.2　生物安全主实验室二级屏障的主要技术指标应符合表 3.3.2 的规定。

3.3.3　三级和四级生物安全实验室其他房间的主要技术指标应符合表 3.3.3 的规定。

3.3.4　当房间处于值班运行时，在各房间压差保持不变的前提下，值班换气次数可低于本规范表 3.3.2 和表 3.3.3 中规定的数值。

3.3.5　对有特殊要求的生物安全实验室，空气洁净度级别可高于本规范表 3.3.2 和表 3.3.3 的规定，换气次数也应随之提高。

表 3.3.2　生物安全主实验室二级屏障的主要技术指标

级别	相对于大气的最小负压	与室外方向上相邻相通房间的最小负压差（Pa）	洁净度级别	最小换气次数（次/h）	温度（℃）	相对湿度（%）	噪声[dB(A)]	平均照度（lx）	围护结构严密性（包括主实验室及相邻缓冲间）
BSL-1/ABSL-1	—	—	—	可开窗	18 ~ 28	≤ 70	≤ 60	200	—

表 3.3.2　生物安全主实验室二级屏障的主要技术指标（续）

<table>
<tr><th>级别</th><th>相对于大气的最小负压</th><th>与室外方向上相邻相通房间的最小负压差（Pa）</th><th>洁净度级别</th><th>最小换气次数（次/h）</th><th>温度(℃)</th><th>相对湿度（%）</th><th>噪声［dB（A）］</th><th>平均照度（lx）</th><th>围护结构严密性（包括主实验室及相邻缓冲间）</th></tr>
<tr><td>BSL-2/ABSL-2 中的 a 类和 b1 类</td><td>—</td><td>—</td><td>—</td><td>可开窗</td><td>18 ~ 27</td><td>30 ~ 70</td><td>≤ 60</td><td>300</td><td>—</td></tr>
<tr><td>ABSL-2 中的 b2 类</td><td>-30</td><td>-10</td><td>8</td><td>12</td><td>18 ~ 27</td><td>30 ~ 70</td><td>≤ 60</td><td>300</td><td>—</td></tr>
<tr><td>BSL-3 中的 a 类</td><td>-30</td><td>-10</td><td rowspan="6">7 或 8</td><td rowspan="6">15 或 12</td><td rowspan="6">18 ~ 25</td><td rowspan="6">30 ~ 70</td><td rowspan="6">≤ 60</td><td rowspan="6">300</td><td rowspan="3">所有缝隙应无可见泄漏</td></tr>
<tr><td>BSL-3 中的 b1 类</td><td>-40</td><td>-15</td></tr>
<tr><td>ABSL-3 中的 a 类和 b1 类</td><td>-60</td><td>-15</td></tr>
<tr><td>ABSL-3 中的 b2 类</td><td>-80</td><td>-25</td><td>房间相对负压值维持在 -250 Pa 时，房间内每小时泄漏的空气量不应超过受测房间净容积的 10%</td></tr>
<tr><td>BSL-4</td><td>-60</td><td>-25</td><td rowspan="2">房间相对负压值达到 -500 Pa，经 20 min 自然衰减后，其相对负压值不应高于 -250 Pa</td></tr>
<tr><td>ABSL-4</td><td>-100</td><td>-25</td></tr>
</table>

注：1 三级和四级动物生物安全实验室的解剖间应比主实验室低 10 Pa。

2 本表中的噪声不包括生物安全柜、动物隔离设备等的噪声，当包括生物安全柜、动物隔离设备的噪声时，最大不应超过 68 dB（A）。

3 动物生物安全实验室内的参数尚应符合现行国家标准《实验动物设施建筑技术规范》GB 50447 的有关规定。

表 3.3.3 三级和四级生物安全实验室其他房间的主要技术指标

房间名称	洁净度级别	最小换气次数（次/h）	与室外方向上相邻相通房间的最小负压差（Pa）	温度（℃）	相对湿度（%）	噪声［dB（A）］	平均照度（lx）
主实验室的缓冲间	7 或 8	15 或 12	-10	18 ~ 27	30 ~ 70	≤ 60	200
隔离走廊	7 或 8	15 或 12	-10	18 ~ 27	30 ~ 70	≤ 60	200
准备间	7 或 8	15 或 12	-10	18 ~ 27	30 ~ 70	≤ 60	200
防护服更换间	8	10	-10	18 ~ 26	—	≤ 60	200
防护区内的淋浴间	—	10	-10	18 ~ 26	—	≤ 60	150
非防护区内的淋浴间	—	—	—	18 ~ 26	—	≤ 60	75
化学淋浴间	—	4	-10	18 ~ 28	—	≤ 60	150
ABSL-4 的动物尸体处理设备间和防护区污水处理设备间	—	4	-10	18 ~ 28	—	—	200
清洁衣物更换间	—	—	—	18 ~ 26	—	≤ 60	150

注：当在准备间安装生物安全柜时，最大噪声不应超过 68 dB（A）。

【医学实验室设备生物安全性能要求】

医学实验室设备生物安全性能的要求适用于为口岸卫生检疫提供技术支撑的医学实验室设备（生物安全柜和压力蒸汽灭菌器）的生物安全性能评价，可参阅 RB/T 199—2015《实验室设备生物安全性能评价技术规范》，卫生检测实验室、病媒生物检测与鉴定实验室的相关设备生物安全性能评价要求可参照执行，具体要求如下：

1. 生物安全柜评价。

（1）检测时机应包括以下情况：安装后，投入使用前（包括生物安全柜被移动位置后）；更换高效空气过滤器或内部部件维修后；年度的维护检测。

（2）现场检测的项目至少应包括垂直气流平均速度、气流模式、工作窗口气流平均速度、送风高效过滤器检漏、排风高效过滤器检漏、柜体内外的压差（适用于Ⅲ级生物安全柜）、工作区洁净度、工作区气密性（适用于Ⅲ级生物安全柜）。

（3）检测方法的要求如下。

垂直气流平均速度检测、气流模式检测、工作窗口气流平均速度检测应符合YY 0569—2011《Ⅱ级生物安全柜》或 GB 41918—2022《生物安全柜》的相应条款。

扫描检漏测试应符合 YY 0569—2011《Ⅱ级生物安全柜》、GB 41918—2022《生物安全柜》或 GB 50591—2010《洁净室施工及验收规范》的相应条款。

效率法检漏测试应符合 GB 50346—2011《生物安全实验室建筑技术规范》或GB 50591—2010《洁净室施工及验收规范》的相应条款。

柜体内外的压差（适用于Ⅲ级生物安全柜）检测应符合 GB 41918—2022《生物安全柜》相应条款。

工作区洁净度检测应符合 GB 50346—2011《生物安全实验室建筑技术规范》或GB 41918—2022《生物安全柜》的相应条款。

工作区气密性（适用于Ⅲ级生物安全柜）检测可参考 EJ/T 1096—1999《密封箱室密封性分级及其检验方法》的相应条款。

（4）评价结果。

垂直气流平均速度检测结果应符合：Ⅱ级生物安全柜检测结果应符合 0.25 m/s ~ 0.5 m/s。下降气流各测量点实测值与平均流速相差均不应超过 ±20% 或 ±0.08 m/s（取较大值）。

气流模式检测结果应符合：Ⅰ级生物安全柜工作区内的气流应向下，不应产生旋涡和向上气流且无死点；工作窗口断面所有位置的气流均明显向内，无外逸，且从工作窗口吸入的气流应直接吸入窗口外侧下部的导流格栅内，无气流穿越工作区。

工作窗口气流平均速度检测的检测结果应符合：Ⅱ级 A1 型生物安全柜不应低于0.40 m/s，前窗操作口流入气流工作区每米宽度的流量不应低于 0.07 m^3/s；Ⅱ级 A2、B1 和 B2 型生物安全柜不应低于 0.5 m/s，工作区每米宽度的流量不低于 0.1 m^3/s；Ⅲ级生物安全柜应保证安全柜内每立方米容积的供气流量应不低于 0.05 m^3/s；去掉单只手套后手套连接口的气流流速应不低于 0.5 m/s。

送风高效过滤器检漏、排风高效过滤器检漏方面，对于可进行扫描检漏测试的，进行扫描检漏测试；对于无法进行扫描检漏测试的，可选择效率法检漏测试。检测结果应符合：对于扫描检漏测试，被测过滤器滤芯及过滤器与安装边框连接处任意点局部透过率实测值不得超过0.01%。对于效率法检漏测试，当使用气溶胶光度计进行测试时，整体透过率实测值不得超过0.01；当使用离散粒子计数器进行测试时，置信度为95%的透过率实测值置信上限不得超过0.01%。

柜体内外的压差（适用于Ⅲ级生物安全柜）检测结果应符合：Ⅲ级生物安全柜正常运行时，工作区应有不低于房间120 Pa的负压。

工作区洁净度检测结果应符合工作区洁净度应达到5级。

工作区气密性（适用于Ⅲ级生物安全柜）检测结果应符合：工作区气密性应满足柜内压力低于周边环境压力250 Pa下的小时漏泄率不大于净容积的0.25%。

2. 压力蒸汽灭菌器评价。

（1）检测时机至少应包括以下情况：压力蒸汽灭菌器安装后，投入使用前；更换高效过滤器或内部部件维修后；年度的维护检测。

（2）现场检测的项目至少应包括灭菌效果检测、B-D检测、压力表和安全阀检定、温度传感器和压力传感器校准（必要时）。

（3）检测方法的要求如下。

压力蒸汽灭菌器检测涉及的材料通常包括：121 ℃压力蒸汽灭菌化学指示卡，132 ℃压力蒸汽灭菌化学指示卡，压力蒸汽灭菌生物指示物，B-D测试包或测试卡。

灭菌效果检测应通过以下方法进行。

①化学检测法：在待灭菌物品包内中心部位放置化学指示剂，指示物品是否达到灭菌标准。化学指示剂的指示色块达到标准颜色的，灭菌合格；未达到标准颜色的，灭菌不合格。

②生物检测法：灭菌时，将生物指示物放在标准包中，再将标准包放置在灭菌器最难灭菌的部位（排气口上方）；或将生物指示物放入待灭菌物品中间，经一个灭菌周期后，取出标准试验包或待灭菌物品中的生物指示物，按要求培养并判断灭菌效果。

③B-D检测应通过以下方法进行：空载时，B-D测试包水平放于灭菌器内底层，靠近柜门与排气口底前方，134 ℃作用3.5 ~ 4分钟或126 ℃作用12分钟。取出B-D包，测试图由黄色变为均匀的黑色为合格，如测试图中间位置部分没有完全变为黑色为不合格。

安全阀和压力表检定应按照国家相关计量检定规定。温度传感器和压力传感器校准应按照国家相关计量检定规定。

（4）评价结果的要求如下。

灭菌效果检测应每次运行采用压力蒸汽灭菌化学指示卡检测灭菌效果。每12个月至少进行1次生物效果检测（生物指示剂：嗜热脂肪杆菌芽孢）。

B-D检测应每3个月至少进行1次（带预真空自动程序和自检通过后才进入灭菌程序的除外）B-D试验。

安全阀和压力表检定应按照国家相关计量检定规定。

温度传感器和压力传感器校准应按照国家相关计量检定规定。

十三、物品和环境样本检测实验室设计与建设的技术要求

（一）条目原文

8.1.5.3　承担除人体样本和病媒生物样本外的检测实验室设计与建设应符合 GB/T 32146.1、GB/T 32146.3 的技术要求；食品理化检测实验室设施环境条件和设备还应符合 GB/T 27404 的要求；食品微生物检测实验室设施环境条件和设备还应符合 GB/T 27405 要求。

注：检测实验室设计与建设的技术要求见 GB/T 32146.1—2015 中第 8 章，GB/T 32146.3— 2015 中第 8 章，GB/T 27404—2008 中 5.3、5.4，GB/T 27405—2008 中 5.2、5.3。

（二）依据

1.《国际卫生条例（2005）》第二编第六条第一款、第四编第二十二条第一款、附件 1。

2.《国境卫生检疫法实施细则》第九十七条、第九十八条第六款。

3.《食品安全法》第八十四条、第八十五条、第一百五十二条第四款。

（三）解读

本条目明确了物体和环境样本检测实验室的设计与建筑、设施环境条件和设备的技术要求。

（四）适用范围和特别情形

本条目适用于为进出境环节或口岸区域卫生检疫提供环境和物品卫生检测技术支持的技术机构。

（五）规范性引用文件

1. GB/T 32146.1—2015《检验检测实验室设计与建设技术要求　第 1 部分：通用要求》。

2. GB/T 32146.3—2015《检验检测实验室设计与建设技术要求　第 3 部分：食品实验室》。

3. GB/T 27404—2008《实验室质量控制规范　食品理化检测》。

4. GB/T 27405—2008《实验室质量控制规范　食品微生物检测》。

【检验检测实验室设计与建设通用技术要求】

承担除人体样本和病媒生物样本外的检验检测实验室设计与建设通用技术要求，可参照 GB/T 32146.1—2015《检验检测实验室设计与建设技术要求　第 1 部分：通用要求》，具体要求如下。

1. 房屋配件、实验室辅助设施。

（1）窗。

设置空气调节的实验室外窗应具有良好的密闭性及隔热性，且宜设不少于窗面积 1/3 的可开启窗扇；应设置机械通风系统，如果没有机械通风系统，应进行自然通风，并设有防蚊防虫纱窗。底层、半地下室及地下室的外窗应采取防虫及防啮齿动物的措施。

（2）门。

单一活动空间实验室的门洞宽度不宜小于 1 米，高度不宜小于 2.1 米。由多个活动空间组成的实验室的门洞宽度不宜小于 1.2 米，高度不宜小于 2.1 米；实验室的门扇应设观察窗；在共用建筑物中建立的实验室，应设可自动关闭的带锁的门，具备条件的可设立缓冲区域，如缓冲间等；在爆炸危险的房间内应设置外开门；有隔声、保温、屏蔽需求的实验室可选用具备相应功能的门。

（3）墙面。

墙面应方便清洁，不得采用带有强反光性质的饰面材料；冷藏室要求隔热墙面；有酸碱气体逸出的实验室，要求耐酸碱涂层墙面；产生噪声的实验室，要求吸声材料墙面；有抗电磁波干扰的实验室，要求做屏蔽处理墙面。

（4）地面。

墙面应坚实耐磨、不起尘、不积尘并能够防水、防滑、防放射性沾染、防静电；符合实验室防振或精密仪器防振的要求；使用强酸强碱的实验室地面应具有耐腐蚀性；用水量较多的实验室地面应设地漏。

（5）顶棚。

除了有严格防尘需求的实验室以外，实验室不宜设置吊顶。

（6）走道。

走道应直接通向出口的方向，便于人员紧急撤离，应避免设计成无规则的形状；走道地面有高差时，当高差不足二级踏步时，不得设置台阶，应设坡道，其坡度不宜大于 1 ∶ 8。应根据使用过程中具体情况来确定走道的宽度和高度设计，同时应特别注意回转余量，双面布房的走道宽度不宜小于 1.8 米，单面布房的走道宽度不宜小于 1.5 米。

（7）辅助设施。

辅助设施应根据实验室中央台功能和主要固定设备的位置合理分区，实验室中央台、书桌等实验室辅助设施应保证出口的通畅和实验室内活动的方便。

（8）实验台。

实验台尺寸应根据使用要求设计，实验台的台面高宜为 0.8 ～ 0.9 米，单面实验台宽度宜为 0.65 ～ 0.8 米，双面实验台宽度宜为 1.5 米，长度应按实验的具体要求确定。

（9）物品柜（架）。

物品柜（架）底距地面不应小于 1.2 米。

（10）安全站。

实验室应根据需要设置安全和应急装置，如洗眼器、沐浴器、灭火器、保护手套、防护衣服、吸附材料等；安全站设置的最佳位置是在实验室的主入口。

（11）楼梯与电梯。

应设置样本送递楼梯或电梯，尽可能减少实验室人员或楼宇内其他人员共用；有条件的实验室可设置专用送样楼梯与电梯。

2. 实验辅助设施。

（1）实验室仪器设备。

常用实验室仪器设备安装及配置要求参见 GB/T 32146.1—2015《检验检测实验室设计与建设技术要求　第 1 部分：通用要求》的附录 A。

（2）业务受理。

业务受理室（台）承担业务受理和咨询，检验样品收发和核验，出具检验报告等事宜；业务受理室（台）应设在方便接收确认样品的区域，采用开放式柜台，柜台高度不应高于 0.8 米。具备条件的应设置样本传递窗。

（3）样品仓库。

样品仓库的环境条件应符合样品存储规定；样品仓库应通风、防潮、防雨、防鼠、防虫，对于特殊要求的样品仓库，如低温、防爆，建筑设计应采取相应的技术措施。

3. 系统工程。

（1）给排水。

除极少数仪器设备房间外，实验室每个实验房间宜有水供应，如有条件，最好安装蓄水装置。

应根据实验要求选用不同的排水装置和管道，如大量使用有机溶剂的化学实验室应安装耐有机溶剂的排水管道、经常产生酸碱废液的实验室宜采用耐酸碱的排水管道等。

含菌污水应经高温高压消毒或化学消毒后才可排放至市政污水排放公用系统。

有害废液在向室外排放前，应对其进行处理，使之达到国家规定的排污标准。或配备足够量的废液收集装置，定期交由相关部门处理。

进行强酸、强碱、剧毒液体的实验并有飞溅爆炸可能的实验室，应就近设置应急喷淋设施，当应急洗眼器水压大于 1 MPa 时，应采取减压措施。

实验室污水、废液应和生活污水分质排放。

（2）空调。

实验室空调系统室内温度宜冬季 18 ℃ ~ 20 ℃、夏季 26 ℃ ~ 28 ℃，室内相对湿度小于 80%。

实验室宜采用带回风的空调系统。如果涉及化学溶媒、感染性材料制作和动物实验，则应采用全面排风系统。

散发有毒或者有害气体的实验室设置空调时，宜设置独立的直流式全新风空调系统；当与其他实验室、办公室合用一个系统时，严禁从散发有毒或有害气体的实验室回风。对于散发有毒有害气体的实验室宜采用独立的直流式全新风空调系统。

实验室空调系统不宜与非实验区（如办公室、会议室等）空调系统合用，必须合用时可采用可靠的防干扰措施。有需要时，应在房间设置独立空调以防止中央空调在下班后关闭。

（3）通风和净化。

实验室通风应符合 GB 50019《工业建筑供暖通风与空气调节设计规范》及国家其他相关规定。实验室净化应符合 GB 50073《洁净厂房设计规范》、GB 50991《埋地钢质管道直流干扰防护技术标准》及国家其他相关规定。对于具有生物安全要求的实验室，还应符合 GB 50346《生物安全实验室建筑技术规范》的规定；对于实验动物设施，还应符合 GB 50447《实验动物设施建筑技术规范》的规定。

实验室环境要求允许开窗通风换气时，应优先利用自然通风。当自然通风不能满足实验室室内的卫生要求时，宜设置机械通风系统。一般实验室房间换气次数宜为不小于 4 次 / 小时；有轻度污染的实验室房间换气次数宜为 6 ～ 8 次 / 小时；有大量污染的实验室房间换气次数宜为 8 ～ 12 次 / 小时。

产生有毒有害物质的操作宜在通风柜内进行或在操作点宜设置局部排风设备。实验室排风系统应优先采用局部排风；当局部排风不能满足要求时，宜采用全面排风。

药品柜、带排风试剂柜等需要 24 小时通风要求的房间宜设单独排风系统。大量使用强腐蚀剂的实验室应设单独排风系统。

产生对人体有害物质或有试剂污染的实验室宜保持 5 ～ 10 Pa 的微负压。较清洁的房间则保持相对正压。

有易燃易爆气体的气瓶间，应设置事故通风系统，事故通风量不小于 12 次 / 小时。

（4）采光。

实验室宜利用天然采光，房间窗地面积比不应小于 1 ： 6。

（5）隔声。

通用实验室允许噪声级不宜大于 55 dB（A）。

（6）隔振。

产生振动的公用设施等用房不宜与有隔振要求的试验区域贴邻，且宜设在底层或地下室内，其设备基础等应采取隔振措施。

设在楼层或顶层的空调机房、排风机房等，其设备基础等应采取隔振措施。

（7）通风柜。

实验室内危险的操作通常在通风柜内进行，出于安全考虑，通风柜的位置应远离主实验室出口放置。

（8）气体管道。

实验室不同种类和等级的气体装在钢瓶中放置在专用区域。设备气体汇流排的区域最好是单独的房间，要严禁明火、远离火源、防暴晒，如使用易燃易爆气体要有特殊的防护和报警装置。

输送干燥气体的管道宜水平安装，输送潮湿气体的管道应有不小于 0.3% 的坡度，坡向冷凝液体收集器。

氧气管道与其他气体管道可同架敷设，其间距不得小于 0.25 米，氧气管道应处于除氢气管道外的其他气体管道之上。气体管道不得和电缆、导电线路同架敷设。

（9）供电。

每个实验房间宜设有独立的电控柜，电控柜应设置总电源控制开关，设置多个空气开关，符合漏电保护要求；电源插座数量能够满足实验室仪器设备需要；对于需要进行长时间连续试验的设备，以及重要的仪器设备或数据工作站，应设置辅助电力系统（不间断电源或双路供电）；用水区域内的供电装置加装防水措施；在有油污的场合应使用具有耐油特性的电线电缆。

（10）信息化设施。

实验室的信息化设施包括综合布线系统、计算机网络系统、视频监控系统等。有条件时还可包含一卡通系统（门禁、消费、停车场、巡更等子系统）、入侵报警系统、广播系统、会议室系统、机房系统等。

应根据实验室业务需求进行信息化设施的综合布线，计算机网络系统应配置网络的交换设备、服务器和信息端口，同时，应配置相应的信息安全保障设备和网络管理系统。

4. 其他规划要求。

（1）标志。

警告标志：警告有毒物、腐蚀、激光、生物危害、高温、冻伤、辐射等的标志。

禁止标志：禁止不安全行为的标志，例如禁止入内、禁止吸烟、禁止明火、禁止饮用等标志。

指令标志：应做出某种动作或采取防范措施的标志，例如应穿工作服、戴防护手套、戴防毒面具等。

提示标志：向人们提供某种信息（如标明安全设施或场所等）的图形标志。例如紧急出口、疏散通道方向、灭火器、火警电话等。

（2）安全和防护。

对限制人员进入的实验区或室应在其明显部位或门上设置警告装置或标志。

实验室应设置安防措施，避免无授权人员进入，如门禁系统。

实验室的关键部位（如有人值守和无人值守需长期试验的实验室、试验人员无法接近观察测试过程的部位）应设置监视器，需要时，可实时监视并录制实验室活动情况和实验室周围情况。监视设备应有足够的分辨力，影像存储介质应有足够的数据存储容量。

实验室应根据活动类型设置相应安全标志，包括：通用安全标志、消防标志、化学品作业场所安全警示标志、工业管道标志、气瓶标志、设备标志等。紧急通道和出入口应设置醒目标志。应在建筑物内部以及外墙上放置适当的安全警示牌，列出应急方法，并强调所有的特殊危险。

【食品检测实验室设计与建设技术要求】

食品检测实验室设计与建设除符合“检验检测实验室设计与建设通用技术要求”外，还应符合 GB/T 32146.3—2015《检验检测实验室设计与建设技术要求 第 3 部分：食品实验室》要求，具体如下。

1. 房屋配件、实验室辅助设施。

（1）门窗。

有空调、洁净要求的房间设置双层密闭窗。

（2）地面。

实验室要求防尘、防腐蚀，地面材料应平整、耐磨、易清洁，并按需要采取防静电措施，可用陶瓷板地面、聚氯乙烯（PVC）地面等。

（3）隔断、天花板。

实验室应选用易清洁、不起尘的阻燃材料，墙壁和天花板表面应平整，有保温、隔声和吸声效果。

（4）实验室家具。

一般实验台宜采用环氧树脂板，洁净实验室和无菌生物实验室宜采用不产生二次污染的台面。

安全储存柜可分为毒品柜、防爆柜、酸柜、挥发性试剂柜等。毒品柜用于储存有毒物品，需配双锁，能调节温湿度；防爆柜用于储存易燃易爆的物品，配自动闭门器、防爆门；酸柜用于储存酸性试剂，宜用聚丙烯材料；挥发性试剂柜用于储存挥发性试剂，宜在试剂柜上部配备过滤器与小型风机。

药品柜主要放置化学试剂，化学试剂须按固体、液体、有机、无机、酸、碱、盐等分类放置。

样品柜用于放置各类实验样品，并贴标签。

器皿柜用于存放洗净后的玻璃器皿。

气瓶柜用于放置气瓶，根据气体不同配备可燃性报警器与非可燃性报警器，具备防爆功能。

通风柜正面应留有 1000 毫米的非干扰区及建议 1000 毫米的走道。

2. 实验用房及辅助用房。

（1）样品室。

样品室分为样品制备室和样品储藏室（区），样品制备室应包含样品制备所用的设备、操作台及洗涤池，样品储藏室（区）包括单独设置的样品储藏室以及未单独设室的样品储藏区。

样品储藏环境分为常温和低温两种条件。常温环境宜采用储物架存放；低温环境宜采用冰箱或冰柜保存样品。如条件许可，宜设置整体式的冷库。

样品储藏室（区）要求通风、避光、一定的温湿度，能防虫、防蝇、防鼠。易燃、易爆和有毒的危险品的宜设置单独放置区域。

（2）前处理室。

样品前处理室分为无机前处理室和有机前处理室，两室应单独设计并分开设置。

无机前处理室消化过程需在通风柜中进行，通风柜应耐强酸腐蚀。

有机前处理室应配备通风柜或桌面通风罩，通风柜设在远离出口且靠近管井的位置。

前处理室应设有通风换气装置。前处理用设备如旋转蒸发器、氮吹仪、微波消解仪、离心机、浓缩仪等有挥发溶剂或刺激性气体的装置应放在通风柜中。

实验台面应耐强酸强碱腐蚀、耐高温及耐有机溶剂。烘箱台设置应远离使用或储存有机溶剂的位置。

（3）仪器分析室。

仪器分析室一般分为大型精密仪器室和小型仪器室。一般要求防振、防尘、温度湿度相对稳定。

对于小型仪器室来说，食品实验室可能用到的小型分析仪器主要包括红外分光光度计、紫外分光光度计、电位滴定仪、阿贝折光仪、浊度计、旋光仪、粘度计、pH 计、生物培养箱、显微镜、基因扩增仪、酶标仪等。环境条件应满足仪器的要求。仪器台应稳固。

对于大型精密仪器室来说，大型精密仪器室按仪器的类型，一般分为光谱室、气相色谱室和液相色谱室。安装大型仪器的实验室，应安装专门的制冷设备。色谱室室内要有良好的通风。食品实验室可能用到的大型精密分析仪器主要包括原子吸收光谱仪、原子荧光光谱仪、测汞仪、电感耦合等离子体发射光谱仪、电感耦合等离子体质谱仪、高效液相色谱仪、气相色谱仪、液相色谱－质谱仪、气相色谱－质谱仪、定氮仪、基质辅助激光解析飞行时间质谱仪等。光谱室一般放置原子吸收光谱仪、原子荧光光谱仪、等离子体发射光谱仪、等离子质谱仪等光谱仪器，不宜和液相色谱、气相色谱放在同一个房间。等离子体发射光谱仪和等离子体质谱仪宜隔间单独放置。气相色谱室主要放置气相色谱仪和气相色谱－质谱仪。液相色谱室一般放置液相色谱和液相色谱－质谱仪。放置液相色谱－质谱仪的房间室温宜低于 25 ℃，宜设单间，空调控温。

（4）高温设备室。

高温设备室一般放置烘箱、马弗炉等设备。室内应配备高温仪器台，要求承重、耐高温。

（5）天平室。

天平室内一般设有天平台、周转台、物品架或边台；天平台具三级防振及调水平功能，周转台方便称量时临时放置物品与记录，物品或边台用于存放干燥皿。

天平室应远离振动源，要求防振、防尘、防腐蚀、防潮，温度湿度应满足使用要求。

天平室应避开风或气流的干扰，设在人流少且方便工作的地方。外窗宜密闭并设遮光窗帘。

放置分度值为 0.001 毫克天平的天平室应设置缓冲间。

（6）试剂室。

根据试剂的品种不同，可采用不同品种的试剂储存柜，一般需要设置抽风系统，对于存放易燃易爆药品的房间，应设置防爆电器。

单独设计标准样品储存室，并对标准品、标准溶液的存放装置上锁并有温度监测记录系统。

（7）洗涤室。

洗涤室应配备洗涤台、器皿柜、器皿架、器皿车、高温台等，洗涤台上宜设置滴水架，高温台上放置烘箱。洗涤过程中若产生挥发性有害成分，应在洗涤台上设抽风罩。

（8）纯水制备系统。

实验室宜设置纯水制备系统。

（9）气瓶室。

当实验室需求的气体种类大于 3 种，或需储存 3 瓶以上的气体时，宜设立气瓶室，采用集中供气系统。

气瓶室应保持阴凉、干燥、严禁明火、远离热源。

气瓶室应有每小时不少于 3 次换气的通风措施，配备防爆灯、防爆开关和防气体渗漏报警装置。

集中供气管路的组成一般包括气源系统、切换系统、管道系统、调压系统、泄漏报警及紧急切断系统。

3. 实验室系统工程。

（1）生物实验室的特殊要求。

具有洁净要求的实验室应配备超净工作台等能够实现洁净要求的净化设备。

对于具有生物安全要求的实验室，应配备生物安全柜。生物安全柜应安装于排风口附近，不应安装在气流激烈变化和人走动多的地方，不应安装于门口，应处于空气气流方向的下游。

（2）采暖、通风、空气调节和制冷要求。

对于某些产生废气的仪器设备，如气相色谱－质谱仪和液相色谱－质谱仪，仪器运行时排出的废气应通过管道排放。

对于具有不同温度要求的实验室宜分区控制。

（3）数据与通信设备要求。

食品实验室宜使用数字化实验室管理系统。具备独立的实验室局域网。

对于具有生物安全要求和洁净要求的实验室，还应配备用于实验室内外联系的语音通信设备，如安装对讲系统。

4. 实验室建筑的安全和防护要求。

实验室应防火，对于有易燃易爆物品的实验室，电线、照明、插座等都要按防爆设计，设计应符合消防规范。

对于存放或使用剧毒及危险化学品的实验室和贮存间，应采用危险品储存柜，并设置出入口控制装置或视频控制装置。

【食品理化检测实验室设施环境条件和设备要求】

食品理化检测实验室设施环境条件和设备要求可参阅 GB/T 27404—2008《实验室质量控制规范　食品理化检测》，具体要求如下。

1. 设施配置。

实验室应有与检测工作相适应的基本设施，如水源和下水道，足够容量的电力、照明、电源稳压系统，必要的停电保护装置或备用电力系统，温度控制、湿度控制设施，必要的通讯网络系统，自然通风和排风、防震、冷藏和冷冻等设施。应保证检测场所的照明、通风、控温、防震等功能的正常使用。

实验室应配备处理紧急事故的装置、器材和物品，包括：烟雾自动报警器、喷淋装置、灭火器材、防护用具、意外伤害所需药品。

2. 环境条件。

（1）仪器分析室的环境条件应满足仪器正常工作的需要，在环境有温湿度控制要求的仪器室应进行温湿度记录。

（2）进行感官评定和物理性能项目检测场所、化学分析场所和试样制备及前处理场所应具备良好采光、有效通风和适宜的室内温度，应采取措施防止因溅出物、挥发物引起的交叉污染。

（3）天平室应防震、防尘、防潮，保持洁净。

（4）放置烘箱、高温电阻炉等热源设备的房间应具备良好的换气和通风。

（5）试剂、标准品、样品存放区域应符合其规定的保存条件，冷冻、冷藏区域应进行温度监控并做好记录。

（6）当需要在实验室外部场所进行取样或测试时，要特别注意工作环境条件，并做好现场记录。

（7）相关的规范、方法和程序对环境条件有要求，或环境条件对检测结果的质量有影响时，应监测、控制和记录环境条件。

3. 区域隔离和准入。

（1）实验区与非实验区应分离，实验区应有明显标识。

（2）实验区域可按工作内容和仪器类别进行有效隔离，如制样室、样品室、热源室、天平室、感官评定室、化学（物理）分析室、仪器分析室、标准品存放区域、试剂存放区域、高压气瓶放置区域、器皿洗涤区域等。常量分析与药物残留分析应在物理空间上相对隔离，有机分析室与无机分析室应相对隔离。

（3）非本实验室人员未经许可不准进入工作区域，工作区域的入口处应有不准随意进入的明显标示，联系工作或参观应经批准并由专人陪同。

（4）进入实验区域的人员均应穿工作服，防止污染源的带入。

（5）实验室内不得有与实验无关的物品，不得进行与工作无关的活动。

4. 安全卫生。

（1）化学分析和前处理实验涉及有机溶剂和挥发性气体时，应在通风柜中操作。做好分析仪器所产生的废气、废液的及时排出或收集。

（2）严格控制实验室内易燃易爆、有毒有害试剂的存放量，剧毒试剂应存放在保险柜内，统一管理，登记领用。使用有毒有害或腐蚀性试剂和标准品时，应佩戴防护手套或防护面具。

（3）高压气瓶应固定放置，使用时应经常检查是否漏气或是否存在不安全因素。

（4）在使用带有辐射源的仪器设备时要严格按照放射防护规定进行。

（5）实验室应保持整齐清洁，做完实验后及时清除实验废弃物，及时清洗用过的物品、器具、仪器设备。实验用玻璃器皿应按程序进行清洁处理。

（6）工作区域应设安全卫生责任人，负责责任区内的安全与卫生。

5. 废弃物处置。

（1）实验过程中产生的废弃物应倒入分类的废物桶或废液瓶内，危害性废弃物不能随意带出实验区域或丢弃。

（2）所有废弃物（废水、废气、废渣）的排放应符合国家排放标准，避免污染环境。

（3）无法在实验室妥善处理的剧毒品、废液、固体废弃物应由专业单位统一处理，做好处置记录。

6. 仪器设备的配置。

（1）根据实验室承检样品和检测项目的需要，按照检测方法的要求，配备相适应的仪器设备和器具。

（2）仪器设备的配置应满足量程匹配，并能达到测试所需要的灵敏度和准确度。

（3）实验室原则上不使用外部设备，如因本实验室设备临时出现故障等原因需要使用外部设备时，经最高管理者同意，应优先使用国家认可机构认可实验室的设备或通过资质认定实验室的设备，并确认设备的性能、状态和检定（校准）有效期满足检测要求。

7. 设备采购。

（1）按采购程序制订购置计划，进行设备购置的可行性评估，特别要关注设备的售后服务和维修、配件购买的便捷因素。

（2）新设备到货后，应及时进行安装、调试和验收，确认技术参数达到要求方可接收。

（3）大型精密仪器应放置在固定、合适的场所，配备符合要求的辅助设施，并有专人负责。

（4）大型设备应建立设备档案，给予统一编号。

（5）建立仪器设备台账，及时更新，保持账物相符。

8. 设备使用和维护。

（1）大型仪器的操作程序和维护应制订作业指导书。

（2）根据仪器的性能情况，加贴仪器状态标志。

（3）大型精密仪器的使用人员应经过操作培训并取得上岗操作证，严格按照说明书和操作规程使用，每次使用后应做好仪器使用记录。

（4）设备发生故障或出现异常情况时，使用人员应立即停止使用，分析原因，采取排除故障的措施或进行维修，做好记录。追溯该仪器近期的测试结果，确定这些结果的准确性，如有疑问，应立即通知客户，准备重新检测。设备未修复期间，应在明显位置加贴停用标识或移出实验区域单独放置。

（5）仪器设备未经批准不得外借，未获得上岗操作资格的人员不得擅自使用。仪器设备外借返回或出现故障修复应重新经过检定，检定合格方可投入使用。

【食品微生物检测实验室设施环境条件和设备要求】

食品微生物检测实验室设施环境条件和设备要求可参阅 GB/T 27405—2008《实验室质量控制规范　食品微生物检测》，具体要求如下。

1. 设施。

（1）实验室应具有进行微生物检测所需的适宜、充分的设施条件，包括检测设施（专用于微生物检测和相关活动）及辅助设施（大门、走廊、管理区、样品室、清洁间、储存室、文档室等）。特殊设备要在特定环境下放置和操作。

（2）依据所检测微生物的不同等级，实验室应对授权进入工作区域的人员采取严格限制措施，并明确告知有关人员以下内容：特殊区域的特定用途，特殊工作区域的限制措施，采取这些限制措施的原因，合理的控制水平。

（3）应根据具体检测活动（如检测种类和数量等），有效分隔不相容的业务活动。应采取措施将交叉污染的风险降低到最小。为达到这一目标可采取以下措施：活动区域应符合“无回路”原则，入口和出口不得使用同一通道；在时间或空间上有效隔离各种检测活动；为确保检测样品的完整性（如使用密封容器），操作时应按照规定的程序，并采取预处理措施。

（4）按照良好操作规范，应考虑设置以下清楚标识的隔离场地或明确指定的区域：样品接收和储藏区；样品前处理区（如应在被隔离的区域处理极易被严重污染的粉状产品）；样品的微生物检测（包括培养）和可疑致病菌的鉴定区；标准菌株和其他菌株的储藏区；培养基和化学试剂储藏区（培养基与化学试剂分开存放，危险品和有毒药品应设有专柜保存）；培养基和器材的准备和灭菌区；无菌区；清洁间；污染物处理区；急救区；行政区；文档处理区；更衣室；仓库；休息室。

（5）在分子生物学实验室，应限定在某个工作区域使用吸管、吸管头、离心管、试管等。

（6）应保证工作区洁净无尘，空间应与微生物检测需要及实验室内部整体布局相称。

（7）通过自然条件或换气装置或使用空调，保持良好的通风和适当的温度。使用空调时，应根据不同工作类别检查、维护和更换合适的过滤设备。

（8）可通过以下途径减少污染：表面光滑的墙、天花板、地面和桌椅（光滑程度应取决于对其清洁的难易程度）；地面、墙壁、天花板连接处应有弧，地面应防滑；当进行检测时，应关闭门窗；遮阳板应安装到室外，如果无法在室外安装，应保证能够方便地清洁遮阳板；除非密闭包装装修，液体运输管路不应在工作区上方穿过；换气系统中应有空气过滤装置；有独立的洗手池，非手动控制效果更好，且最好在实验室的门附近；不使用粗糙而裸露的木块；固定设备和室内装置的木质表面应密闭包裹；试验可能低度污染空气时，作业区应装备一台层流生物安全柜；储存设施和设备的摆放应易于清洗；只将检测必需的橱柜、文件或其他物品放在实验室内。

（9）天花板应具有光滑表面并附带充足的照明。如果无法实现，实验室应有书面材料来证明已有效控制了任何导致污染的风险，同时具备有效的防治污染措施，如清洗表面和检查程序。

（10）实验室工作人员应清楚潜在的容易发生污染的检测区域，并证明已经采取清洁措施。

2. 环境监测。

（1）实验室应制订合理的环境监测程序。

（2）对环境监测结果进行数据分析。设定不同工作区域可接受的背景菌落数量，具有处理背景菌落总数超标情况的规范性文件。

3. 卫生。

（1）制订清洁实验室固定装置、设备及表面等的程序文件，所制订的程序应考虑环境监测结果和交叉污染发生的概率。

（2）应具备有害微生物发生污染时的处理程序。

（3）采取以下措施防止房间内洁净度降低：提供足够的储存空间，尽可能减少在实验室进行文件处理，禁止把植物和个人物品带入实验室工作区域。

（4）根据所检测的微生物危害等级的不同，在实验室内工作人员应穿着相应的防护服（如果需要，包括保护头发、胡须、手和鞋等防护措施），离开工作区域时脱下防护服。

（5）具备足够数量的洗手设施和急救材料。

（6）无菌室在使用前和使用后应进行消毒，并定期监测无菌室的消毒效果。

4. 设备一般要求。

（1）实验室应制订并实施设备维护、校准和性能验证的程序。

（2）设备应达到规定的性能参数，并符合相关检测指标。无论何时，只要发现设备故障，应立即停止使用，必要时检查对以前结果的影响。

（3）每台设备均应有唯一性标识。

（4）如果设备脱离实验室直接控制或被修理，恢复使用前应对其检查或校准，以确保其性能满足要求。

（5）使用计算机或自动化设备收集、处理、记录、报告、存储或检索数据，应确保：由使用者开发的计算机软件应被制订成足够详细的文件，并对其适用性进行适当验证；制订并执行相应程序以随时保护数据和记录的完整性，防止无意的或未经授权者访问、修改或破坏；应维护计算机和自动化设备，以确保其正常运转，并提供相应的环境和操作条件。

（6）为避免偶然发生的交叉污染，实验室的设备不应频繁移动。

5. 设备维护。

（1）设备的安装和布局应便于操作，易于维护、清洁和校准。

（2）应定期验证和维护设备，以确保其处于良好工作状态。应根据使用频率在特定时间间隔内进行维护和性能验证，并保存相关记录。

（3）新购置的玻璃器皿用 5% 氢氧化钠和 3% 稀酸分别浸泡 24 小时，清洗后使用。

（4）应注意以下交叉污染：一次性设备和重复使用的玻璃器皿应洁净无菌；建议实验室使用专门处理污染物的高压灭菌锅。

（5）以下设备需要清洁、维护，定期进行损坏检验，必要时进行灭菌：

①一般设备：滤器、玻璃和塑料容器（瓶子、试管）、玻璃或塑料的带盖培养皿、取样器具、镍铬合金或一次性接种针或接种环等；

②测量器具：温度计、计时器、天平、酸度计、菌落计数器等；

③定容设备：吸管、自动分液器、微量移液器等；

④其他设备：水浴锅、培养箱、超净工作台或生物安全柜、高压灭菌锅、均质器、冷藏箱、冷冻柜等。

6. 设备校准和性能验证。

（1）一般要求。

应制订影响检测结果的设备的校准和性能验证程序。实验室选择使用的校准服务应确保其测量可溯源至国际单位制（SI）；若测量无法溯源到SI单位或与之无关时，应能够溯源到诸如有证标准物质（参考物质）、约定的方法和（或）协议标准等。根据设备类型、以前的性能状况以及经验和实际需要，确定设备使用性能验证的频率。应在设备使用前确认其性能，使用后要记录。应定期维护以保证设备处于良好的工作状态。

（2）测温装置。

温度直接影响检测结果或对设备的正常运转有至关重要的作用时，相关的测温装置（如安装在培养箱和高压灭菌锅上的温度计、热电偶和铂电阻温度计等）应具有可靠的质量并进行校准以确保所需的准确度。

测温装置可以用来监控冰箱、低温冷冻柜、培养箱、水浴锅等设备的温度，应在使用前验证此类装置的性能。

（3）培养箱、水浴锅和干热灭菌箱。

首次安装使用时对温度的稳定性和一致性进行校准。

应确定并记录培养箱、水浴锅和干热灭菌箱的温度稳定性、温度分布的均匀性和达到平衡状态所需时间，尤其要注意其使用状况（如培养皿的位置、间距、高度和层叠数量）。

每次经维修和校准后，都应检查和记录最初确认设备时所记录的各参数的稳定性。实验室应监测这些设备的运行温度，并保存记录。

应定期清洁和消毒内外壁。

（4）高压灭菌锅（包括培养基制备仪）。

以下列出了校准、验证和监控高压灭菌锅的一般性方法。定量检测相同批次内和不同批次间经过高压灭菌的物品的变化，也可以提供等效的质量保证。

高压灭菌锅的时间和温度指示的准确度应满足使用要求，不能仅依靠高压锅的压力表测定时间，应使用感应器控制和监控运转循环情况。

初始验证应包括实际应用每个运转循环和每一种装载状态时的性能。经过大型维修或调试（如更换温度调节器的探测仪或程序器、调整安装位置及工作循环）后或需要对培养基的质量进行控制时，应重复性能初始验证程序。应在每一批物品不同位置放置足够的温度感应器（置于充满水或培养基的容器中）以显示不同位置的温度。

在验证过程中，应提供基于加热分布图的清晰明了的操作说明。确定接受（拒绝）的标准和高压灭菌锅的使用记录，包括每个运转循环的温度和时间。

通过热电偶和记录仪打印输出图表，或者直接观察和记录达到的最高温度及达到最高温度值的时间监控高压灭菌锅的温度。除直接监控高压灭菌锅的温度外，还可使用化学或生物指示剂检查每个灭菌循环的运转效果。

高压灭菌锅应及时除锈和排水。

（5）砝码和天平。

砝码和天平应在规定时间间隔内进行校准和送检定。使用中可能造成污染时，应使用非腐蚀性消毒剂进行清洁和消毒。

（6）定容设备。

应对定容设备进行初始验证，以后应定期检查以确保其准确度。对于已经过校准或检定证明符合使用要求的玻璃器皿不必进行初始验证。应检查移取不同体积液体的准确度（如在体积可变设备的几个不同设置），测定反复移取液体所得的精密度。

对于单用途的一次性定容设备，应要求供应商具备保证产品质量稳定可靠的质量体系。对此类定容设备的稳定性进行初始验证后，应对其准确度进行随机抽查。必要时应对每批定容设备的适用性进行核查。

（7）生物安全柜。

应定期对生物安全柜进行校准和性能确认。

（8）其他设备。

应定期或在使用前验证传导计、氧气表、pH 计和其他类似设备的性能。在适当的条件下储存验证用的缓冲液，并且标记有效期。

如果湿度对于检测结果很重要，则应对湿度计进行校准。

若所测量的时间对检测结果有影响时，应使用经过校准的定时器或计时器。

若检测过程中使用离心机，应评估离心力的危险程度。如果离心机是关键的，则需要校准。

十四、病媒生物检测与鉴定实验室的要求

（一）条目原文

8.1.5.4　承担病媒生物检测与鉴定的实验室应符合 SN/T 3302 的要求，具备样本处理、样本鉴定、标本制作、媒介养殖、病原检测、标本展藏、洗消、器械存放等功能区域。

注：病媒生物检测与鉴定实验室的建设要求见 SN/T 3302—2012 中第 5 章。

（二）解读

本条目明确了承担病媒生物检测与鉴定实验室应具备的功能区域，要求各区域布局合理，避免交叉污染，配置病媒生物逃逸装置，配置必要的设备和物品。

本条目中：

1.“样本处理”是指对病媒生物样本进行的采集、整理、分拣、冷冻、熏蒸、保存等，以便对样本进行后续分析的步骤；

2.“样本鉴定”是指对病媒生物样本通过形态学或分子生物学的方法进行种类鉴定；

3.“标本制作”是指对不同种类的病媒生物样本通过针插、浸泡、制作玻片等方式制成标本，进行研究、诊断、展示或其他科学目的的过程；

4.“媒介养殖”是指通过控制适宜的环境条件和食物供给，对病媒生物进行培养，研究其生命周期和生物学特性等的过程；

5.“病原检测”是指通过检测技术和方法来确定病媒生物样本体内及体表是否存在病原体（引起人类疾病的微生物和寄生虫，如细菌、病毒、真菌等）；

6.“标本展藏”是指对采集到的各种病媒生物制成标本，并进行保存和展示的过程；

7.“洗消”是指对病媒生物采集工具、实验器材设备等进行清洁和消毒，以防止病媒生物携带的病原体传播。

（三）适用范围和特别情形

本条目适用于为进出境环节或口岸区域卫生检疫提供病媒生物检测与鉴定技术支持的技术机构。

（四）规范性引用文件

SN/T 3302—2012《国境口岸医学媒介生物实验室建筑设计规范》。

【病媒生物检测与鉴定实验室设施建设要求】

病媒生物检测与鉴定实验室设施建设要求，可参阅 SN/T 3302—2012《国境口岸医学媒介生物实验室建筑设计规范》，具体要求如下。

1. 设施配置。

病媒生物检测与鉴定实验室（不包括口岸病媒生物快速检测设施）的设施建设应包括以下功能区域。

标本制作、标本鉴定（含远程鉴定）、标本展藏、病原检测、样本处理、器械区、洗涤消毒、数据处理等区域。有条件的，可以建设媒介养殖、病媒控制实验、培训等区域。

2. 样本处理区域应：

（1）设置样本接收登记台，台面应便于清洁；

（2）设置适用于各类媒介样本存放的器具和存放柜 / 架；

（3）设置传递窗；

（4）配置离心机、生物安全柜、普通冰箱、冰柜和超低温冰箱；

（5）设置存放样本处理器具和药物的专用柜 / 架；

（6）配置紫外消毒灯、废弃物收储桶；

（7）设置有防止病媒生物逃逸装置，挡鼠板高60厘米，可开启的门窗设置防蚊防虫纱网；

（8）工作区域无杂物，地面和墙面应便于清洁和消毒。

3. 标本制作区域应：

（1）若有可开启的窗户，应安装可防虫的纱窗；

（2）配置生物安全柜、生物显微镜、体视显微镜、鼓风干燥箱、小型加湿器；

（3）与样本处理区、标本鉴定区之间设置传递窗；

（4）设置标本制作实验台，设置存放标本制作器具、耗材和药物的专用柜／架；

（5）设置水池，水池和下水道应耐酸、碱及有机溶剂，并采取防堵塞、防渗漏措施。

4. 标本鉴定区域应：

（1）室内环境采光充足，无反光和强光；

（2）实验台设置固定电源插座，应避免多台设备或照明台灯使用同一电源插座；

（3）配置体视显微镜和生物显微镜；

（4）具备条件的，设置数字图像处理区域和相应设备，具备智能图像识别功能、立体影像识别功能和远程鉴定辅助功能。

5. 媒介养殖室应：

（1）墙体和门窗密闭性良好，无缝隙和孔洞；

（2）可开启的门窗应设置两层，里层为防蚊防虫纱门，门口设高60厘米的挡鼠板；

（3）宜配有温湿度控制器和可编程时控器，以控制环境条件和光照时间；

（4）实验室通过排气扇通风，排气扇应装有防逃逸的纱网；

（5）养殖室门外另设两扇门，一扇通清洁通道，另一扇通消毒区；

（6）设置传递窗，水池、下水管设存水弯和防逃逸装置；

（7）设置饲养架、饲养笼（纱网宜为60目）等养殖器具和食物配制台。

6. 病原检测室应：

（1）实验室生物安全防护级别应符合病媒生物的传染病染疫风险防护要求；

（2）不同来源的标本，经微生物危害评估后，应送往相应防护级别的实验室；

（3）配置离心机、超净工作台、电子天平、恒温水浴锅、紫外消毒车、pH计等设备；

（4）配置检测试剂存放柜和冰箱；

（5）配置传递窗和紫外消毒灯。

7. 洗涤消毒室应：

（1）配置高压灭菌器和鼓风干燥箱；

（2）设置传递窗和紫外消毒灯；

（3）设置存放洗涤消毒器具和清洁剂、消毒剂专用柜／架；

（4）设置废弃物打包区域或打包台；

（5）应设有水池，污水统一收集到专用废水收集桶，经消毒处理后排放；

（6）墙面和地面应适合清洗和消毒，房间应安装有独立的通风设备，通风效果良好的。

8. 病媒控制实验区域应：

（1）设置独立房间，门窗密闭性好，具备独立的通风、新风和排风系统；

（2）地面和墙面清洁平整、无缝隙或孔洞，便于清洁和消毒；

（3）设置模拟病媒控制实验房，符合以下要求。

①实验房及其进出口和观察窗应全密闭，设有玻璃观察窗，能够观察实验房内部全景和实验样本存放架；设有实验样本存放架、空间分隔装置；在进出口位置上部、下部，实验房中部、里部（进出口远端）分别设有熏蒸气体进气口和气体管道，配备气体计量装置。

②实验房内设排气装置，管道直接通向室外，管道排气口应避开人群活动区域。

③实验房应设有熏蒸气体浓度检测装置，房内气体采集点不少于4个，房外气体采集点不少于1个。

④实验房内部尺寸可根据条件选择：长6米 × 宽2.4米 × 高2.4米 =34.56立方米或长12米 × 宽2.4米 × 高2.4米 =69.12立方米。

（4）设置药物配制台、标准实验台、实验器具存放柜（架）、实验药物存放柜（架）。

（5）设置实验药物专用存放室，符合以下要求：按照药物特性分类存放，并设置标签，标签内容包括药物名称、化学性质、存放要求、包装要求和安全警示；设置室内温湿度监测装置、监控录像装置；剧毒药物应设专柜专锁存放，专人管理；熏蒸气体容器应设专门存放区或气瓶柜，容器固定，具备气体泄漏检测、警报和自动排气装置；易燃易爆药物应设专门存放室，放置在防爆柜内，房门符合防爆安全要求。

十五、基因扩增检验实验室的要求

（一）条目原文

8.1.5.5 基因扩增检验实验室应符合CNAS—CL01—A024的要求，并依据《医疗机构临床基因扩增检验实验室管理办法》的规定，必须具备试剂准备、核酸提取、扩增检测、产物分析等功能区域。

注：基因扩增检验实验室建设要求见CNAS—CL01—A024：2018中6.3、6.4。

（二）依据

1.《国际卫生条例（2005）》第五编第二十三条。

2.《医疗机构临床基因扩增检验实验室管理办法》（卫办医政发〔2010〕194号）。

（三）解读

本条目明确了基因扩增检验实验室应具备的功能区域，以及环境分区设计、设施和设备配置、维护保养等要求。

本条目中：

1. “基因扩增检验实验室”是指通过扩增检测特定的 DNA 或 RNA，进行病原体检测、病媒生物分子生物学鉴定、病原体基因组测序等的实验室。

2. “试剂准备功能区域”是指在进行病原体核酸检测时需事先配制 PCR 检测试剂的区域，该区域相对大气压应为正压以保证检测试剂不被污染。

3. “核酸提取区域”是指在进行病原体核酸检测时需对各类样本中含有的病原体进行核酸提取的区域，该区域相对大气压应为负压以保证疑似阳性的样本不会泄漏，避免产生生物安全风险。

4. “扩增检测区域”是指在进行病原体核酸检测时需对提取的病原体核酸进行扩增检测的区域，该区域相对大气压应为负压以保证检测结果准确可靠。

5. “产物分析区域”是指在进行病原体核酸检测时需对提取的病原体核酸进行电泳、测序分析的区域，该区域相对大气压应为负压以保证检测结果准确可靠。

（四）适用范围和特别情形

本条目适用于为进出境环节或口岸区域卫生检疫提供病媒生物检测与鉴定技术支持的技术机构。

（五）规范性引用文件

1. CNAS—CL01—A024：2018《检测和校准实验室能力认可准则在基因扩增检测领域的应用说明》。

2.《医疗机构临床基因扩增检验实验室管理办法》第十三条、第十五条、附件。

【基因扩增检验实验室的设施、环境和设备要求】

基因扩增检验实验室的设施、环境和设备要求，可参阅 CNAS—CL01—A024：2018《检测和校准实验室能力认可准则在基因扩增检测领域的应用说明》，具体要求如下。

1. 设施和环境条件。

（1）对实验室设施的要求以能获得准确可靠的检测结果为重要依据。实验室总体布局和各部位的安排应减少样品的潜在污染和对人员的潜在危害，设置分隔开的工作区域，包括但不限于：试剂配制与贮存区、核酸提取区、核酸扩增区和扩增产物分析区。

（2）实验室应制订限制非实验人员进入的措施，控制非实验人员进入可能会影响检验质量的区域。应采取适当的措施保护样品及环境，防止未授权者访问。适用时，实验室应为进入实验室的工作人员提供有效的生物安全防护设备。

（3）各区域应有明确的标识，避免不同工作区域内的设备、物品混用。必要时应实现样品在工作区域内的单向流动。进入各个工作区域必须严格遵循单一方向的顺序，即只能从试剂配制与贮存区、核酸提取区、核酸扩增区至扩增产物分析区，避免发生交叉污染。

在不同的工作区域应穿着有明显区别的工作服，以便于鉴别。此外，当工作人员离开工作区域时，不得将各区特定的工作服带出各工作区域。

（4）实验室的清洁应按试剂制备与贮存区至扩增产物分析区的方向进行。不同的实验区域应有其各自的清洁用具，不得混用，避免交叉污染。

（5）实验室应有妥善处理废弃样品和有害废弃物的设施和制度。如用到某些可致基因突变或有毒物质（如溴化乙锭、丙烯酰胺、甲醛或同位素等），应注意实验人员的安全防护。

（6）各功能区使用面积应能够保证合理安放仪器设备和符合相应业务工作的需求，功能区间实现有效隔离。

2. 设备要求。

（1）基因扩增检验实验室每一区域都有专用的仪器设备，各区域的仪器设备都必须有明确的标识，以避免仪器设备或物品从其各自的区域内移出，造成不同的工作区域的交叉污染。

（2）对于没有检定、校准规程，但需出具检测数据的仪器设备，实验室应根据随机说明书和有关技术资料来确定可接受标准、维护和验证的程序及频次。

（3）微量移液器要定期进行期间核查以保证容积的准确。

【基因扩增检验实验室的管理要求】

根据《医疗机构临床基因扩增检验实验室管理办法》，基因扩增检验实验室管理要求如下。

1. 医疗机构临床基因扩增检验实验室应当按照该管理办法的附件《医疗机构临床基因扩增检验实验室工作导则》，开展临床基因扩增检验工作。

2. 医疗机构临床基因扩增检验实验室应当按照《医疗机构临床基因扩增检验实验室工作导则》，开展实验室室内质量控制，参加卫生部临床检验中心或指定机构组织的实验室室间质量评价。

根据《医疗机构临床基因扩增检验实验室工作导则》，基因扩增检验实验室设计要求如下。

1. 临床基因扩增检验实验室区域设计原则。

原则上临床基因扩增检验实验室应当设置以下区域：试剂储存和准备区、标本制备区、扩增区、扩增产物分析区。这 4 个区域在物理空间上必须是完全相互独立的，各区域无论是在空间上还是在使用中，应当始终处于完全的分隔状态，不能有空气的直接相通。根据使用仪器的功能，区域可适当合并。例如使用实时荧光 PCR 仪时，扩增区、扩增产物分析区可合并；采用样本处理、核酸提取及扩增检测为一体的自动化分析仪时，则标本制备区、扩增区、扩增产物分析区可合并。各区的功能是：

（1）试剂储存和准备区：贮存试剂的制备、试剂的分装和扩增反应混合液的准备，以及离心管、吸头等消耗品的贮存和准备。

（2）标本制备区：核酸（RNA、DNA）提取、贮存及其加入至扩增反应管。对于涉及临床样本的操作，应符合生物安全二级实验室防护设备、个人防护和操作规范的要求。

（3）扩增区：CDNA 合成、DNA 扩增及检测。

（4）扩增产物分析区：扩增片段的进一步分析测定，如杂交、酶切电泳、变性高效液相分析、测序等。

2. 临床基因扩增检验实验室的空气流向。

临床基因扩增检验实验室的空气流向可按照试剂储存和准备区—标本制备区—扩增区—扩增产物分析区进行，防止扩增产物顺空气气流进入扩增前的区域。可按照从试剂储存和准备区—标本制备区—扩增区—扩增产物分析区方向空气压力递减的方式进行。可通过安装排风扇、负压排风装置或其他可行的方式实现。

3. 工作区域仪器设备配置标准。

（1）试剂储存和准备区。

2 ℃ ~ 8 ℃冰箱和 −20 ℃以下冰箱；混匀器；微量加样器（覆盖 0.2 ~ 1000 μL）；可移动紫外灯（近工作台面）；一次性手套、耐高压处理的离心管和加样器吸头等消耗品；专用工作服和工作鞋（套）；专用办公用品。

（2）标本制备区。

2 ℃ ~ 8 ℃冰箱、−20 ℃或 −80 ℃冰箱；高速离心机；混匀器；水浴箱或加热模块；微量加样器（覆盖 0.2 ~ 1000 μL）；可移动紫外灯（近工作台面）；生物安全柜；一次性手套、耐高压处理的离心管和加样器吸头（带滤芯）等消耗品；专用工作服和工作鞋（套）；专用办公用品；如需处理大分子 DNA，应当具有超声波水浴仪。

（3）扩增区。

核酸扩增仪；微量加样器（覆盖 0.2 ~ 1000 μL）（视情况定）；可移动紫外灯（近工作台面）；一次性手套、耐高压处理的离心管和加样器吸头（带滤芯）等消耗品；专用工作服和工作鞋；专用办公用品。

（4）扩增产物分析区。

视检验方法不同而定，基本配置如下：

微量加样器（覆盖 0.2 ~ 1000 μL）；可移动紫外灯（近工作台面）；一次性手套、加样器吸头（带滤芯）等消耗品；专用工作服和工作鞋；专用办公用品。

上述各区域仪器设备配备为基本配备，实验室应当根据自己使用的扩增检测技术或试剂的特点，对仪器设备进行必要的增减。

十六、实验室病原体检测能力的提升要求

（一）条目原文

8.2.1　应具备对人体样本开展人间传染的病原体检测的能力，病原体检测提升要求的

名录符合但不限于 A.3。

（二）依据

《国际卫生条例（2005）》第二十三条。

（三）解读

本条目明确了实验室对人间传染病原体进行精准检测鉴定的提升能力要求，口岸现场的病原体快速筛查活动可以参照本要求。

本条目"人体样本"见本标准 8.1.2.1 条的解读。

本条目"病原体"是指人间传染重点关注传染病病原体，详见表 3–11。

表 3–11　人间传染重点关注传染病病原体

分类	病原体
呼吸道传染病病原体	人感染 H7N9 禽流感病毒、人感染高致病性禽流感病毒、脑膜炎双球菌、炭疽芽孢杆菌、风疹病毒、腮腺炎病毒、水痘—带状疱疹病毒、白喉棒状杆菌、百日咳杆菌、A 组溶血性链球菌
病媒生物传播传染病病原体	西尼罗病毒、裂谷热病毒、黄热病毒、鼠疫耶尔森菌、钩端螺旋体、汉坦病毒、回归热螺旋体、立克次体
消化道传染病病原体	轮状病毒、脊髓灰质炎病毒、伤寒杆菌、致病性大肠埃希菌、阿米巴原虫、空肠弯曲菌、小肠结肠炎耶尔森菌、金黄色葡萄球菌、其他致病性弧菌

（四）适用范围和特别情形

本条目的病原体检测名录适用于提升要求。

病原体检测项目的提升要求包括但不限于表 3–11 所列项目，且所有检测项目应通过能力验证或室间质评或室间比对或测量审核。

十七、实验室物品环境检测能力的提升要求

（一）条目原文

8.2.2　应具备对物品环境样本开展检测的能力，物品环境样本检测提升要求的名录符合但不限于 A.4。

（二）依据

1.《国际卫生条例（2005）》第二编第六条第一款，第二十二条第一款、附件 1。

2.《国境卫生检疫法实施细则》第九十七条、第九十八条第六项。

3.《食品安全法》第八十四条、第八十五条，第一百五十二条第四款。

（三）解读

本条目明确了实验室对物品环境样本进行精准检测鉴定的提升能力要求，口岸现场的快速筛查工作可参照本条目的要求。

“物品环境样本”见本标准 8.1.2.2 条的解读。

列入提升要求的物品环境样本实验室检测方法和内容详见表 3–12。

表 3–12　列入提升要求的物品环境样本实验室检测方法和内容

检测方法	检测内容
微生物	嗜肺军团菌、溶血性链球菌、李斯特菌、空肠弯曲菌、小肠结肠炎耶尔森菌、肠道病毒
理化	污染物：铅、镉、铬、汞、溴酸盐、苯并芘 毒素：黄曲霉毒素 B_1、赭曲霉毒素 A、脱氧雪腐镰刀菌烯醇 放射性核素：α 放射性核素、β 放射性核素、γ 放射性核素 农药残留：有机磷、有机氯、吡啶类、涕灭威砜、吡唑醚菌酯、嘧菌酯 兽药残留：四环素类、多肽类、糖皮质激素类、磺胺类

（四）适用范围和特别情形

本条目的物品环境样本的实验室检测方法和内容适用于提升要求。

物品环境样本检测项目的提升要求包括但不限于表 3–12 所列项目，且所有检测项目应通过能力验证或室间质评或室间比对或测量审核。

十八、病媒生物分类鉴定能力的提升要求

（一）条目原文

8.2.3　应具备对采集的蜱类、蠓类、螨类，以及其他输入性蚋类、白蛉、锥蝽等病媒生物样本开展形态学分类鉴定、分子生物学鉴定，及其携带病原体检测的能力，标本的制作与保存应符合 SN/T 1876 的要求，具备鉴别境外国家和地区常见的虫媒传染病、鼠传疾病传播媒介的能力。

注：基因扩增检验实验室建设要求见 CNAS–CL01–A024–2018 中 6.3、6.4。

（二）依据

1.《国际卫生条例（2005）》附件 5。

2.《国境卫生检疫法实施细则》第九十七条、第九十八条。

（三）解读

本条目明确了采集的蜱类、蠓类、螨类，以及其他输入性蚋类、白蛉、锥蝽等病媒生物分类鉴定要求。

本条目中：

1.“形态学分类鉴定”是指鉴定能够区分到“属或种皆可”的分类鉴定。

2.“分子生物学分类鉴定”是指至少能够开展传播本标准附录 A 表 A.3 人间传染的病原体检测提升要求的名录中“病媒生物传播传染病病原体”“消化道传染病病原体”中任一种病原体的病媒生物鉴定。

3.“携带病原体检测”是指能够开展本标准附录 A 表 A.3 人间传染的病原体检测提升要求的名录中“病媒生物传播传染病病原体”检测的能力，以及病媒生物携带的其他常见病原体检测。

制作上述病媒生物标本的物种识别特征应清晰完好，标本标签符合标准要求，并具备标本保存条件。

4.“采集”是指在进出境环节（实施入境交通工具、集装箱、货物、物品卫生检疫查验和卫生监督）和本口岸区域采集的蜱类、蠓类、螨类等病媒生物样本。

5.“输入性病媒生物”是指在进境交通工具、集装箱、货物、物品中（表面）采集的蚋类、白蛉、锥蝽等病媒生物样本。

6.“虫媒传染病、鼠传疾病传播媒介”是指感染和传播本标准附录 A 表 A.3 人间传染的病原体检测提升要求的名录中“病媒生物传播传染病病原体”的输入性病媒生物（鼠类和蚊类）。

（四）适用范围和特别情形

本条目适用于病媒生物检测与鉴定实验室对病媒生物样本进行精准检测鉴定的能力要求，口岸现场的快速筛查工作可参照本条目的要求。

根据实验室技术能力，病媒生物鉴定能力可包括但不限于鉴定蜱类、蠓类、螨类、蚋类、白蛉、锥蝽等病媒生物。标本的制作与保存应符合 SN/T 1876 的要求。

十九、高致病性病原微生物的检测和鉴定能力的提升要求

（一）条目原文

8.2.4　应设有生物安全三级实验室或通过技术支持，具有开展 SARS 病毒、中东呼吸综合征冠状病毒、埃博拉病毒、马尔堡病毒、拉沙热病毒、克里米亚－刚果出血热病毒等高致病性病原微生物的检测、鉴定能力。

（二）依据

《病原微生物实验室生物安全管理条例》。

（三）解读

本条目规定了海关系统应当建设具有高致病性病原微生物实验活动资质的实验室，或通过委托、合作方式与海关系统外相应实验室应开展本条目所列高致病性病原微生物的检测、鉴定能力。

依照《病原微生物实验室生物安全管理条例》要求，检测、鉴定项目应通过 CNAS 认可和国家卫生健康委员会实验活动开展许可。

（四）适用范围和特别情形

本条目适用于为进出境卫生检疫提供高致病性病原微生物检测、鉴定技术支持的技术机构。

二十、实验室基因测序活动的提升要求

（一）条目原文

8.2.5　应具备已知及未知病原体的检测、鉴定、分型、变异分析、进化溯源等能力。

（二）依据

《医疗机构临床基因扩增检验实验室管理办法》（卫办医政发〔2010〕194 号）。

（三）解读

本条目是实验室基因测序活动的提升要求。

本条目规定口岸应通过自身建设或委托合作等方式，能够开展来自人体的生物样本、病媒生物样本，以及其他公共卫生风险样本等病原体全基因组或关键基因的测序活动，能够准确鉴定出各种样本类型中含有的已知或未知病原体种类，并进行病原体基因型、血清型、亚型、基因变异、进化关系，以及传播溯源等生物信息学分析。

（四）适用范围和特别情形

本条目适用于为进出境卫生检疫提供病原体基因测序活动技术支持的技术机构。

第九节　验证方法的要求

一、验证方式

（一）条目原文

可通过以下方式进行验证：

a）验证审核。提供的客观证据应完整，形成可被阅读理解的文件资料，进行符合性审定。

b）现场核查。口岸现场的检查、询问应能够证实相应的场地、设施、设备，以及网络和信息系统是真实存在、有效运行的，符合本标准相关要求。

c）符合性比对。卫生检查、卫生处理、检测鉴定的结果，或经抽样分析的结果应符合预先设定条件的要求。

d）模拟测试。应按照规范和流程完成设定场景的技术动作和问答。

（二）解读

本条目统一了本标准强制性要求部分达标判定的验证方式和尺度，明确了四种验证方式对不同的能力的验证重点。

1. 本条目a）中，“验证审核”主要通过对提交的制度规范、记录档案和图片视频等佐证文件材料进行审核，判定该文件材料：

（1）已经形成制度性文件；

（2）文件材料所涉及的部门和岗位人员均已经知晓或签阅；

（3）一线岗位人员能够便捷地获取和阅览文件材料；

（4）业务或作业流程已经嵌入该文件的规范性要求。

具体验证方式包括：

（1）查文件：查阅业务管理制度、技术规范、操作流程等文本材料；

（2）查记录：查阅业务监管的过程记录、结果记录等文本材料；

（3）查档案：查阅物品清单、评审和验证等材料和档案；

（4）查图像：查阅场景、物品等图片，现场监控、技术操作等视频资料。

2. 本条目b）中，“现场核查”主要通过进入口岸现场实地对场地、设施、设备，以及网络和信息系统进行核查，判定口岸进出境环节和口岸区域符合规范或标准要求：

（1）建设相关场地，设置相关设施，配备相关设备；

（2）建设视频监控设施，网络连接顺畅；

（3）具备业务信息数据管理系统，处于正常联网运行状态；

（4）场地布局科学合理，符合感染或污染防控要求；

（5）设施和设备性能符合监管要求，处于正常运行或待启用状态，检测结果完整有效。

具体验证方式包括：

（1）查流程：核查业务工作流程和平面布局图；

（2）查记录：核查现场工作记录和操作指南；

（3）查设施：核查设施环境和技术设施的建设规范和有效性；

（4）查装备：核查装备是否齐全、处于可正常使用状态；

（5）查网络：核查有线和无线网络是否畅通、有接入插口；

（6）查信息系统：核查信息系统正常运行、信息采集和传输通畅。

3. 本条目c）中，“符合性比对”主要通过对卫生检查、卫生处理、检测鉴定等技术措施取得的结果进行有效性核查或评审，判定岗位技术能力应具备：

（1）熟悉技术操作规范，按照规范的方法和流程完成操作程序；

（2）结果记录完整，报告格式规范；

（3）结果符合预先设定的目标要求。

具体验证方式包括：

（1）盲样符合性比对：评审部门提供盲样，符合检测结果；

（2）留样复测符合性比对：对实验室留样进行复测；

（3）人员比对：比对两组人员检测结果的一致性；

（4）常规实验符合性比对：检测操作符合规范。

本条目验证方式可以在无法通过验证审核或现场核查方式进行验证时选用。

4. 本条目 d）中，"模拟测试"主要通过现场问答、模拟操作和书面考核等方式，判定岗位人员具备的专业知识和技术操作能力：

（1）熟悉风险防控、应急处置和技术支撑能力应当掌握的知识要点和关键操作环节；

（2）熟悉异常情况处置要点。

具体验证方式包括：

（1）现场问答：通过现场问答，验证技术要点掌握和熟悉情况；

（2）模拟操作：通过场景演示，验证业务流程和技术操作规范情况；

（3）书面考核：通过书面标准化试题，验证专业知识、业务规范掌握情况。

二、风险识别与监测的能力验证要求

（一）条目原文

9.2.1.1　对风险识别与监测的能力实施验证，能够证实：

a）技术操作规范在口岸现场能够便捷地查阅，实施过程便于被观察或监督，在规定期限内保存记录、数据、图表、报告等结果材料；

b）质量比对、抽样检测等能力验证评价有效开展；

c）参与风险监测的技术支持部门具备根据国家技术规范和标准出具判定结果的能力；

d）设施和设备运行正常，计量检验有效；

e）进出境人员、交通工具、集装箱、货物、物品的检疫查验和卫生监督岗位人员，进出境交通工具食品饮用水从业人员，口岸区域食品、饮用水、公共场所从业人员，病媒生物防控、废弃物处置、卫生处理等岗位人员，应经专业技能培训合格，培训记录完整，经现场核查、模拟测试符合岗位专业技能要求。

（二）解读

本条目是对风险识别与监测的能力验证要求。

1. 本条目 a）是对风险识别与监测技术操作规范的验证要求，包括：

（1）能够通过书面文件或信息管理系统等方式，在口岸现场便捷地查阅技术操作规范，口岸现场包括检疫查验场所、医学排查场所等；

（2）业务操作流程和设施和设备的操作符合技术规范要求，执行过程留有记录，记录形式包括现场书面表格、信息系统、结果报告、图片和视频等；

（3）在规定期限内保存记录、数据、图表、报告等结果材料。

2. 本条目 b）是对风险检测和鉴定岗位的能力验证要求，范围包括：

（1）口岸现场快速筛查岗位；

（2）海关系统（含国际旅行卫生保健中心）实验室检测和鉴定岗位；

（3）为口岸卫生检疫查验提供技术支持服务的第三方实验室检测和鉴定岗位。

3. 本条目 c）中，“参与风险监测的技术支持部门”是指具备相应资质和技术能力，能够出具传染病诊断和治疗、传染病监测、食品卫生监测、病媒生物监测、环境卫生检测、实验室检测、卫生处理等结果报告或记录的技术机构。

4. 本条目 d）是对风险识别与监测所需要的设施和设备的验证要求，包括：

（1）设施建设和设备配置满足进出境卫生检疫监管需要；

（2）设施和设备运转正常，或处于随时启用状态；

（3）设备计量要求参见本标准 8.1.5.1 条的要求；

（4）设施和设备按规范进行维保，或能够及时得到维保技术支持；

（5）个人防护装备和用品的种类和数量能够满足口岸进出境业务需要。

5. 本条目 e）是对风险识别与监测岗位人员岗位技术培训的验证要求，包括：

（1）培训内容应当符合本标准 6.1.1.2—6.1.1.4 条涉及的风险识别与监测要求的专业技能范围；

（2）培训效果应当进行合格评价，评价方式可以选择书面考核、模拟操作、现场问答等形式；

（3）培训记录应完整，记录包括培训计划、培训人员名单、培训评价等，可以选择书面或数据形式保存。

6. 出现以下情况，应认为风险识别与监测的能力未知，无法判定具备相关能力：

（1）无相关进出境业务，且无相关技术规范或人员未经岗位培训合格或无演练记录的；

（2）有相关进出境业务，但无相关卫生检疫设施或设备的；

（3）有相关进出境业务，未发现卫生学问题的；

（4）有相关进出境业务，未发现异常健康状况人员的。

（三）适用范围和特别情形

本条目适用的验证方法、提交材料和场景如下。

1. 本条目 a）验证审核：查阅风险识别与监测的技术方案或记录档案。

2. 本条目 b）验证审核：查阅现场风险识别与监测的记录档案。

3. 本条目 c）验证审核：查阅参与风险识别与监测技术支持部门的质量比对、抽样检测记录档案。

4. 本条目 d）验证审核、现场核查：查阅风险识别与监测设施和设备清单，现场检查设施和设备配置和运行情况。

5. 本条目 e）验证审核、现场核查：查阅风险识别与监测的培训材料，现场询问岗位人员是否熟悉风险识别与监测要求。

三、风险评估与预警的能力验证的要求

（一）条目原文

9.2.1.2　对风险评估与预警的能力实施验证，能够证实：

a）风险评估与预警技术方案符合相应口岸类型和分级的风险防控要求，方案内容包括评估与预警的范围、方法、判定标准、技术要求等；

b）现场风险评估能够结合流行病学调查、数据分析结果，作出无疫通行、现场查验、采样检验、隔离监管、卫生处理等风险评估判定；

c）参与风险评估的技术支持部门具备出具判定结果的能力；

d）风险预警信息报送、发布的渠道和方式，能够满足进出境现场告示、自助查询、人工咨询、公共媒体宣传等需要；

e）通过验证审核培训资料或现场核查，确定岗位人员掌握相关的风险要素识别、风险评估方法、风险预警程序等内容。

（二）解读

本条目对风险评估与预警的能力验证提出了要求。

1. 本条目 a）要求风险评估与预警技术方案的验证重点如下：

（1）应结合口岸类型、进出境业务种类和业务量的特点，以及风险评估要求制定技术方案。有进出境旅客的口岸相比货运口岸有更高公共卫生风险，集装箱货物口岸区域相比大宗散货口岸区域有更高公共卫生风险；

（2）技术方案的评估与预警的范围、方法、判定标准、技术要求等内容均完整。

2. 本条目 b）中，“现场风险评估”是进出境卫生检疫的重要内容，验证重点如下：

（1）能够按照海关总署风险防控指令开展工作；

（2）能够根据进出境申报信息、现场检疫查验等情况开展即决式布控；

（3）能够判定不同进出境监管对象的风险要素、来源地疫情流行状况、是否存在染疫风险、是否具备有效防控措施等；

（4）能够通过现场风险评估，正确作出风险评估结果判定。

3. 本条目 c）是技术支持部门参与风险评估的要求。专业机构出具的风险评估报告验证重点如下：

（1）有获取准确信息和数据的渠道和能力；

（2）在客观信息和数据基础上进行评估；

（3）能够运用数据分析模型、风险评价表、统计学评价、概率分析、组合（多因素）评价等多种方法开展评估；

（4）出具的风险评估报告符合进出境卫生检疫监管要求。

4. 本条目 d）是风险预警信息报送、发布的渠道和方式的要求。

发布内容的验证重点应依据本标准 6.1.2.2 条的内容范围实时报送或发布口岸公共卫生风险预警。

风险预警报送、发布的渠道和方式的验证重点如下：

（1）与地方政府，及其相关职能部门之间建立常态化信息通报或报送渠道；

（2）在进出境人员检疫查验、传染病监测，以及进出境交通工具、集装箱、货物、物品申报现场（含网上申报）等口岸现场设置风险预警告示栏、自助查询设备、人工咨询服务台；

（3）在海关官网、移动终端信息平台、国际旅行卫生服务网或其他公共媒体平台开设风险预警栏目。

5. 本条目 e）是风险评估与预警岗位人员的能力验证要求。

通过培训，可以持续提升岗位人员的专业技术能力，验证重点如下：

（1）培训内容应当符合本标准 6.1.2.1—6.1.2.4 条所涉及的风险要素识别、风险评估方法、风险预警程序等范围；

（2）培训效果应当进行合格评价，评价方式可以选择书面考核、模拟操作、现场问答等形式；

（3）培训记录应完整，记录包括培训计划、培训人员名单、培训评价等，可以选择书面或电子形式保存。

（三）适用范围和特别情形

本条目适用的场景和验证方法如下。

1. 本条目 a）验证审核：查阅风险评估与预警的技术方案。

2. 本条目 b）验证审核：查阅风险防控指令、卫生检疫审单证和检疫查验的记录档案。

3. 本条目 c）验证审核：查阅参与风险评估技术支持部门的风险评估报告。

4. 本条目 d）验证审核、现场核查：查阅报送或发布的风险预警文件材料，现场检查确认具有风险预警的设施、设备和信息系统。

5. 本条目 e）验证审核、模拟测试：查阅风险评估与预警的培训资料，现场询问岗位人员是否熟悉风险评估与预警要求。

四、风险处置能力的验证要求

（一）条目原文

9.2.1.3　对风险处置的能力实施验证，能够证实：

a）技术方案在进出境环节和口岸区域能够便捷地查阅，实施过程应设置记录、存档，或视频监控，便于被观察或监督，实施效果能够被检测或评价；

b）6.1.3.1 范围内的卫生处理技术方案、程序、设备、药剂符合安全、有效等技术评价要求；

c）卫生处理过程评价、实验室效果评价有效开展；

d）个人防护装备的使用符合口岸公共卫生风险分类分级处置要求；

e）具有地方政府、口岸查验部门、口岸运营者、技术支持部门等多部门参与的通报、协调、决策文件和记录；

f）口岸运营者和交通工具运营者具有传染病疫情防控，口岸区域食品生产、食品销售、餐饮服务、饮用水供应、公共场所、固液体废弃物、压舱水、病媒生物等的卫生控制措施报告的文件和记录；

g）参与风险处置的病媒生物防控、废弃物处置、卫生处理等岗位人员，应经专业技能培训合格，培训记录完整，经现场核查、模拟测试符合岗位操作技能要求；医学检查岗位人员应具有医学专业背景，预防接种岗位人员应经过地方政府组织的预防接种专业培训合格。

（二）解读

本条目是对风险处置能力的验证要求。

1. 本条目 a）是对风险处置技术方案、风险处置操作规范等的验证要求，验证重点如下：

（1）能够通过书面文件或信息管理系统等方式，在检疫查验场所、医学排查场所便捷地查阅技术方案；

（2）风险处置过程能够通过记录表格（纸质）、信息管理系统、图像记录、视频监控等方式进行记录、存档，并便于规范性监督和过程追溯；

（3）通过过程评价或实验室效果评价等方式对风险处置的效果进行评价。

2. 本条目 b）是对本标准 6.1.3.1 条所列应急处置措施技术评价的验证要求，验证重点如下：

（1）技术方案、程序能够结合口岸业务种类、职责分工和业务流程的具体情况；

（2）不会通过呼吸道和皮肤接触造成人员（包括口岸工作人员及交通员工和出入境人员等）健康危害；

（3）不会对进出境交通工具、货物和物品造成损害；

（4）不会在环境中或物品表面残留有害物质；

（5）卫生处理药剂的储存管理符合有害物质管理规定，以及防爆、防火安全管理要求。

对上述技术方案、程序，以及使用的设备和药剂的有效性进行验证，验证重点如下：

（1）选择的技术方法和药剂符合卫生检疫措施指令的要求；

（2）选择的技术方法和药剂符合本标准 6.1.3.1 条范围不同对象的针对性要求；

（3）能够按照技术规范和程序完成技术操作；

（4）使用的设备性能正常，药剂在有效期内；

（5）对风险处置技术措施的结果进行效果评价。

3. 本条目 c）是对卫生处理效果评价的验证要求，卫生处理效果评价方式包括：

（1）过程评价：对卫生处理实施过程的技术方法的选择、药剂的选择、药剂配方和使用剂量、操作规范性、流程规范性等进行符合性评价，判定是否符合卫生检疫措施指令的要求、是否符合技术方案和规范要求；

（2）实验室效果评价：对卫生处理结果进行表面污染采样，进行实验室病原体检测或有害物质检测，判定是否符合无害化要求。

验证重点如下：

（1）效果评价报告内容符合上述要求；

（2）效果评价能够结合实际卫生处理过程；

（3）卫生处理结束后能够及时开展效果评价工作。

4. 本条目 d）是个人防护用品规范使用的规范性验证要求。个人防护装备的类别和数量配备和使用的验证重点如下：

（1）符合海关总署突发公共卫生事件应急储备要求；

（2）符合口岸不同岗位的业务类别、业务量和风险等级要求；

（3）现场人员熟悉不同个人防护用品的穿戴流程和注意事项；

（4）具备符合要求的个人防护装备穿脱场所；

（5）在口岸现场应能够便捷地查阅个人防护装备穿戴和脱卸操作指南。

5. 本条目 e）是口岸公共卫生核心能力建设参与者之间协调沟通能力的验证要求。地方政府、口岸查验部门、口岸运营者、技术支持部门等多部门之间的协调沟通能力的验证要点如下：

（1）具备制度性的信息通报、协调和决策机制，具有联席会议制度、专项工作专班等部门之间公共卫生风险防控政策协调和决策制度；

（2）具备固定的、可追溯的信息通报渠道或信息交换平台；

（3）相关文件和记录显示多部门的协调沟通是持续有效的。

6. 本条目 f）是口岸运营者、交通工具运营者具备风险防控措施的验证要求，验证要点如下：

（1）口岸运营者、交通工具运营者应具备传染病疫情防控措施的规范性文件和记录；

（2）口岸区域食品生产、食品销售、餐饮服务、饮用水供应、公共场所、固液体废弃物、压舱水、病媒生物等处置单位应具备相应卫生控制措施的规范性文件和操作记录。

7. 本条目 g）是参与风险处置人员能力的验证要求，验证要点如下：

（1）病媒生物防控岗位人员应经病媒生物监测、鉴定、密度控制水平评价、防治技术规范等专业技能培训，或者持有有害生物防治资质认定（POC）资格证书；

（2）废弃物处置、卫生处理岗位人员应经相应感染或污染防控知识、风险处置操作技术规范等专业技能培训，培训评价合格；

（3）医学检查岗位人员应具有医学专业背景或有传染病诊疗从医经历，经感染或污染防控专业技能培训，培训评价为合格；

（4）预防接种岗位人员应经过地方政府相关职能部门组织的预防接种专业培训，培训评价为合格。

（三）适用范围和特别情形

本条目适用的验证材料和场景如下。

1. 本条目 a）验证审核、现场核查：查阅风险处置的技术方案、操作规范，查阅应急处置过程记录、效果评价记录，口岸现场能够便捷查阅技术方案。

2. 本条目 b）验证审核、现场核查：查阅应急处置技术方案和技术规范，查阅应急处置措施的过程和结果记录，查阅设备和药剂的说明材料；现场查看设备、药剂等配备。

3. 本条目 c）验证审核：查阅卫生处理过程评价、实验室效果评价相关记录和报告。

4. 本条目 d）验证审核、现场核查：查阅个人防护装备储备清单；现场检查岗位风险与个人防护装备级别的符合性，个人防护装备穿戴和脱卸操作的规范性。

5. 本条目 e）验证审核：查阅联防联控机制文件、会议记录、信息通报和信息系统记录。

6. 本条目 f）验证审核：查阅相关单位传染病疫情防控措施、卫生控制措施等文件和操作记录。

7. 本条目 g）验证审核、模拟测试：查阅相关岗位人员的培训记录或资质材料，对相关岗位人员业务规范知识掌握情况进行现场问答。

五、与境外口岸信息沟通能力的验证要求

（一）条目原文

9.2.1.4　对与境外通航口岸信息沟通和协调渠道的能力实施验证：

a）通过验证审核相关信息沟通文件资料，确认口岸突发公共卫生事件应急处置时能与境外通航口岸实现有效信息沟通；

b）航空口岸、公路口岸、铁路口岸应有明确的沟通方式和程序。

（二）解读

本条目是对与境外通航口岸信息沟通和协调渠道的能力验证的要求。

1. 本条目 a）是突发事件时对所有口岸的对外信息沟通能力要求。

2. 本条目 b）是建立与境外通航口岸日常信息沟通协调能力的验证要求，验证重点如下：

（1）口岸范围包括航空口岸、公路口岸、铁路口岸，上述口岸应建立规范的沟通联络制度和流程；

（2）通常在进出境管理交通工具备案时，交通工具运营者或其代理单位应提供境外通航口岸的口岸运营者医疗急救部门，或驻口岸医疗或传染病预防控制部门的联系方式；

（3）联系方式包括但不限于联系电话、邮箱、咨询应答网页等方式。

（三）适用范围和特别情形

本条目适用的验证材料如下：

1. 本条目 a）验证审核：提供与境外通航口岸建立有效信息沟通的材料。

2. 本条目 b）验证审核：提供境外通航口岸联系方式和与之沟通程序的材料。

六、应急组织与保障的资料验证审核的验证要求

（一）条目原文

9.2.2.1 应急组织与保障的资料验证审核能够证实：

a）制度性文件为最新版本，并获得多方确认；

b）应急处置组织架构有明确的岗位职责、责任人和联系方式，并持续改进；

c）信息数据规范报送：发现或接报口岸突发公共卫生事件后立即报告，事件处置过程中随时报告，对事件发生的原因、变化动态、应急措施、处置结果等情况进行汇总报告。

（二）解读

本条目是对应急组织与保障的制度性文件、信息数据报送规范等的验证要求。

1. 本条目 a）是应急组织与保障制度的验证要求。

突发公共卫生事件应急管理规定、应急预案、应急处置技术方案或规范等文件已经各参与方确认，并作为突发事件应急处置制度性文件发布。

制度性文件应根据国家突发公共卫生事件应急管理制度的变化进行及时修订、更新。

2. 本条目 b）是应急处置组织架构的验证要求。

应急处置组织架构应明确各参与部门的职责分工、应急联系方式和联系人，并根据职责分工调整和责任人岗位变动而持续更新。

3. 本条目 c）是口岸突发公共卫生事件应急处置信息数据规范报送的验证要求。

信息数据的报送形式，包括联防联控单位间的通报和海关系统内的垂直报告。

信息数据的报告流程，包括：

（1）即现即报：发现或接报发生口岸突发公共卫生事件后，应立即组织核查，核实后应立即报告；

（2）分段报告：事件处置过程中采取最快捷、最有效的方式报告口岸突发公共卫生事件及其应急处置情况；

（3）双线同步：发生口岸突发公共卫生事件后，应视突发事件的性质、特点和影响范围，同时通报同级地方人民政府、卫生健康、疾病预防和口岸查验单位；

（4）追踪反馈：应及时调查和分析口岸突发公共卫生事件发生的原因、变化动态、应急措施、处置结果等情况并及时报告。

信息数据的报告内容，包括：

（1）初次报告：报告内容包括突发事件的时间、地点、初步判定的事件类别性质、发病人数、死亡人数、主要临床症状、起因、采取的措施等；

（2）进程报告：进程报告的内容包括事件发展变化、处置进程、事件原因或可能因素以及势态评估、控制措施等，同时对初次报告的内容进行补充修正；

（3）结案报告：口岸突发公共卫生事件结束，对事件发生和应急处置进行总结，分析原因和影响因素并提出建议，形成结案报告。

（三）适用范围和特别情形

本条目适用的验证材料和场景如下：

1. 本条目 a）验证审核：查阅应急管理文件。

2. 本条目 b）验证审核：查阅应急管理文件、组织架构图表。

3. 本条目 c）验证审核：查阅应急处置信息报送文件、信息管理系统数据报送记录。

七、应急组织与保障的现场核查的验证要求

（一）条目原文

9.2.2.2　应急组织与保障的现场核查能够证实：

a）制度性文件得到有效落实，医学排查、卫生处理、移送转运、隔离留验等现场处置实现有效协同；

b）应急物资装备符合储备清单要求，处于可调拨、可使用状态。

（二）解读

本条目是应急组织与保障的现场核查的验证要求。

1. 本条目 a）是应急制度是否有效落实的验证要求，应急组织与保障制度落实的验证要点如下：

（1）口岸突发公共卫生事件应急制度与国家突发事件联防联控机制和海关发布的制度相衔接，并落实制度要求；

（2）海关、口岸运营者、口岸查验单位的应急制度与地方政府及其相关职能部门的应急制度相衔接，并落实制度要求；

（3）口岸突发公共卫生事件应急制度应有明确的部门职责分工、政策协调沟通机制、信息通报机制和应急处置流程；

（4）进境具有公共卫生风险人员的医学排查、卫生处理、移送转运、隔离留验等现场处置过程中，相关部门能够实现有效协同，处置流程符合规范要求。

2. 本条目 b）是应急物资装备储备情况的验证要求，应急物资装备的验证要点如下：

（1）有符合本标准要求的应急物资装备储存场所；

（2）有应急物资装备的储备清单，包括库存储备清单、处于使用正常状态但可随时转为应急使用的设备清单；

（3）应急物资装备的种类和数量符合口岸进出境业务需要，符合海关总署应急物资装备储备规定的要求；

（4）应急物资装备处于可调拨、可使用状态。

（三）适用范围和特别情形

本条目适用的验证材料和场景如下。

1. 本条目 a）现场核查：口岸能够现场查阅应急管理制度文件、现场处置规范和流程文件，现场查阅或询问岗位人员是否熟悉应急处置操作规范、流程、各部门之间信息通报等要求，现场核查进出境应急处置各流程环节和相关场所。

2. 本条目 b）现场核查：现场检查物资装备储备管理制度；现场核对物资装备的名称、型号、数量、有效期等信息；检查物资装备处于可使用状态，如果是需要开机调试的设备，仍处于包装完好、未充电、未做维护调试等状态，造成无法立即使用的，视为不可使用状态。

八、应急预案的有效性和演练效果的验证要求

（一）条目原文

9.2.2.3　对应急预案的有效性和演练效果实施验证：

a）通过验证审核确认应急预案能够根据口岸公共卫生风险等级变化、防控技术进展、防控技术规范和标准的最新修改、应急演练效果评价、应急处置事件评估等进行调整和修订；

b）通过案例分析、场景演练等模拟测试方式，验证应急处置人员能够掌握应急处置的技术规范和流程要求，包括专业知识、安全防护、装备操作、处置流程等内容；

c）通过验证审核应急演练的相关归档记录和影像资料，确认符合应急演练的要求。

（二）解读

本条目是应急预案的有效性和演练效果的验证要求。

1. 本条目 a）是应急预案有效性的验证要求。

通过对应急预案的调整和修订，使之符合本标准 7.1.2 条的要求。

“口岸公共卫生风险等级变化”是指通过对以下情况的风险评估，而做出的应急响应等级调整：

（1）口岸出现确诊病例；

（2）出现被感染或污染人群明显增多；

（3）具有公共卫生风险人群的活动范围扩大，流行病学调查无法确认接触史和传播路径；

（4）出现经口岸跨境传播引发的新病例。

“防控技术进展”是指感染或污染防控技术的新进展，如：

（1）研究发现病原体致病力和传播力发生新变化，发现新的传播途径和传播机理；

（2）出现预防病原体感染的疫苗；

（3）出现更有效的传染病预防控制方案及其预防药物、治疗方案及其特效治疗药物；

（4）研究出现病原体快速检测筛查技术、新的实验室检测技术和预防控制技术。

“应急演练效果评价”是指应急演练以后，对演练的规范性、协调性和时效性进行评价，对岗位人员技术能力、应急防控效果进行验证，提出改进完善的建议。

“应急处置事件评估”见本标准 6.1.2.1 条 e）的解读。

2. 本条目 b）是对参与应急演练的应急处置人员能力的验证要求。

通过案例分析、场景演练等模拟测试方式，使应急处置人员能力符合本标准 7.1.3.5 条的要求。

“案例分析”是指通过口岸突发公共卫生事件实际案例，分析应急处置流程的规范性、协调性和时效性，训练岗位人员操作规范性，剖析存在的问题，提出对技术方案的修订完善建议。

“场景演练”是指设定某一类突发公共卫生事件的全程场景或阶段场景，按照应急预案的规范流程进行实操演练，对演练的规范性、协调性和时效性，以及应急处置岗位人员的操作规范性进行效果评价。

3. 本条目 c）是对应急演练记录材料的验证要求。

应急演练的记录材料包括：应急演练方案、参与部门和岗位人员清单、流程场景设计方案、过程记录、演练效果评价、演练图片和录像等材料。

（三）适用范围和特别情形

本条目适用的验证材料和场景如下：

1. 本条目 a）验证审核：查阅应急预案。

2. 本条目 b）现场核查：现场询问或模拟操作测试岗位人员掌握应急处置规范和流程的情况。

3. 本条目 c）验证审核：查阅应急演练的相关文件、记录、影像等材料。

九、应急响应与处置的现场核查的验证要求

（一）条目原文

9.2.2.4　应急响应与处置的现场核查能够证实：

a）应急处置区域的设施和设备能够满足本口岸突发公共卫生事件处置要求；

b）无突发公共卫生事件应急处置案例或经验的口岸也应符合 7.1.3.4 的要求。

（二）解读

本条目是应急响应与处置的现场核查的验证要求。

1. 本条目 a）是对应急处置区域的设施和设备的验证要求，验证重点如下：

（1）应符合本标准 7.1.3.6 条的建设和配置要求；

（2）设备运行正常或处于可启用状态；

（3）口岸现场能够获取设备操作使用手册。

2. 本条目 b）是对未发生口岸突发公共卫生事件的口岸应急处置能力的验证要求。

无突发公共卫生事件应急处置案例或经验的口岸，也应符合本标准 7.1.3.4 条中“应具备规范实施检疫查验、风险评估、实验室检测和卫生处理的能力”的要求。

近两年未发生突发事件的口岸应通过开展突发事件的模拟测试进行能力验证。

（三）适用范围和特别情形

本条目适用的验证材料和场景如下：

1. 本条目 a）现场核查：应急处置的通道、场地、设施、设备。

2. 本条目 b）验证审核：查阅突发公共卫生事件应急处置演练和模拟测试的方案、过程记录、图片和视频。

十、技术协作能力的验证要求

（一）条目原文

9.2.3.1　技术协作能力的验证审核能够证实：

a）技术支持方获得相关主管部门技术能力认可；

b）与相关技术支持方建立满足 8.1.1.1 要求的协作文件资料；

c）技术支持方按委托方要求出具技术结果。

（二）解读

本条目是技术协作能力的验证要求。

1. 本条目 a）是技术支持部门技术能力认可的验证要求。下列技术活动应获得相关业务主管部门的认可。

（1）医疗诊查部门应取得医疗机构执业许可，具备传染病诊断、治疗活动的能力。

（2）二级生物安全实验室应获得地方主管部门备案。

（3）三级生物安全实验室应通过实验室国家认可；需要从事某种高致病性病原微生物或者疑似高致病性病原微生物实验活动的，应获得省级以上人民政府卫生主管部门或者兽医主管部门批准。

2. 本条目 b）是技术协作文件的验证要求。

涉及本标准 8.1.1.1 条的医学检查、医学诊断、传染病监测、病原体检测、病媒生物鉴定、有害物质侦检、流行病学调查、风险评估、卫生处理、现场查验、风险数据分析、网络监控、个人防护、卫生技术培训等，均可以通过建立技术合作协议或委托协议方式获得技术支持和保障。

在合作协议中应当说明：

（1）合作项目的范围；

（2）应具备技术资质或技术能力的要求；

（3）出具结果或报告的格式和内容要求；

（4）技术服务的安全和质量要求。

3. 本条目 c）是出具技术服务结果的验证要求。技术支持方和委托方应按照双方技术合作协议或委托协议的要求出具技术结果，包括：

（1）出具监测、检测、鉴定、调查、评估、数据分析等技术服务结果报告；

（2）出具技术指导意见或建议报告；

（3）出具设施和设备维护报告。

（三）适用范围和特别情形

本条目适用的验证材料和场景如下：

1. 本条目 a）验证审核：查阅相关资质证明和许可证书。

2. 本条目 b）验证审核：查阅技术合作协议或委托协议文件。

3. 本条目 c）验证审核：查阅技术服务结果报告。

十一、检测质量控制能力的验证要求

（一）条目原文

9.2.3.2　对检测质量控制的验证审核、现场核查及符合性比对能够证实：

a）实验室获得相关主管部门技术能力认可或建立完整的体系文件并有效运行；

b）培训考核记录完整，并通过盲样考核、实际操作、查阅记录、结果评估等方式对人员能力进行验证；

c）检测项目获得专业机构的确认。

（二）解读

本条目是对检测质量控制能力的验证要求。

1. 本条目 a）是对质量控制体系的验证要求，实验室质量体系验证要点如下：

（1）完整的体系文件，包括质量手册、程序文件、操作指导书、记录表单等规范性文件；

（2）具备岗位培训和能力提升监督计划；

（3）实验室检测方法和标准的及时更新，符合检测质量要求；

（4）实验试剂、耗材符合质量要求；

（5）实验室环境、设施、设备符合检测要求，按要求进行计量检定和计量校准；

（6）质量体系有效运行，体系文件完整，检测记录完整、真实、准确、及时。

2. 本条目 b）是对岗位人员能力的验证要求。岗位人员应经过岗位培训持续保持和提升技术能力，验证要点如下：

（1）培训记录完整，培训评价合格；

（2）选择合适的符合性比对方式进行验证；

（3）观察实验操作规范性和结果准确性；

（4）对检测结果的准确性进行评估。

3. 本条目 c）是对检测项目能力的验证要求。

实验室检测项目应当获得相关专业实验室能力评价机构的能力验证或实验项目活动资质认可。

（三）适用范围和特别情形

本条目适用的验证材料和场景如下。

1. 本条目 a）验证审核：查阅质量体系文件、检测记录。

2. 本条目 b）验证审核、现场核查、符合性比对：查阅培训记录，现场观察岗位人员操作的规范性，现场询问岗位人员对技术规范和程序的熟悉程度，开展符合性比对实验。

3. 本条目 c）验证审核：查阅实验室检测项目能力验证材料或实验项目活动资质认可文件。

十二、结果判定的要求

（一）条目原文

验证人员应基于验证审核、现场核查、符合性比对和模拟测试进行综合判定，认为符合本文件要求的项目为符合项，只符合本文件部分要求的项目为观察项，不符合本文件要求的项目为不符合项。验证过程和结果应有记录。

（二）解读

本条目明确口岸公共卫生核心能力建设达标考核和复核督导结果的判定规则要求。

“符合本文件要求”是指符合本标准的以下五类考核要求：

1. 根据业务实际制订技术规范；

2. 熟悉技术操作规范和程序；

3. 人员岗位技术能力符合专业技术要求；

4. 进出境环节和口岸区域的卫生设施建设符合要求；

5. 设备配备符合要求。

“符合本文件部分要求”是指考核项目中存在以下不符合要求的情形：

1. 虽有技术规范，但未结合本口岸业务实际或文件内容有缺失；

2. 操作环节符合技术规范的关键性要求，但存在操作错误和程序漏洞；

3. 人员岗位培训内容未结合岗位业务实际；

4. 具备相关设施，但存在不符合本标准要求的情形；

5. 配备的设备处于无法正常使用的状态。

“不符合本文件要求”指考核项目要求无法实现。存在以下情形：

1. 未根据业务实际建立技术规范或无法提供相应业务规范性文件；

2. 不熟悉业务操作规范，或无法规范完成业务操作流程，或在操作中严重违反生物安全等关键技术规范要求；

3. 岗位人员未经相应专业培训、未通过考核；

4. 无相应设施，或设施无法满足相应功能要求和公共卫生风险防控要求；

5. 缺少关键设备，无法满足相应功能要求。

“验证过程和结果应有记录”是指验证人员和考核组负责人应如实记录验证发现的问题和验证过程，填写相应评价表格，出具验证考核意见，被考核人员和验证人员签字确认考核结果等。

（三）适用范围和特别情形

本条目适用于海关对口岸公共卫生核心能力建设的达标考核和复核督导工作。

本条目适用于口岸所在地海关组织的预审评价和指导工作。

附录一

《口岸公共卫生核心能力建设技术规范》（GB 42301—2022）

1 范围

本文件规定了口岸公共卫生核心能力建设的通用要求和提升要求，并描述了相应的验证方法。

本文件适用于经国家批准对外开放的航空、水运、公路和铁路等口岸的公共卫生核心能力建设。临时开放口岸、口岸开放预验收的技术要求可参照本文件。

本文件不适用于跨境通道、边民集市贸易区，以及非口岸区域的进境交通工具、集装箱、货物、物品的卫生检疫查验和卫生处理的场所。

2 规范性引用文件

下列文件中的内容通过文中的规范性引用而构成本文件必不可少的条款。其中，注日期的引用文件，仅该日期对应的版本适用于本文件；不注日期的引用文件，其最新版本(包括所有的修改单)适用于本文件。

GB 2761 食品安全国家标准 食品中真菌毒素限量

GB 2762 食品安全国家标准 食品中污染物限量

GB 2763 食品安全国家标准 食品中农药最大残留限量

GB 3552 船舶水污染物排放控制标准

GB 5749 生活饮用水卫生标准

GB 14881 食品安全国家标准 食品生产通用卫生规范

GB 16889 生活垃圾填埋场污染控制标准

GB 17051 二次供水设施卫生规范

GB 18466 医疗机构水污染物排放标准

GB 19489 实验室 生物安全通用要求

GB/T 23346 食品良好流通规范

GB/T 27025 检测和校准实验室能力的通用要求

GB/T 27404 实验室质量控制规范 食品理化检测

GB/T 27405 实验室质量控制规范 食品微生物检测

GB/T 27770 病媒生物密度控制水平 鼠类

GB/T 27771 病媒生物密度控制水平 蚊虫

GB/T 27772 病媒生物密度控制水平 蝇类

GB/T 27773 病媒生物密度控制水平 蜚蠊

GB 29921 食品安全国家标准 预包装食品中致病菌限量

GB 31650 食品安全国家标准 食品中41种兽药最大残留限量

GB/T 31712 病媒生物综合管理技术规范 环境治理 鼠类

GB/T 31717 病媒生物综合管理技术规范 环境治理 蚊虫

GB/T 32146.1 检验检测实验室设计与建设技术要求 第1部分：通用要求

GB/T 32146.3　检验检测实验室设计与建设技术要求　第 3 部分：食品实验室

GB 37488　公共场所卫生指标及限值要求

GB 50346　生物安全实验室建筑技术规范

RB/T 199　实验室设备生物安全性能评价技术规范

SN/T 1876　医学媒介生物标本采集、制作及保存规程

SN/T 3302　国境口岸医学媒介生物实验室建筑设计规范

WS 233　病原微生物实验室生物安全通用准则

WS/T 368　医院空气净化管理规范

WS/T 640　临床微生物学检验标本的采集和转运

CNAS-CL01-A001　检测和校准实验室能力认可准则在微生物检测领域的应用说明

CNAS-CL01-A002　检测和校准实验室能力认可准则在化学检测领域的应用说明

CNAS-CL01-A012　检测和校准实验室能力认可准则在卫生检疫领域的应用说明

CNAS-CL01-A024　检测和校准实验室能力认可准则在基因扩增检测领域的应用说明

CNAS-CL02　医学实验室质量和能力认可准则

船舶压载水和沉积物控制和管理国际公约　国际海事组织（IMO）

3　术语和定义

下列术语和定义适用于本文件。

3.1　自然生境　natural habitat

口岸区域及其周边 400 m 范围内适于病原微生物和病媒生物个体、种群或群落生活繁衍的自然环境。

[来源：《国际卫生条例（2005）》，有修改]

3.2　特殊物品　special products

微生物、人体组织、生物制品、血液及其制品。

3.3　口岸运营者　operator of points of entry/exit

承担口岸经营作业以及安全、卫生、环保等主体责任的单位或个人，或者授权的相关单位或个人。

3.4　公共卫生风险　public health risk

进出境环节或口岸区域发现受到感染或污染、携带感染源或污染源的可能性，特别是构成不利于人群健康的跨境传播的情况或突发公共卫生事件。

[来源：《国际卫生条例（2005）》，有修改]

3.5　公共卫生有害物质　public health hazardous agent or matter

能够导致公共卫生风险（3.4）的有毒有害物质。

注：如核与辐射、生物战剂、化学毒剂等物质。

[来源：《国际卫生条例（2005）》，有修改]

3.6 感染 infection

传染性病原体进入人体和动物并在体内发育或繁殖，并可能构成公共卫生风险（3.4）。

［来源：《国际卫生条例（2005）》］

3.7 污染 contamination

传染性病原体或有害物质存在于人体或动物体表、在消费产品中（上）或在其他无生命物体（包括交通工具）上，并可能构成公共卫生风险（3.4）。

［来源：《国际卫生条例（2005）》］

4 口岸类型和分级

4.1 口岸类型按进出境交通运输方式分为航空口岸、水运口岸、公路口岸和铁路口岸。

4.2 各类型口岸按建设规模分为 Ⅰ级、Ⅱ级和 Ⅲ级。

注：各类型口岸的分级见建标 185—2017 第八条、第四十二条、第七十二条、第一百零五条。

5 能力要求

5.1 所有口岸应具备以下能力的通用要求：

a）公共卫生风险识别、监测、评估、预警和处置的风险防控能力；

b）控制感染源或污染源，切断传播途径，保护易感人群，降低或消除公共卫生风险的应急处置能力；

c）提供医学检查、医学诊断、卫生检测和鉴定、卫生处理等技术支撑的能力。

5.2 下列口岸还应具备本文件风险防控能力、应急处置能力、技术支撑能力的提升要求：

a）Ⅰ级口岸；

b）有进出境旅客的 Ⅱ级、Ⅲ级水运口岸和铁路口岸；

c）经评估为生物安全高风险的人员、运输工具、货物和物品等的进境指定口岸。

6 风险防控能力

6.1 通用要求

6.1.1 风险识别与监测

6.1.1.1 应建立口岸公共卫生风险识别与监测技术操作规范，包括范围、方法、判定标准、技术要求等内容，并满足以下要求：

a）建立进出境人员、交通工具、集装箱、货物、物品公共卫生风险防控措施和要求，具有识别传染病和公共卫生有害物质的感染或污染风险，以及进出境特殊物品、尸体、骸骨公共卫生风险的能力，具有识别卫生处理指征的能力。

b）建立口岸区域食品、饮用水、公共场所、固液体废弃物、病媒生物等公共卫生风险防控措施和要求。食品生产、食品销售、餐饮服务单位应建立食品安全自查评价、进货检查验收、加工储运等安全卫生控制措施，食品中真菌毒素、污染物、农药、兽药、致病菌等的限量符合 GB 2761、GB 2762、GB 2763、GB 31650、GB 29921 的要求；饮用水供应单位建立水质检验、设施防护、储存供应等卫生控制措施；公共场所经营单位应开展公共场所空气质量、微小气候、水质、公共用品用具等卫生检测和控制，符合 GB 37488 的要求；口岸运营者应建立口岸区域固液体废弃物的收集网络，实施卫生处理、集中存放和收运，与城市转运处置设施衔接。

注 1：交通工具是指用于国际航行的航空器、船舶、火车、公路车辆或其他交通运输工具。

注 2：物品指行李物品、邮递物品和其他物品。

6.1.1.2 应具备开展进出境人员传染病监测，口岸鼠类、蚊类、蝇类、蜚蠊病媒生物监测，以及口岸食品、饮用水、公共场所卫生监测的能力，并制定符合口岸实际的监测技术方案：

a）技术方案及其实施应符合国家卫生检疫主管部门，或地方卫生主管部门的风险监测要求；

b）技术方案应结合本口岸的经纬度、海拔、自然生境等地域特征，进出境人员、交通工具、集装箱、货物、物品的通行区域和受染风险等监管对象特征，明确风险监测的区域范围、对象、时间、方法、判定标准、技术要求、效果评价等内容。

注：鼠类指哺乳纲啮齿目、兔形目、猬形目、鼩鼱目等鼠形动物。

6.1.1.3 口岸现场应具备风险识别和监测的快速筛查能力，包括：

a）医学巡查、医学排查等筛查能力；

b）进出境现场病原体快速筛查、病媒生物初步分类鉴定能力，对不能鉴定的病媒生物获得远程鉴定或技术支持部门的支持；

c）传染病或公共卫生有害物质的初步判定能力；

d）食品、饮用水常用感官指标、理化指标的快速筛查能力。

注：技术支持部门包括但不限于提供传染病预防控制、医疗技术服务、病媒生物防控、公共卫生有害物质处置、信息数据网络服务等第三方技术服务部门。

6.1.1.4 参与进出境环节和口岸区域公共卫生风险识别与监测的岗位人员，应经过与其岗位相关的专业技能培训，具备异常健康状况风险识别的基本能力。

注：异常健康状况指在进出境环节或口岸区域可被观察的健康异常症状或体征，如发热、面色苍白、皮肤潮红、黄疸、结膜炎、咽痛、鼻塞、流涕、咳嗽、胸闷、胸痛、关节痛、肌痛、呼吸困难、乏力、腹痛、腹泻、出血、晕厥等异常症状或体征。

6.1.1.5 在进出境环节和口岸区域应具有以下口岸查验设施和设备，无进出境旅客的水运、公路口岸，a）和 b）作为豁免项：

a）人员检疫查验设施和设备：设置人员卫生检疫等候区和查验区，各区域应照明充足，设置标识标牌，具备国际旅行医学咨询、健康申明核验、体温监测、医学巡查、信息公告等功能；体温监测应使用红外测温，避免阳光直射，环境温度应当在 15 ℃ ~ 35 ℃之间；

b）行李和携带物检疫查验设施和设备：设置申报区、识别和拦截区、查验区和处置区，各区域应设置标识标牌，满足机器查验、人工查检要求，具备图像识别、温度监测、核生化等有害物质监测、放射性收纳屏蔽、样本采集、信息公告等功能；航空口岸旅客通关作业场地应当设置先期机检区，具备满足安装、使用先期机检设备的场地、电源、网络以及配套设施等条件，设置集中审图等业务用房；

c）交通工具检疫查验设施和设备：设置航空器检疫廊桥或检疫机位、船舶检疫锚地或泊位、车辆检疫通道或车位、列车检疫轨道或站台；车辆检疫通道应配置固定式红外测温、核辐射监测设施，环境温度不符合 6.1.1.5 a）要求的应配置移动式红外测温设备；

d）集装箱、货物、物品检疫查验设施和设备：设置检疫查验区、检疫隔离区、卫生处理区，各区域应设置标识标牌，满足机器查验、人工查检要求，具备图像识别、核生化等有害物质监测、样本采集、封闭监管等功能；各区域地面平整、硬化，无病媒生物孳生地，场地及周围环境应具备有效鼠类、蚊类防控设施，环境治理符合 GB/T 31712、GB/T 31717 技术要求；

e）按照口岸公共卫生风险等级和岗位人数配备个人防护装备和用品。

注 1：旅客中转区、过境区、机组人员专用检疫通道参照 6.1.1.5 a）和 b）的要求设置。

注 2：核生化指核与辐射、生物战剂、化学毒剂等物质。

注 3：集装箱、货物、物品检疫场地及周围环境的鼠类、蚊类环境治理要求见 GB/T 31712—2015 中第 4 章、GB/T 31717—2015 中第 3 章。

6.1.1.6 除了符合 6.1.1.5 的规定外，在进出境环节和口岸区域还应具备以下设施：

a）快速筛查设施：设置病原体快速筛查室、病媒生物初步鉴定室、核生化侦检室、卫生监督快速筛查室、物品采样室、样品室等技术用房；

b）信息网络设施：设置信息网络和视频监控用房，信息网络和视频监控用房、检疫查验等重要工作环节应具备网络数据接口、数据转换、联网监控、无线网络覆盖等功能要求；

c）卫生处理设施：根据交通工具、集装箱、货物、物品等不同处理对象和不同卫生处理措施的要求，设置具备条件的卫生处理场所，设有明显的标识标牌。场地设置需考虑风向、与居住区的距离等因素，避免对人员和环境造成不良影响；

d）存储设施：设置符合存储规范的专用库房，满足设备、器械、药剂、耗材、防护装备、样本、病媒生物标本等存储要求；

e）辅助设施：设置 24 h 值守、清洗消毒、个人防护装备穿脱等功能设施和场地。

6.1.1.7　在进出境环节和口岸区域应具备以下设施，对进出境人员、交通工具不提供食品、饮用水供应等服务的口岸，a）和 b）作为豁免项：

a）食品供应设施：食品生产应符合 GB 14881 的要求，食品链中采购、流通加工、贮存、运输、销售等流通环节应符合 GB/T 23346 的要求，食品原料处理和食品加工、包装、贮存、销售等场所应保持该场所环境整洁，并与有毒、有害场所以及其他污染源保持规定的距离；有相应的消毒、更衣、盥洗、采光、照明、通风、防腐、防尘、洗涤以及处理和存放固液体废弃物的设施；进出境交通工具食品供应配备专用车辆和运输设备；

b）饮用水供应设施：饮用水供水设施在规定的卫生防护距离内应无污染源，不应受任何微生物、寄生虫、化学物质或其他物质的影响；供水水源应来自市政管网，对确因特殊原因未来自市政管网的自备水源，其水质应符合 GB 5749 的规定，自备水源供水设施与市政管网不连接；进出境交通工具饮用水供应配备专用车船或管道，供水车、供水船、供水管道等应当运转正常，定期清洗、消毒，供水水质达到 GB 5749 规定的末梢水要求；

c）固液体废弃物处置设施：固液体废弃物的固定存放场所、专用运输车辆、处理设施应符合卫生清洁、无病媒生物孳生、分类处置、环境保护等要求；

d）公共场所设施：清洗、消毒、保洁、盥洗等设施设备和公共卫生间卫生状态良好，室内空气质量、微小气候、集中空调通风系统符合 GB 37488 的规定；公共场所集中空调通风系统每年至少开展一次嗜肺军团菌监测；

e）病媒生物防控设施：口岸区域的自然生境、工作区、生活区设置鼠类、蚊类防控设施，环境治理符合 GB/T 31712、GB/T 31717 的技术要求。

注 1：食品链流通环节的要求见 GB/T 23346—2009 中 5.2 ~ 5.5、5.6.1 ~ 5.6.3。

注 2：口岸区域的自然生境、工作区、生活区鼠类、蚊类环境治理要求见 GB/T 31712—2015 第 4 章、GB/T 31717—2015 中第 3 章。

6.1.2　风险评估与预警

6.1.2.1　在进出境环节和口岸区域，应具备开展公共卫生风险评估的能力，具体风险评估类别包括：

a）进出境人员、交通工具、集装箱、货物、物品现场风险评估；

b）公共卫生风险货物，或物品准入风险评估；

c）6.1.1.2 中监测结果的风险评估；

d）境外传染病疫情，或公共卫生有害物质污染经本口岸传入的风险评估；

e）口岸突发公共卫生事件风险评估。

6.1.2.2　对 6.1.2.1 所列范围涉及以下事项的，应实施风险预警：

a）发现新发突发传染病、重大传染病、群体不明原因疾病、重大食物中毒，以及公共卫生有害物质污染等公共卫生风险的；

b）口岸区域、国境内外邻近区域、境外通航国家或地区的传染病疫情流行、有害物质污染事件，存在本口岸，或口岸城市跨境传播可能性的。

6.1.2.3 风险预警应明确职责、内容、范围、方式、程序、时限、发布等要求，信息数据符合传输、使用、维护、安全等规则。预警报告应包括风险类别分级、成因溯源、危害强度、影响范围、时间区间、人群数量、发展趋势、防控效果等内容，提出防控建议。

6.1.2.4 应建立风险预警信息报送、交换、通报机制：

a）具有口岸查验部门和地方政府或地方卫生主管部门双向风险预警通报或报告的渠道；

b）具有面向进出境人员，进出境交通工具、集装箱、货物、物品的运营者，口岸运营者发布风险预警通知或告示，或者其他旅行卫生健康风险提示的渠道。

注：口岸查验部门指海关、边检、海事等部门。

6.1.2.5 参与风险评估与预警的岗位人员应经过与其岗位相关的专业技能培训。

6.1.2.6 进出境人员检疫查验、传染病监测区域，进出境交通工具、集装箱、货物、物品申报现场应设置具备咨询、查询、公告等功能的设施和设备，具有口岸公共卫生风险预警信息专栏。

6.1.3 风险处置

6.1.3.1 应具备进出境环节和口岸区域的风险处置能力，包括：

a）对来自传染病疫情流行区域的人员实施重点监测，对进出境有异常健康状况的人员实施流行病学调查、医学检查、采样等医学排查，实验室检测，以及医学措施和卫生措施；

b）对来自传染病疫情流行区域或公共卫生有害物质污染区域的进出境交通工具的交通员工生活区、食品饮用水、固液体废弃物、压舱水、装载具有公共卫生风险货物的货舱，以及进出境集装箱、货物、物品实施卫生处理或病媒生物防控措施；

注：交通员工指维持交通工具正常行驶、作业和服务的工作人员。

c）对口岸区域食品饮用水、公共场所、固液体废弃物、储存场地实施预防性消毒、疫源地消毒（包括随时消毒和终末消毒），以及除鼠、除虫、除污、废弃物无害化等措施；

d）对口岸工作区、生活区、自然生境等区域实施病媒生物控制措施；

e）对口岸违反公共卫生风险防控要求的行为实施有效制止措施；

f）在定点医疗机构对国际旅行人员（包括交通员工）实施疫苗预防接种；

g）对人类传染病感染的活动物实施诊断检查、评估、隔离等措施，或运送指定兽医机构处置。

6.1.3.2 风险处置实施应符合以下规范：

a）制定满足 6.1.3.1 处置要求的风险处置技术方案，包括公共卫生风险处置的范围、方法、标准、技术要求等内容。

b）卫生处理单位应具备质量控制、效果评价、安全保障等制度和规范，对来自传染病疫情流行区存在传播传染病可能的人员、交通工具、集装箱、货物、物品，能够按照呼吸道传染病、消化道传染病、病媒生物传播传染病等传染病的不同传播特点，在进出境环节和口岸区域实施卫生处理。

c）口岸区域鼠类、蚊类、蝇类、蜚蠊控制水平应达到以下要求：

——防鼠设施、室内鼠密度控制水平达到 GB/T 27770 中单位密度控制水平 C 级要求，外环境无鼠洞、死鼠、活鼠等鼠迹；

——小型积水、大中型水体、外环境蚊虫密度控制水平达到 GB/T 27771 的 C 级要求，单位设施内无阳性的各类积水容器；

——室内成蝇密度控制水平达到 GB/T 27772 中单位密度控制水平 C 级要求，生产销售直接入口食品的场所无蝇，室内外无蝇类孳生地；

——蜚蠊成若虫侵害率、卵鞘查获率、蟑迹查获率达到 GB/T 27773 中单位密度控制水平 C 级要求。

注：单位指口岸区域内检查的具体场所，如公共场所、通关场所、办公区、储存场地、食品生产经营单位、超市等，公共场所内的不同单位视为一个检查场所。

d）预防接种应进行符合接种条件审查和禁忌症排查，接种过程要求见《中华人民共和国疫苗管理法》。

e）进出境环节和口岸区域产生的具有公共卫生风险的固体废弃物不应分拣和再利用，液体废弃物应经无害化处理符合规范和标准后才能排放或移运；国际航行船舶具有公共卫生风险的压舱水应经卫生处理后排放，船舶污水和垃圾的排放控制符合 GB 3552 的要求；异常健康状况人员检疫查验和处置产生的固液体废弃物应按照医疗废物要求处置。

f）参与医学排查、实验室检测、病媒生物防控、卫生处理、疫苗接种、活动物诊断检查和隔离等风险处置的技术支持部门应具备相应的技术能力。

6.1.3.3　参与风险处置的岗位人员应经过与其岗位相关的专业技能培训。

6.1.3.4　具备用于进出境环节和口岸区域公共卫生风险处置的设施和设备，包括：

a）进出境人员检疫查验异常健康状况观察和复核区域，体温复测区应设在通道外的独立区域，以及异常健康状况人员转运、卫生处理等设备；

b）进出境交通工具、集装箱、货物、物品的卫生处理和隔离监管区域；

c）口岸固液体废弃物收集、包装、临时储存、转运等处理区域；

d）防护装备穿脱和卫生洗消用房；

e）疫苗预防接种场地设施和设备，具备健康咨询、接种、观察、异常反应处置、疫苗储存等功能。

6.2　提升要求

6.2.1　有进出境旅客的口岸应分别设置进境、出境人员的候检区，普通检疫通道，应急检疫通道和礼遇检疫通道。检疫通道长度大于或等于 18 m，宽度大于或等于 1.5 m。普通检疫通道应配备健康申明卡识别、体温监测、核与辐射监测、视频记录等设备，符合设备间信息数据联网和比对核验要求。

注：礼遇检疫通道用于进出境的外交人员、政要人员的检疫查验和便捷通行。

6.2.2 公路口岸车辆检疫通道除满足 6.1.1.5 c）要求外，还应设置健康申明核验系统、生物化学因子监测设备。

6.2.3 有进出境旅客的口岸应设置开展国际旅行卫生咨询和预防措施评估的工作区域，具备国际旅行卫生健康咨询服务网络，为进出境人员提供网上风险预警和旅行健康咨询服务。

6.2.4 有进出境旅客的口岸应分别设置进境、出境人员行李检疫通道。检疫通道应配置固定式大通量核与辐射物质监测、低温物质监测、化学物质监测、视频记录等设备。

6.2.5 应设置集装箱、货物、物品专用检疫查验场地，除符合 6.1.1.5 d）的要求外，还应符合：

a）设置查验平台、封闭式查验库；

b）有进口冷链食品、特殊物品等业务的，设置专用查验场地；

c）在传送带上实施查验，设置固定式核与辐射、有害化学物质等检测设备，图像采集分析设备和卫生处理设备。

6.2.6 对进出境人员、交通工具不提供食品、饮用水供应服务的口岸，应具备 6.1.1.7 a）和 b）的要求。

6.2.7 交通工具饮用水实施集中式供水，符合以下要求：

a）为客运交通工具提供的饮用水水质应符合 GB 5749 的要求，消毒剂余量符合 GB 5749 的出厂水要求；消毒剂余量不符合 GB 5749 出厂水要求的口岸，应配备二次供水设施和消毒设备，并符合 GB 17051 的要求；

b）交通工具饮用水供水单位应每年至少开展一次水质全分析检测。

6.2.8 应具备针对人员、交通工具、集装箱、货物、物品在口岸进出境环节中产生的固液体废弃物的卫生处理场所和设施，污染控制符合 GB 16889 的要求。

6.2.9 应具备集中式污水处理系统，有污水收集、排放和无害化处理设施，配置专用污水移运车，封闭式运输。

6.2.10 国际航行船舶压舱水排放和沉淀物的监测和管理应符合《船舶压载水和沉积物控制和管理国际公约》的要求，工作记录完备。

6.2.11 有进出境旅客的口岸，检疫查验岗位应配备具有医学专业背景的人员，每年进行专业培训，符合岗位能力要求。

6.2.12 应建立地方政府、口岸查验部门、口岸运营者、技术支持部门参与的公共卫生风险监测预警信息数据共享平台，满足进出境人员、交通工具、集装箱、货物、物品多渠道疫情监测和多点触发预警的要求。

6.2.13 应具备全球重要传染病疫情流行公共卫生风险监测和评估的能力和口岸特别重大和重大突发公共卫生事件、大型国际交流活动的公共卫生风险评估的能力，能结合评估结果采取后续风险管控措施。

6.2.14 应具备病媒生物监测处置平台，满足病媒生物动态监测要求。

6.2.15 口岸区域鼠类、蚊类、蝇类、蜚蠊控制水平应达到以下要求：

——防鼠设施、室内鼠密度控制水平达到 GB/T 27770 中单位密度控制水平 B 级要求；

——小型积水、大中型水体、外环境蚊虫密度控制水平达到 GB/T 27771 的 B 级要求；

——室内成蝇密度控制水平达到 GB/T 27772 中单位密度控制水平 B 级要求；

——蜚蠊成若虫侵害率、卵鞘查获率、蟑迹查获率达到 GB/T 27773 中单位密度控制水平 B 级要求。

6.2.16 根据不同危害类别和风险等级，生物安全高风险人员、交通工具、集装箱、货物、物品的指定口岸应建立相应的检疫查验和应急处置技术规范。

6.2.17 水运口岸应具备签发船舶免予卫生控制措施证书或船舶卫生控制措施证书的功能，并列入世界卫生组织发布的签发船舶免予卫生控制措施证书或船舶卫生控制措施证书港口名录。

6.2.18 应建立与境外通航口岸的口岸卫生主管部门的信息沟通和协调渠道，信息内容包括流行病学调查协查、公共卫生风险证据、国家技术法规和标准、已实施卫生控制措施情况、抵达下一个境外口岸时卫生控制措施建议等。

6.2.19 公路口岸应开展公共卫生跨境合作。

注：公共卫生跨境合作的内容如人员传染病监测、病媒生物监测与控制、突发公共卫生应急处置、培训、演练等。

6.2.20 水运口岸、公路口岸、铁路口岸具备进出境交通工具或集装箱及其货物的熏蒸处理能力，具备符合危险化学品安全存放要求的专用设施。

7 应急处置能力

7.1 通用要求

7.1.1 应急组织与保障

7.1.1.1 口岸突发公共卫生事件应急处置应纳入地方政府突发公共卫生事件应急防控体系，地方政府、口岸运营者、口岸查验部门和技术支持部门共同参与，获得经费保障。

7.1.1.2 应设有口岸突发公共卫生事件应急处置的组织架构，建立联席会议制度和工作专班制度，满足决策指挥、风险研判和预警、现场处置、技术指导、信息通报、后勤保障等要求。

7.1.1.3 发生疫情流行或口岸突发公共卫生事件期间，应建立在岗、预备、储备的应急处置人员梯队，制定集中闭环管理的制度性文件。

7.1.1.4 应具备常态化的应急物资装备分级储备和管理制度，建立应急物资装备储备清单，储备的种类和数量满足口岸应急处置需要。

7.1.1.5 应建立应急处置的网络、通信、通勤等保障措施。

7.1.2 应急预案与演练

7.1.2.1 应建立本口岸的突发公共卫生事件应急预案，并形成书面文件。应急预案包括以下内容：

a）根据国家突发公共卫生事件应急预案，由地方政府牵头制定涵盖口岸公共卫生联防联控机制成员单位的应急预案；

b）口岸卫生主管部门、口岸运营者应结合各自职责，制定突发公共卫生事件应急预案，应包括疫情报告、风险评估、现场处置、实验室支持、病人转运、后勤保障、事后评估等环节，并纳入所在地突发公共卫生事件应急预案体系；

c）应根据呼吸道传染病、消化道传染病、病媒生物传播传染病等传染病感染，以及核生化有害物质污染等风险类别，结合卫生设施环境、执法力量和技术支持能力等条件，建立本口岸突发公共卫生事件应急处置技术指南，或操作手册；

d）建立针对进出境环节和口岸区域发生的传染病和公共卫生有害物质的感染或污染导致的职业暴露等意外事故处置预案。

7.1.2.2 应按照应急预案制定应急演练计划，且组织实施，符合以下要求：

a）每两年至少开展 1 次由地方政府牵头，各口岸查验部门、口岸运营者和技术支持部门参与的联合防控演练；

b）口岸卫生主管部门、口岸运营者每年至少开展 1 次应急演练，演练可选择桌面推演、实战演练等方式；

c）开展应急演练效果评价，验证技术能力和防控效果，根据评价结果修改、调整、补充应急预案。

7.1.3 应急响应与处置

7.1.3.1 突发事件应急响应前，应进行信息核实、初步研判、现场管控、紧急救治、个人防护等先期处置。

7.1.3.2 突发公共卫生事件的判定应基于风险评估和以下要求，根据风险等级和危害程度提出应急响应意见：

a）世界卫生组织宣布传染病疫情构成国际关注的突发公共卫生事件的；

b）符合国家突发公共卫生事件分类分级判定要求的；

c）经口岸卫生主管部门风险评估认定为口岸突发公共卫生事件的。

7.1.3.3 基于突发公共卫生事件不同分级和类型的生物安全防控要求，应采取以下相应措施：

a）具有公共卫生风险的进境人员（含交通员工）实施闭环管理、检疫和医学观察；

b）进出境交通工具、集装箱、货物、物品的口岸作业应选择实施人货分离运输、跨境交接分段运输以及甩挂、接驳、吊装等非接触式作业，作业人员不与进出境人员无防护接触，指定作业人员服务、休息、作业区域，实行闭环管理；

c）应急处置工作人员除特殊情况外不得跨岗位流动，需跨岗的应实施消毒等防污染措施，穿戴相应等级防护装备；

d）参与应急处置、与具有公共卫生风险的进境人员及环境直接接触的口岸作业和服务的人员应实施闭环管理、健康监测。

7.1.3.4　应具备规范实施检疫查验、风险评估、实验室检测和卫生处理的能力，包括以下内容：

a）经健康申明核验、体温监测、医学巡查、流行病学调查、医学检查、采样检测等措施发现传染病病人、病原携带者、疑似传染病病人、密切接触者；

b）对经医学排查未能排除传染病感染风险的人员，应移送技术支持部门处置；

c）参与应急处置的部门应具备医学检查、采样检测、医学诊断、医学救助的能力；

d）对承运具有公共卫生风险人员的进出境交通工具、场内车辆、相关服务和查验设施设备实施消毒、除鼠、除虫等卫生措施和除污处理措施；

e）对具有公共卫生风险的进出境集装箱、货物、物品，以及固液体废弃物应指定场所存放，实施消毒、除鼠、除虫等卫生措施，除污处理，或销毁、退运等措施；

f）对应急处置过程实施评价；

g）调整响应等级或重大防控措施前应进行风险评估；

h）对消毒、除鼠、除虫等卫生措施和除污处理措施进行过程和效果评价；

i）医疗废物不与生活垃圾混放，使用双层专用收集袋，损伤性废物放入锐器盒，封口严密，防止泄露扩散污染，指定地点存放和移送；

j）医疗污水单独收集处理，排放符合 GB 18466 的要求；

k）人体微生物学检验样本采集和运送按照 WS/T 640 的规定执行。

注：人体微生物学检验样本采集和运送的要求见 WS/T 640—2018 中第 4 章、5.1、5.2、5.7.2、5.9~5.13、5.18。

7.1.3.5　参与应急处置的岗位人员，除满足风险防控相关岗位人员能力要求外，还应按规定要求接受应急演练培训，熟练掌握应急预案和操作规范。

7.1.3.6　应急处置区域的场地、设施、设备应符合突发公共卫生事件应急处置的要求，符合国家传染病感染防控技术规范和标准，包括以下要求：

a）设置进出境交通工具指定停靠的检疫廊桥或检疫机位、检疫锚地或泊位、检疫通道或车位、检疫轨道或站台。

b）有进出境旅客的口岸，应设置污染区、半污染区、清洁区，各功能分区界线清楚，设有物理隔断或 3 m 缓冲区，具有明显标识标牌，污染区、半污染区的墙面和地面应表面光洁、易清洁、耐消毒液擦洗、耐腐蚀、防水无渗漏。

c）有进出境旅客的口岸，应设置进出境具有公共卫生风险人员的应急检疫通道或专用通道、检疫处置等候区域。检疫处置等候区域与正常进出境人员等候区域应物理隔断，面积应至少满足一个航班 / 一节车厢 / 一辆车次人数的安全间隔需要。

d）有进出境旅客的口岸，应设置进出境具有公共卫生风险人员的现场排查处置区域，包括医学排查室、临时隔离室、快速筛查室、物品处置室、洗消室、应急物资储备室、独立转运通道等，应符合 GB 50346 中生物安全建设要求：

1）医学排查室应独立于检疫通道，面积大于或等于 50 m^2，具备等候、体温检测、流行病学调查、采样、医学检查等功能；

2)医学排查室、临时隔离室、快速筛查室的医疗废物、人员排泄物、清洗废水等应密封打包、集中收储、卫生处理后,移送技术支持部门处理处置;

3)临时隔离室应设置至少两个床位,设有独立卫生间;

4)独立转运通道应连通临时隔离室和应急转运车辆停车位,不与其他人员通道交叉,无独立转运通道的,应配备负压移动单元;

5)洗消室面积大于或等于 20 m^2,应急物资储备室面积大于或等于 50 m^2。

e)有进出境旅客的口岸,应设置应急处置工作人员专用工作通道、防护装备脱卸区域、卫生处理区域。防护装备脱卸区域或专用移动方舱应设置单向进、出通道,具有清洗、消毒、废弃物存放功能。

f)室内应急处置区域应保持空气流通,空气净化方法应符合 WS/T 368 的要求。

g)应急处置期间,应急处置区域内的卫生间、设施、装备不应与其他区域混用。

h)设置进出境人员的托运行李、随身物品的检疫查验、采样检测和卫生处理专用通道或设备。

i)设置联动指挥用房,配备能与口岸现场实时信息数据联通的设施设备。在进出境交通工具停靠点、临时隔离处置区域、现场排查处置等区域安装具备音视频采集和全景式监控功能的监控设备。

j)设置医疗急救点,或获得技术支持部门的快速医疗救助,建立医疗救助单位联络人关键信息清单和转运路线图,定期更新。

k)设置集装箱、货物、物品的应急检疫查验通道或场地,以及隔离监管、卫生处理等应急处置场地。

l)在应急处置通道和区域明显位置设置不同背景色的指示和警示标识标牌:

1)绿色背景色标志牌:用于清洁区域(办公区、休息区、装备库、更衣室等),或进境无症状并无需医学排查的人员通道和区域(等候区);

2)黄色背景色标志牌:用于半污染区域(洗消区、防护装备脱卸区、缓冲区等),或进境无症状但需要进行医学排查的人员通道和区域(等候区),或来自疫情流行地区的人员通道和区域;

3)红色背景色标志牌:用于污染区域(医学排查室、临时隔离室、快速筛查室等),或进境有健康异常症状人员的通道或区域(等候区)。

注 1:物品处置室用于口岸现场发生突发公共卫生事件时对进出境人员的行李携带物、废弃物、截留物进行应急处置。

注 2:空气净化方法的要求见 WS/T 368—2012 中第 5 章、7.1 ~ 7.3。

7.2 提升要求

7.2.1 应具备包括口岸突发公共卫生事件受理、咨询等内容的公共服务平台。

7.2.2 应建立参与应急处置、口岸作业和服务等具有公共卫生风险人员的信息库,包括岗位动态、健康监测、疫苗接种、培训演练等内容。

7.2.3　执行和采取口岸卫生检疫措施的部门应具备根据防控或监测方案独立判定进出境传染病病人、病原携带者、疑似传染病病人、密切接触者的能力。

7.2.4　有进出境旅客口岸的进境人员应急检疫通道应设置两次体温监测，两次体温监测点应大于或等于 5 m，应急检疫通道不应与商业服务设施或区域直接相通。

7.2.5　有进出境旅客口岸的医学排查室、临时隔离室，除满足 7.1.3.6 d）的要求外，还应符合以下要求：

a）全封闭，不设置活动窗户；

b）每个房间设置独立空调控制系统，保持负压小于或等于 -10 Pa（屏显或机显）；

c）设置独立卫生间，配备可收集环保坐便器、废水集中收纳桶，或分别设置粪便、废水集中处理设施，粪便、废水经卫生处理合格后排放；

d）设置两间独立的临时隔离室。

7.2.6　有进出境旅客的航空口岸、铁路口岸的医疗急救部门应具备地方卫生主管部门认可的发热诊查能力，并建立与地方医疗卫生部门的人员移送、医学诊断、采样检测等应急协同制度。

7.2.7　有进出境旅客的口岸应设置地方医疗应急转运车辆抵达交通工具停靠区域、临时隔离室的专用通道，或配置口岸区域专用医疗应急车辆。

8　技术支撑能力

8.1　通用要求

8.1.1　协作能力

8.1.1.1　应获得医学检查、医学诊断、传染病监测、病原体检测、病媒生物鉴定、有害物质侦检、流行病学调查、风险评估、卫生处理、现场查验、风险数据分析、网络监控、个人防护、卫生技术培训等技术支持和保障。

8.1.1.2　基于共同确认的技术规范，地方与口岸的医学检查、医学诊断、检测、鉴定、卫生处理等卫生技术措施的结果和效果应予互认。

8.1.2　检测能力

8.1.2.1　应具备对人体样本开展人间传染的病原体检测的能力，病原体检测名录按 A.1。

8.1.2.2　应具备对来自进出境交通工具（含船舶压舱水）、集装箱、货物、物品及其包装物，口岸区域外环境、公共场所、食品、饮用水、废弃物等样本（以下简称“物品环境样本”）开展检测的能力，物品环境样本检测名录按 A.2。

8.1.2.3　应具备对采集的啮齿动物、蚤类、蚊类、蝇类、蜚蠊等病媒生物样本开展形态学分类鉴定、分子生物学鉴定，及其携带病原体检测的能力，标本的制作与保存应符合 SN/T 1876 的要求，具备鉴别本口岸常见种群以及与本口岸通航国家和地区流行的病媒生物传播传染病传播媒介的能力。

注：病媒生物标本制作与保存的要求见 SN/T 1876—2007 中第 6 章、第 7 章。

8.1.2.4 实验室检测和鉴定项目应满足国家卫生检疫主管部门发布的目录要求。

8.1.3 质量控制

8.1.3.1 实验室应建立检测质量管理体系，确保结果有效性，符合 GB/T 27025 或 CNAS-CL02 的要求，其中卫生检疫实验室结果有效性应符合 CNAS-CL01-A012 的要求；基因扩增检验实验室室内质量控制要求见《医疗机构临床基因扩增管理办法》中的附件《医疗机构临床基因扩增检验实验室工作导则》，结果有效性应符合 CNAS-CL01-A024 的要求；食品理化检测实验室的结果质量控制应符合 GB/T 27404 的要求，结果有效性符合 CNAS-CL01-A002 的要求；食品微生物检测实验室内部质量控制和外部质量评估应符合 GB/T 27405 的要求，结果有效性符合 CNAS-CL01-A001 的要求。

注：结果有效性要求见 CNAS-CL02：2012 中 5.6、GB/T 27025—2019 中 7.7、GB/T 27404—2008 中第 7 章、GB/T 27405—2008 中第 7 章、CNAS-CL01：2018 中 7.7、CNAS-CL01-A002：2020 中 7.7、CNAS-CL01-A012：2018 中 7.7、CNAS-CL01-A024：2018 中 7.7。

8.1.3.2 与实验活动相关的人员应经过生物安全培训，并考核合格，熟悉技术操作规范。实验室应每年制定人员岗位技术能力年度培训及监督计划并实施，维持实验人员的检测、鉴定能力。

8.1.3.3 实验室应参加专业机构组织的检测项目能力验证、室间质评或室间比对。

8.1.4 生物安全管理

应确立与检测项目生物安全风险相适应的实验室生物安全防护等级，并建立实验室生物安全管理体系，符合 GB 19489 或 WS 233 的要求。

8.1.5 设施设备

8.1.5.1 实验室应配置开展检测、鉴定活动所需的设施、设备，每年制定设备维护、保养计划，开展检定和计量等工作，保持设施设备正常运行。

8.1.5.2 医学实验室应为生物安全二级及以上实验室，设施技术规范符合 GB 50346 的要求，设备生物安全性能符合 RB/T 199 的要求，具备样本处理、样本储存、主实验室、主实验室的缓冲，以及自控、洗消、更衣等功能区域。

注：设备生物安全性能的要求见 RB/T 199—2015 中第 4 章。

8.1.5.3 承担除人体样本和病媒生物样本外的检测实验室设计与建设应符合 GB/T 32146.1、GB/T 32146.3 的技术要求；食品理化检测实验室设施环境条件和设备还应符合 GB/T 27404 的要求；食品微生物检测实验室设施环境条件和设备还应符合 GB/T 27405 的要求。

注：检测实验室设计与建设的技术要求见 GB/T 32146.1—2015 中第 8 章，GB/T 32146.3—2015 中第 8 章，GB/T 27404—2008 中 5.3、5.4，GB/T 27405—2008 中 5.2、5.3。

8.1.5.4 承担病媒生物检测与鉴定的实验室应符合 SN/T 3302 的要求，具备样本处理、样本鉴定、标本制作、媒介养殖、病原检测、标本展藏、洗消、器械存放等功能区域。

注：病媒生物检测与鉴定实验室的建设要求见 SN/T 3302—2012 中第 5 章。

8.1.5.5　基因扩增检验实验室应符合 CNAS-CL01-A024 的要求，并依据《医疗机构临床基因扩增检验实验室管理办法》的规定，必须具备试剂准备、核酸提取、扩增检测、产物分析等功能区域。

注：基因扩增检验实验室建设要求见 CNAS-CL01-A024—2018 中 6.3、6.4。

8.2　提升要求

8.2.1　应具备对人体样本开展人间传染的病原体检测的能力，病原体检测提升要求的名录符合但不限于 A.3。

8.2.2　应具备对物品环境样本开展检测的能力，物品环境样本检测提升要求的名录符合但不限于 A.4。

8.2.3　应具备对采集的蜱类、蠓类、螨类，以及其他输入性蚋类、白蛉、锥蝽等病媒生物样本开展形态学分类鉴定、分子生物学鉴定，及其携带病原体检测的能力，标本的制作与保存应符合 SN/T 1876 的要求，具备鉴别境外国家和地区常见的虫媒传染病、鼠传疾病传播媒介的能力。

注：病媒生物标本的制作与保存的要求见 SN/T 1876—2007 中第 6 章、第 7 章。

8.2.4　应设有生物安全三级实验室或通过技术支持，具有开展 SARS 病毒、中东呼吸综合征冠状病毒、埃博拉病毒、马尔堡病毒、拉沙热病毒、克里米亚－刚果出血热病毒等高致病性病原微生物的检测、鉴定能力。

8.2.5　应具备已知及未知病原体的检测、鉴定、分型、变异分析、进化溯源等能力。

9　验证方法

9.1　验证方式

可通过以下方式进行验证：

a）验证审核。提供的客观证据应完整，形成可被阅读理解的文件资料，进行符合性审定。

b）现场核查。口岸现场的检查、询问应能够证实相应的场地、设施、设备，以及网络和信息系统是真实存在、有效运行的，符合本文件相关要求。

c）符合性比对。卫生检查、卫生处理、检测鉴定的结果，或经抽样分析的结果应符合预先设定条件的要求。

d）模拟测试。应按照规范和流程完成设定场景的技术动作和问答。

9.2　验证内容

9.2.1　风险防控能力验证

9.2.1.1　对风险识别与监测的能力实施验证，能够证实：

a）技术操作规范在口岸现场能够便捷地查阅，实施过程便于被观察或监督，在规定期限内保存记录、数据、图表、报告等结果材料；

b）质量比对、抽样检测等能力验证评价有效开展；

c）参与风险监测的技术支持部门具备根据国家技术规范和标准出具判定结果的能力；

d）设施设备运行正常，计量检验有效；

e）进出境人员、交通工具、集装箱、货物、物品的检疫查验和卫生监督岗位人员，进出境交通工具食品饮用水从业人员，口岸区域食品、饮用水、公共场所从业人员，病媒生物防控、废弃物处置、卫生处理等岗位人员，应经专业技能培训合格，培训记录完整，经现场核查、模拟测试符合岗位专业技能要求。

9.2.1.2　对风险评估与预警的能力实施验证，能够证实：

a）风险评估与预警技术方案符合相应口岸类型和分级的风险防控要求，方案内容包括评估与预警的范围、方法、判定标准、技术要求等；

b）现场风险评估能够结合流行病学调查、数据分析结果，作出无疫通行、现场查验、采样检验、隔离监管、卫生处理等风险评估判定；

c）参与风险评估的技术支持部门具备出具判定结果的能力；

d）风险预警信息报送、发布的渠道和方式，能够满足进出境现场告示、自助查询、人工咨询、公共媒体宣传等需要；

e）通过验证审核培训资料或现场核查，确定岗位人员掌握相关的风险要素识别、风险评估方法、风险预警程序等内容。

9.2.1.3　对风险处置的能力实施验证，能够证实：

a）技术方案在进出境环节和口岸区域能够便捷地查阅，实施过程应设置记录、存档，或视频监控，便于被观察或监督，实施效果能够被检测或评价；

b）6.1.3.1 范围内的卫生处理技术方案、程序、设备、药剂符合安全、有效等技术评价要求；

c）卫生处理过程评价、实验室效果评价有效开展；

d）个人防护装备的使用符合口岸公共卫生风险分类分级处置要求；

e）具有地方政府、口岸查验部门、口岸运营者、技术支持部门等多部门参与的通报、协调、决策等文件和记录；

f）口岸运营者和交通工具运营者具有传染病疫情防控，口岸区域食品生产、食品销售、餐饮服务、饮用水供应、公共场所、固液体废弃物、压舱水、病媒生物等的卫生控制措施报告的文件和记录；

g）参与风险处置的病媒生物防控、废弃物处置、卫生处理等岗位人员，应经专业技能培训合格，培训记录完整，经现场核查、模拟测试符合岗位操作技能要求；医学检查岗位人员应具有医学专业背景，预防接种岗位人员应经过地方政府组织的预防接种专业培训合格。

9.2.1.4　对与境外通航口岸信息沟通和协调渠道的能力实施验证：

a）通过验证审核相关信息沟通文件资料，确认口岸突发公共卫生事件应急处置时能与境外通航口岸实现有效信息沟通；

b）航空口岸、公路口岸、铁路口岸应有明确的沟通方式和程序。

9.2.2 应急处置能力验证

9.2.2.1 应急组织与保障的资料验证审核能够证实：

a）制度性文件为最新版本，并获得多方确认；

b）应急处置组织架构有明确的岗位职责、责任人和联系方式，并持续改进；

c）信息数据规范报送：发现或接报口岸突发公共卫生事件后立即报告，事件处置过程中随时报告，对事件发生的原因、变化动态、应急措施、处置结果等情况进行汇总报告。

9.2.2.2 应急组织与保障的现场核查能够证实：

a）制度性文件得到有效落实，医学排查、卫生处理、移送转运、隔离留验等现场处置实现有效协同；

b）应急物资装备符合储备清单要求，处于可调拨、可使用状态。

9.2.2.3 对应急预案的有效性和演练效果实施验证：

a）通过验证审核确认应急预案能够根据口岸公共卫生风险等级变化、防控技术进展、防控技术规范和标准的最新修改、应急演练效果评价、应急处置事件评估等进行调整和修订；

b）通过案例分析、场景演练等模拟测试方式，验证应急处置人员能够掌握应急处置的技术规范和流程要求，包括专业知识、安全防护、装备操作、处置流程等内容；

c）通过验证审核应急演练的相关归档记录和影像资料，确认符合应急演练的要求。

9.2.2.4 应急响应与处置的现场核查能够证实：

a）应急处置区域的设施设备能够满足本口岸突发公共卫生事件处置要求；

b）无突发公共卫生事件应急处置案例或经验的口岸，也应符合 7.1.3.4 的要求。

9.2.3 技术支撑能力验证

9.2.3.1 技术协作能力的验证审核能够证实：

a）技术支持方获得相关主管部门技术能力认可；

b）与相关技术支持方建立满足 8.1.1.1 要求的协作文件资料；

c）技术支持方按委托方要求出具技术结果。

9.2.3.2 对检测质量控制的验证审核、现场核查及符合性比对，能够证实：

a）实验室获得相关主管部门技术能力认可或建立完整的体系文件并有效运行；

b）培训考核记录完整，并通过盲样考核、实际操作、查阅记录、结果评估等方式对人员能力进行验证；

c）检测项目获得专业机构的确认。

9.3 结果判定

验证人员应基于验证审核、现场核查、符合性比对和模拟测试进行综合判定，认为符合本文件要求的项目为符合项，只符合本文件部分要求的项目为观察项，不符合本文件要求的项目为不符合项。验证过程和结果应有记录。

附录 A
(规范性)
技术支撑能力要求的检测名录

A.1 人间传染的病原体检测通用要求的名录列于表 A.1。

表 A.1 人间传染的病原体检测通用要求的名录

分类	病原体
呼吸道传染病病原体	新型冠状病毒、季节性流感病毒、甲型 H1N1 流感病毒、麻疹病毒、结核分枝杆菌
病媒生物传播传染病病原体	登革病毒、基孔肯尼雅病毒、疟原虫、寨卡病毒、乙脑病毒
消化道传染病病原体	霍乱弧菌、沙门氏菌、志贺氏菌、肠出血性大肠杆菌 O157：H7、诺如病毒、副溶血性弧菌、甲肝病毒、戊肝病毒
其他传染病病原体	艾滋病毒、梅毒螺旋体、猴痘病毒

A.2 物品环境样本检测通用要求的名录列于表 A.2。

表 A.2 物品环境样本检测名录

检测方法	检测内容
微生物	菌落总数、大肠菌群、粪大肠菌群、霉菌和酵母计数、霍乱弧菌、沙门氏菌、大肠埃希氏菌、肠杆菌科、志贺氏菌、金黄色葡萄球菌、副溶血性弧菌
理化	水：游离性余氯、PH 值、浑浊度； 食品添加剂：甜蜜素、糖精钠、苯甲酸、山梨酸、脱氢乙酸、胭脂红、二氧化硫； 食品品质：酸值、过氧化值

A.3 人间传染的病原体检测提升要求的名录列于表 A.3。

表 A.3 人间传染的病原体检测提升要求的名录

分类	病原体
呼吸道传染病病原体	人感染 H7N9 禽流感病毒、人感染高致病性禽流感病毒、脑膜炎双球菌、炭疽芽孢杆菌、风疹病毒、腮腺炎病毒、水痘－带状疱疹病毒、白喉棒状杆菌、百日咳杆菌、A 组溶血性链球菌
病媒生物传播传染病病原体	西尼罗病毒、裂谷热病毒、黄热病毒、鼠疫耶尔森菌、钩端螺旋体、汉坦病毒、回归热螺旋体、立克次体
消化道传染病病原体	轮状病毒、脊髓灰质炎病毒、伤寒杆菌、致病性大肠埃希菌、阿米巴原虫、空肠弯曲菌、小肠结肠炎耶尔森菌、金黄色葡萄球菌、其他致病性弧菌

A.4　物品环境样本检测提升要求的名录列于表 A.4。

表 A.4　物品环境样本检测提升要求的名录

检测方法	检测内容
微生物	嗜肺军团菌、溶血性链球菌、李斯特菌、空肠弯曲菌、小肠结肠炎耶尔森菌以及肠道病毒
理化	污染物：铅、镉、铬、汞、溴酸盐、苯并芘； 毒素：黄曲霉毒素 B_1、赭曲霉毒素 A、脱氧雪腐镰刀菌烯醇； 放射性核素：α 放射性核素、β 放射性核素、γ 放射性核素； 农药残留：有机磷、有机氯、吡啶类、涕灭威砜、吡唑醚菌酯、嘧菌酯； 兽药残留：四环素类、多肽类、糖皮质激素类、磺胺类

附录二

制定本标准的法律法规和规范性文件依据摘录

一、《国际卫生条例（2005）》对入境口岸、风险监测和评估的要求

《国际卫生条例（2005）》（节选）

第二编　信息和公共卫生应对

第五条　监测

一、各缔约国应该根据本条例附件1的具体规定，在不迟于本条例在该缔约国生效后五年内，尽快发展、加强和保持其发现、评估、通报和报告事件的能力。

二、在附件1第一部分第（二）项所述的评估之后，缔约国可根据正当需要和实施计划向世界卫生组织报告，从而获得两年的延长期以履行本条第一款规定的义务。在特殊情况下并在一项新的实施计划的支持下，缔约国可向总干事进一步要求不超过两年的延长期，总干事应该考虑根据第五十条成立的委员会（以下称“审查委员会”）的技术意见作出决定。在本条第一款所述的期限之后，获得延期的缔约国应每年向世界卫生组织报告全面实施方面的进展。

三、应缔约国的要求，世界卫生组织应该帮助缔约国发展、加强和保持本条第一款所述的能力。

四、世界卫生组织应该通过其监测活动收集有关事件的信息，并评估事件引起疾病国际传播和干扰国际交通的可能性。世界卫生组织根据本款收到的信息应该酌情根据第十一条和第四十五条处理。

第六条　通报

一、各缔约国应该利用附件2的决策文件评估本国领土内发生的事件。各缔约国应在评估公共卫生信息后24小时内，以现有最有效的通讯方式，通过《国际卫生条例》国家归口单位向世界卫生组织通报在本国领土内发生、并根据决策文件有可能构成国际关注的突发公共卫生事件的所有事件，以及为应对这些事件所采取的任何卫生措施。如果世界卫生组织接到的通报涉及国际原子能机构的权限，世界卫生组织应立刻通报国际原子能机构。

二、通报后，缔约国应该继续及时向世界卫生组织报告它得到的关于所通报事件的确切和充分详细的公共卫生信息，在可能时包括病例定义、实验室检测结果、风险的来源和类型、病例数和死亡数、影响疾病传播的情况及所采取的卫生措施；必要时，应该报告在应对可能发生的国际关注的突发公共卫生事件时面临的困难和需要的支持。

…………

第四编　入境口岸

第十九条　基本职责

除本条例规定的其他职责外，各缔约国应该：

（一）确保附件 1 规定的指定入境口岸的能力在第五条第一款和第十三条第一款规定的期限内得到加强；

（二）确定负责本国领土上各指定入境口岸的主管当局；并

（三）当为应对特定的潜在公共卫生风险提出要求时，尽量切实可行地向世界卫生组织提供有关入境口岸有可能导致疾病的国际传播的感染源或污染源，包括媒介和宿主的相关资料。

第二十条 机场和港口

一、缔约国应该指定理应发展附件 1 规定的能力的机场和港口。

二、缔约国应该确保根据第三十九条的要求和附件 3 的示范格式签发船舶免予卫生控制措施证书和船舶卫生控制措施证书。

三、各缔约国应该向世界卫生组织寄送被授予以下权限的港口名单：

（一）签发船舶卫生控制措施证书和提供附件 1 和附件 3 提及的服务；或

（二）只签发船舶免予卫生控制措施证书；以及

（三）延长船舶免于卫生控制措施证书一个月，直至船舶抵达可能收到证书的港口。

每个缔约国应该将列入名单的港口情况可能发生的任何改变通知世界卫生组织。世界卫生组织应该公布根据本款收到的信息。

四、应有关缔约国的要求，世界卫生组织可以经适当调查后，组织对其领土内符合本条第一款和第三款要求的机场或港口进行认证。世界卫生组织可与缔约国协商定期对这些认证进行审核。

五、世界卫生组织应与相关政府间组织和国际机构合作，制订和公布根据本条规定对机场和港口进行认证的指南。世界卫生组织还应该发布经认证的机场和港口的名录。

第二十一条 陆路口岸

一、出于合理的公共卫生原因，缔约国可指定应发展附件 1 规定能力的陆路口岸，并考虑：

（一）与其他入境口岸相比，缔约国可能指定的陆路口岸各类型国际交通的流量和频率；以及

（二）国际交通始发地或到达特定陆路口岸之前所通过地区存在的公共卫生风险。

二、拥有共同边界的缔约国应考虑：

（一）根据第五十七条就预防或控制疾病在陆路口岸的国际传播达成双边或多边协定或安排；以及

（二）根据本条第一款联合指定需具备附件 1 中所规定能力的毗邻陆路口岸。

第二十二条 主管当局的职责

一、主管当局应该：

（一）负责监测离开或来自受染地区的行李、货物、集装箱、交通工具、物品、邮包和尸体（骸骨），以便其始终保持无感染源或污染源的状态，包括无媒介和宿主；

（二）尽量切实可行地确保旅行者在入境口岸使用的设施清洁卫生，保持无感染源或污染源，包括无媒介和宿主；

（三）根据本条例要求负责监督对行李、货物、集装箱、交通工具、物品、邮包和尸体（骸骨）采取的任何灭鼠、消毒、除虫或除污措施或对人员采取的任何卫生措施；

（四）尽可能事先告知交通工具运营者对交通工具采取控制措施的意向，并应在有条件的情况下提供有关使用方法的书面信息；

（五）负责监督清除和安全处理交通工具中任何受污染的水或食品、人或动物排泄物、废水和任何其他污染物；

（六）采取与本条例相符的一切可行措施，监测和控制船舶排放的可污染港口、河流、运河、海峡、湖泊或其他国际水道的污水、垃圾、压舱水和其他有可能引起疾病的物质；

（七）负责监督在入境口岸向旅行者、行李、货物、集装箱、交通工具、物品、邮包和尸体（骸骨）提供服务的从业人员，必要时包括实施检查和医学检查；

（八）具备有效的应急机制以应对意外的公共卫生事件；并

（九）就根据本条例采取的相关公共卫生措施同《国际卫生条例》国家归口单位沟通。

二、如有确实迹象和（或）证据表明从受染地区出发时采取的措施并不成功，则可对来自该受染地区的旅行者、行李、货物、集装箱、交通工具、物品、邮包和尸体（骸骨）在到达时重新采取世界卫生组织建议的卫生措施。

三、在进行除虫、灭鼠、消毒、除污和其他卫生处理程序中，应避免伤害个人并尽可能避免造成不适，或避免损害环境以致影响公共卫生，或损坏行李、货物、集装箱、交通工具、物品。

…………

附件 1

一、监测和应对的核心能力要求

…………

（四）当地社区层面和（或）基层公共卫生应对层面的能力要求：

1. 发现在本国领土的所有地区于特定时间和地点发生的超过预期水平的涉及疾病或死亡的事件；和

2. 立即向相应的卫生保健机构报告所掌握的一切重要信息。在社区层面，应该向当地社区卫生保健机构或合适的卫生人员报告。在基层公共卫生层面，应该根据组织结构向中层或国家机构报告。就本附件而言，重要信息包括：临床记录、实验室结果、风险的来源和类型、患病人数和死亡人数、影响疾病传播的条件和所采取的卫生措施，以及

3. 立即采取初步控制措施。

（五）中层公共卫生应对能力要求：

1. 确认所报告事件的状况并支持或采取额外控制措施；以及

2. 立即评估报告的事件，如发现情况紧急，则向国家级机构报告所有重要信息。就本

附件而言，紧急事件的标准包括严重的公共卫生影响和（或）不寻常或意外的、传播可能大的特性。

…………

二、指定机场、港口和陆路口岸的核心能力要求

（一）随时具备以下能力：

1. 能提供（1）地点适宜的医疗服务机构（包括诊断设施），（2）足够的医务人员、设备和场所，以使患病的旅行者得到迅速的诊治；

2. 能调动设备和人员，以便将患病的旅行者运送至适当的医疗设施；

3. 配备受过培训的人员检查交通工具；

4. 通过酌情开展卫生监督工作，确保使用入境口岸设施的旅行者拥有安全的环境，包括检查饮水供应、餐饮点、班机服务设施、公共洗手间、固体和液体废物处理措施和其他潜在的危险地方，以及

5. 制定尽可能切实可行的计划并提供受过培训的人员，以控制入境口岸及其附近的媒介和宿主。

（二）应对可能的国际关注的突发公共卫生事件，具备以下能力：

1. 通过建立和完善突发公共卫生事件应急预案，为突发公共卫生事件提供适当的应对措施，包括在相应的入境口岸、公共卫生和其他机构和服务部门任命协调员和指定联系点；

2. 评估和诊治受染的旅行者或动物，为此与当地医疗和兽医机构就其隔离、治疗和可能需要的其他支持性服务做出安排；

3. 提供与其他旅行者分开的适当场地，以便对嫌疑受染或受染的人员进行访视；

4. 对嫌疑旅行者进行评估，必要时进行检疫，检疫设施最好远离入境口岸；

5. 采取建议的措施，对行李、货物、集装箱、交通工具、物品进行除虫、灭鼠、消毒、除污，或进行其他处理，包括适当时在为此目的特别指定和装备的场所采取这些措施；

6. 对到达和离港的旅行者采取出入境控制措施；以及

7. 调动专用设备和穿戴合适个人防护装备的受过培训的人员，以便运送可能携带感染或污染的旅行者。

二、《国境卫生检疫法》及其实施细则对检疫查验、传染病监测、卫生监督、应急处置和公共卫生能力的要求

（一）《国境卫生检疫法》（节选）

第一章　总　则

…………

第二条　国境卫生检疫及相关活动，适用本法。

在中华人民共和国对外开放的口岸（以下简称口岸），海关依照本法规定履行检疫查验、传染病监测、卫生监督和应急处置等国境卫生检疫职责。

…………

第五条　海关总署统一管理全国国境卫生检疫工作。国务院卫生健康主管部门、国务院疾病预防控制部门和其他有关部门依据各自职责做好国境卫生检疫相关工作。

口岸所在地县级以上地方人民政府应当将国境卫生检疫工作纳入传染病防治规划，加大对国境卫生检疫工作的支持力度。

海关、卫生健康、疾病预防控制和其他有关部门在国境卫生检疫工作中应当密切配合，建立部门协调机制，强化信息共享和协同联动。

国家依法强化边境管控措施，严密防范非法入境行为导致的传染病输入风险。

第六条　海关依法履行国境卫生检疫职责，有关单位和个人应当予以配合，不得拒绝或者阻碍。

海关履行国境卫生检疫职责，应当依法保护商业秘密、个人隐私和个人信息，不得侵犯有关单位和个人的合法权益。

…………

第二章　检疫查验

第九条　进境出境的人员、交通运输工具，集装箱等运输设备、货物、行李、邮包等物品及外包装（以下统称货物、物品），应当依法接受检疫查验，经海关准许，方可进境出境。

享有外交、领事特权与豁免等相关待遇的人员，以及享有外交、领事特权与豁免等相关待遇的机构和人员的物品进境出境，在不影响其依法享有特权与豁免的前提下，应当依法接受检疫查验。

第十条　进境出境的人员、交通运输工具、货物、物品，应当分别在最先到达的口岸和最后离开的口岸接受检疫查验；货物、物品也可以在海关指定的其他地点接受检疫查验。

来自境外的交通运输工具因不可抗力或者其他紧急原因停靠、降落在境内口岸以外地区的，交通运输工具负责人应当立即向就近的海关报告，接到报告的海关应当立即派员到场处理，必要时可以请求当地人民政府疾病预防控制部门予以协助；除避险等紧急情况外，未经海关准许，该交通运输工具不得装卸货物、物品，不得上下引航员以外的人员。

第十一条　对进境出境人员，海关可以要求如实申报健康状况及相关信息，进行体温检测、医学巡查，必要时可以查阅旅行证件。

除前款规定的检疫查验措施外，海关还可以根据情况对有关进境出境人员实施下列检疫查验措施：

（一）要求提供疫苗接种证明或者其他预防措施证明并进行核查；

（二）进行流行病学调查、医学检查；

（三）法律、行政法规规定的其他检疫查验措施。

进境的外国人拒绝接受本条规定的检疫查验措施的，海关可以作出不准其进境的决定，并同时通知移民管理机构。

第十二条 海关依据检疫医师提供的检疫查验结果，对判定为检疫传染病染疫人、疑似染疫人的，应当立即采取有效的现场防控措施，并及时通知口岸所在地县级以上地方人民政府疾病预防控制部门。接到通知的疾病预防控制部门应当及时组织将检疫传染病染疫人、疑似染疫人接送至县级以上地方人民政府指定的医疗机构或者其他场所实施隔离治疗或者医学观察。有关医疗机构和场所应当及时接收。

对可能患有监测传染病的人员，海关应当发给就诊方便卡，并及时通知口岸所在地县级以上地方人民政府疾病预防控制部门。对持有就诊方便卡的人员，医疗机构应当优先诊治。

第十三条 进境出境交通运输工具负责人应当按照规定向海关如实申报与检疫查验有关的事项。

第十四条 海关可以登临交通运输工具进行检疫查验，对符合规定条件的，可以采取电讯方式进行检疫查验。

除避险等紧急情况外，进境的交通运输工具在检疫查验结束前、出境的交通运输工具在检疫查验结束后至出境前，未经海关准许，不得驶离指定的检疫查验地点，不得装卸货物、物品，不得上下引航员以外的人员。

第十五条 进境出境交通运输工具有下列情形之一的，应当实施卫生处理，并接受海关监督；必要时，海关可以会同有关部门对交通运输工具实施隔离：

（一）受到检疫传染病污染；

（二）发现与人类健康有关的病媒生物；

（三）存在传播检疫传染病风险的其他情形。

外国交通运输工具的负责人拒绝实施卫生处理的，除特殊情况外，海关应当责令该交通运输工具在其监督下立即离境。

…………

第十九条 进境出境货物、物品的收发货人、收寄件人、携运人（携带人）、承运人或者其代理人应当按照规定向海关如实申报与检疫查验有关的事项。

第二十条 对有本法第十五条第一款规定情形的货物、物品，应当实施卫生处理，并接受海关监督；卫生处理完成前，相关货物、物品应当单独存放，未经海关准许不得移运或者提离。

对有本法第十五条第一款规定情形但无法实施有效卫生处理的货物、物品，海关可以决定不准其进境或者出境，或者予以退运、销毁；对境内公共卫生安全可能造成重大危害的，海关可以暂停相关货物的进口。

…………

第二十三条　海关根据检疫查验需要，可以请求有关部门和单位协助查询进境出境的人员、交通运输工具、货物、物品等的相关信息，有关部门和单位应当予以协助。海关对查询所获得的信息，不得用于卫生检疫以外的用途。

…………

第三章　传染病监测

…………

第二十六条　各地海关应当按照口岸传染病监测规划和方案，结合对进境出境的人员、交通运输工具、货物、物品等实施检疫查验，系统持续地收集、核对和分析相关数据，对可能跨境传播的传染病的发生、流行及影响因素、发展趋势等进行评估。

海关开展传染病监测，应当充分利用现代信息技术，拓宽监测渠道，提升监测效能。

第二十七条　各地海关发现传染病，应当采取相应的控制措施，并及时向海关总署报告，同时向口岸所在地县级以上地方人民政府疾病预防控制部门以及移民管理机构通报。县级以上地方人民政府疾病预防控制部门发现传染病，应当及时向当地海关、移民管理机构通报。

任何单位和个人发现口岸或者进境出境的人员、交通运输工具、货物、物品等存在传播传染病风险的，应当及时向就近的海关或者口岸所在地疾病预防控制机构报告。

第二十八条　海关总署、国务院卫生健康主管部门、国务院疾病预防控制部门应当依据职责及时互相通报传染病相关信息。

国务院有关部门根据我国缔结或者参加的国境卫生检疫国际条约，依据职责与有关国家或者地区、国际组织互相通报传染病相关信息。

第二十九条　海关总署应当根据境外传染病监测情况，对境外传染病疫情风险进行评估，并及时发布相关风险提示信息。

第四章　卫生监督

第三十条　海关依照本法以及有关法律、行政法规和国家规定的卫生标准，对口岸和停留在口岸的进境出境交通运输工具的卫生状况实施卫生监督，履行下列职责：

（一）开展病媒生物监测，监督和指导有关单位和人员对病媒生物的防除；

（二）监督食品生产经营、饮用水供应、公共场所的卫生状况以及从业人员健康状况；

（三）监督固体、液体废弃物和船舶压舱水的处理；

（四）法律、行政法规规定的其他卫生监督职责。

第三十一条　口岸运营单位应当建立健全并严格落实相关卫生制度，保证口岸卫生状况符合法律、行政法规和国家规定的卫生标准的要求。

进境出境交通运输工具负责人应当采取有效措施，保持交通运输工具清洁卫生，保持无污染状态。

…………

第三十三条 海关实施卫生监督，发现口岸或者进境出境交通运输工具的卫生状况不符合法律、行政法规和国家规定的卫生标准要求的，有权要求有关单位和个人进行整改，必要时要求其实施卫生处理。

第五章 应急处置

…………

第三十五条 发生重大传染病疫情，需要在口岸采取应急处置措施的，海关总署、国务院卫生健康主管部门、国务院疾病预防控制部门应当提请国务院批准启动应急响应。海关总署、国务院卫生健康主管部门、国务院疾病预防控制部门和其他有关部门应当依据各自职责，密切配合开展相关的应急处置工作。

口岸所在地县级以上地方人民政府应当为应急处置提供场所、设施、设备、物资以及人力和技术等支持。

第三十六条 根据重大传染病疫情应急处置需要，经国务院决定，可以采取下列措施：

（一）对来自特定国家或者地区的人员实施采样检验；

（二）禁止特定货物、物品进境出境；

（三）指定进境出境口岸；

（四）暂时关闭有关口岸或者暂停有关口岸部分功能；

（五）暂时封锁有关国境；

（六）其他必要的应急处置措施。

采取前款规定的应急处置措施，应当事先公布。

…………

第六章 保障措施

第三十八条 海关总署会同国务院有关部门制定并组织实施口岸公共卫生能力建设规划。

国务院有关部门、口岸所在地县级以上地方人民政府、口岸运营单位以及其他有关单位应当积极支持口岸公共卫生能力建设。

第三十九条 国家将国境卫生检疫工作纳入传染病防治体系。

国境卫生检疫工作所需经费纳入预算，口岸重大传染病疫情应急处置所需物资纳入国家公共卫生应急物资保障体系。

第四十条 国境卫生检疫基础设施建设应当统筹兼顾国境卫生检疫日常工作和重大传染病疫情应急处置的需要。

国境卫生检疫基础设施建设应当纳入口岸建设规划。新建、改建、扩建口岸应当统筹建设国境卫生检疫基础设施，有关建设方案应当经海关审核同意。

国境卫生检疫基础设施应当符合规定的建设标准，不符合建设标准的，不得投入使用。国境卫生检疫基础设施建设标准和管理办法由海关总署会同国务院有关部门制定。海关对国境卫生检疫基础设施建设标准的执行实施监督。

…………

第四十二条 海关应当加强国境卫生检疫技术机构建设，为国境卫生检疫工作提供技术和服务支撑。

第四十三条 国境卫生检疫工作人员应当具备与履行职责相适应的专业知识和业务技能。

海关应当加强国境卫生检疫队伍建设，组织开展继续教育和职业培训，持续提升国境卫生检疫工作人员的专业知识和业务技能水平。

第七章 法律责任

第四十四条 违反本法规定，进境出境人员不如实申报健康状况、相关信息或者拒绝接受检疫查验的，由海关责令改正，可以给予警告或者处一万元以下的罚款；情节严重的，处一万元以上五万元以下的罚款。

第四十五条 违反本法规定，有下列情形之一的，对交通运输工具负责人，由海关责令改正，给予警告，可以并处五万元以下的罚款；情节严重的，并处五万元以上三十万元以下的罚款：

（一）未按照规定向海关申报与检疫查验有关的事项或者不如实申报有关事项；

（二）拒绝接受对交通运输工具的检疫查验或者拒绝实施卫生处理；

（三）未取得进境检疫证或者出境检疫证，交通运输工具擅自进境或者出境；

（四）未经海关准许，交通运输工具驶离指定的检疫查验地点，装卸货物、物品或者上下人员；

（五）已经实施检疫查验的交通运输工具在口岸停留期间，发现检疫传染病染疫人、疑似染疫人或者有人非因意外伤害死亡且死因不明的，未立即向海关报告；

（六）过境的交通运输工具在中国境内装卸货物、物品或者上下人员，或者添加燃料、饮用水、食品和供应品不接受海关监督。

有下列情形之一的，依照前款规定给予处罚：

（一）进境出境货物、物品的收发货人、收寄件人、携运人（携带人）、承运人或者其代理人未按照规定向海关申报与检疫查验有关的事项或者不如实申报有关事项，或者拒绝接受检疫查验、拒绝实施卫生处理，或者未经海关准许移运或者提离货物、物品；

（二）托运尸体、骸骨进境出境的托运人或者其代理人未按照规定向海关申报或者不如实申报，或者未经检疫查验合格擅自进境出境。

…………

第八章　附　则

第五十一条　本法中下列用语的含义：

（一）检疫查验，是指对进境出境的人员、交通运输工具、货物、物品、尸体、骸骨等采取检查措施、实施医学措施。

（二）医学巡查，是指检疫医师在口岸进境出境旅客通道，观察进境出境人员是否有传染病临床症状，并对有临床症状的人员进行询问的活动。

（三）医学检查，是指检疫医师对进境出境人员检查医学证明文件，实施必要的体格检查、采样检验的活动。

（四）卫生处理，是指消毒、杀虫、灭鼠、除污等措施。

第五十二条　中华人民共和国缔结或者参加的有关卫生检疫的国际条约同本法有不同规定的，适用该国际条约的规定，但中华人民共和国声明保留的条款除外。

…………

第五十五条　国境卫生检疫及相关活动，本法未作规定的，适用《中华人民共和国传染病防治法》等有关法律、行政法规的规定。

…………

（二）《国境卫生检疫法实施细则》（节选）

第一章　一般规定

…………

第四条　入境、出境的人员、交通工具和集装箱，以及可能传播检疫传染病的行李、货物、邮包等，均应当按照本细则的规定接受检疫，经卫生检疫机关许可，方准入境或者出境。

…………

第十条　入境、出境的集装箱、货物、废旧物等物品在到达口岸的时候，承运人、代理人或者货主，必须向卫生检疫机关申报并接受卫生检疫。对来自疫区的、被传染病污染的以及可能传播检疫传染病或者发现与人类健康有关的啮齿动物和病媒昆虫的集装箱、货物、废旧物等物品，应当实施消毒、除鼠、除虫或者其他必要的卫生处理。

集装箱、货物、废旧物等物品的货主要求在其他地方实施卫生检疫、卫生处理的，卫生检疫机关可以给予方便，并按规定办理。

第十一条　入境、出境的微生物、人体组织、生物制品、血液及其制品等特殊物品的携带人、托运人或者邮递人，必须向卫生检疫机关申报并接受卫生检疫，凭卫生检疫机关签发的特殊物品审批单办理通关手续，未经卫生检疫机关许可，不准入境、出境。

第十二条　入境、出境的旅客、员工个人携带或者托运可能传播传染病的行李和物品，应当接受卫生检查。卫生检疫机关对来自疫区或者被传染病污染的各种食品、饮料、水产品等应当实施卫生处理或者销毁，并签发卫生处理证明。

…………

第九章　传染病监测

第九十七条　入境、出境的交通工具、人员、食品、饮用水和其他物品以及病媒昆虫、动物，均为传染病监测的对象。

…………

第九十九条　卫生检疫机关应当阻止患有严重精神病、传染性肺结核病或者有可能对公共卫生造成重大危害的其他传染病的外国人入境。

…………

第一百零一条　卫生检疫机关对国境口岸的涉外宾馆、饭店内居住的入境、出境人员及工作人员实施传染病监测，并区别情况采取必要的预防、控制措施。

对来自检疫传染病和监测传染病疫区的人员，检疫医师可以根据流行病学和医学检查结果，发给就诊方便卡。卫生检疫机关、医疗卫生单位遇到持有就诊方便卡的人员请求医学检查时，应当视同急诊给予医学检查；如果发现其患检疫传染病或者监测传染病，疑似检疫传染病或者疑似监测传染病，应当立即实施必要的卫生措施，并且将情况报告当地卫生防疫机构和签发就诊方便卡的卫生检疫机关。

…………

第一百零三条　卫生检疫机关在国境口岸内设立传染病监测点时，有关单位应当给予协助并提供方便。

第十章　卫生监督

第一百零四条　卫生检疫机关依照《国境卫生检疫法》第十八条、第十九条规定的内容，对国境口岸和交通工具实施卫生监督。

第一百零五条　对国境口岸的卫生要求是：

（一）国境口岸和国境口岸内涉外的宾馆、生活服务单位以及候船、候车、候机厅（室）应当有健全的卫生制度和必要的卫生设施，并保持室内外环境整洁、通风良好；

（二）国境口岸有关部门应当采取切实可行的措施，控制啮齿动物、病媒昆虫，使其数量降低到不足为害的程度。仓库、货场必须具有防鼠设施；

（三）国境口岸的垃圾、废物、污水、粪便必须进行无害化处理，保持国境口岸环境整洁卫生。

第一百零六条　对交通工具的卫生要求是：

（一）交通工具上的宿舱、车厢必须保持清洁卫生，通风良好；

（二）交通工具上必须备有足够的消毒、除鼠、除虫药物及器械，并备有防鼠装置；

（三）交通工具上的货舱、行李舱、货车车厢在装货前或者卸货后应当进行彻底清扫，有毒物品和食品不得混装，防止污染；

（四）对不符合卫生要求的入境、出境交通工具，必须接受卫生检疫机关的督导立即进行改进。

第一百零七条 对饮用水、食品及从业人员的卫生要求是：

（一）国境口岸和交通工具上的食品、饮用水必须符合有关的卫生标准；

（二）国境口岸内的涉外宾馆，以及向入境、出境的交通工具提供饮食服务的部门，必须取得卫生检疫机关发放的卫生许可证；

（三）国境口岸内涉外的宾馆和入境、出境交通工具上的食品、饮用水从业人员应当持有有效健康证明。

第一百零八条 国境口岸有关单位和交通工具负责人应当遵守下列事项：

（一）遵守《国境卫生检疫法》和本细则及有关卫生法规的规定；

（二）接受卫生监督员的监督和检查，并为其工作提供方便；

（三）按照卫生监督员的建议，对国境口岸和交通工具的卫生状况及时采取改进措施。

三、《传染病防治法》对传染病防控职能和信息通报的要求

《传染病防治法》（节选）

第一章 总 则

…………

第四条 对乙类传染病中传染性非典型肺炎、炭疽中的肺炭疽和人感染高致病性禽流感，采取本法所称甲类传染病的预防、控制措施。其他乙类传染病和突发原因不明的传染病需要采取本法所称甲类传染病的预防、控制措施的，由国务院卫生行政部门及时报经国务院批准后予以公布、实施。

要解除依照前款规定采取的甲类传染病预防、控制措施的，由国务院卫生行政部门报经国务院批准后予以公布。

省、自治区、直辖市人民政府对本行政区域内常见、多发的其他地方性传染病，可以根据情况决定按照乙类或者丙类传染病管理并予以公布，报国务院卫生行政部门备案。

第五条 各级人民政府领导传染病防治工作。

县级以上人民政府制定传染病防治规划并组织实施，建立健全传染病防治的疾病预防控制、医疗救治和监督管理体系。

第六条 国务院卫生行政部门主管全国传染病防治及其监督管理工作。县级以上地方人民政府卫生行政部门负责本行政区域内的传染病防治及其监督管理工作。

县级以上人民政府其他部门在各自的职责范围内负责传染病防治工作。

军队的传染病防治工作，依照本法和国家有关规定办理，由中国人民解放军卫生主管部门实施监督管理。

第七条 各级疾病预防控制机构承担传染病监测、预测、流行病学调查、疫情报告以及其他预防、控制工作。

医疗机构承担与医疗救治有关的传染病防治工作和责任区域内的传染病预防工作。城市社区和农村基层医疗机构在疾病预防控制机构的指导下，承担城市社区、农村基层相应的传染病防治工作。

…………

第十二条　在中华人民共和国领域内的一切单位和个人，必须接受疾病预防控制机构、医疗机构有关传染病的调查、检验、采集样本、隔离治疗等预防、控制措施，如实提供有关情况。疾病预防控制机构、医疗机构不得泄露涉及个人隐私的有关信息、资料。

卫生行政部门以及其他有关部门、疾病预防控制机构和医疗机构因违法实施行政管理或者预防、控制措施，侵犯单位和个人合法权益的，有关单位和个人可以依法申请行政复议或者提起诉讼。

第二章　传染病预防

第十三条　各级人民政府组织开展群众性卫生活动，进行预防传染病的健康教育，倡导文明健康的生活方式，提高公众对传染病的防治意识和应对能力，加强环境卫生建设，消除鼠害和蚊、蝇等病媒生物的危害。

各级人民政府农业、水利、林业行政部门按照职责分工负责指导和组织消除农田、湖区、河流、牧场、林区的鼠害与血吸虫危害，以及其他传播传染病的动物和病媒生物的危害。

铁路、交通、民用航空行政部门负责组织消除交通工具以及相关场所的鼠害和蚊、蝇等病媒生物的危害。

…………

第二十条　县级以上地方人民政府应当制定传染病预防、控制预案，报上一级人民政府备案。

传染病预防、控制预案应当包括以下主要内容：

（一）传染病预防控制指挥部的组成和相关部门的职责；

（二）传染病的监测、信息收集、分析、报告、通报制度；

（三）疾病预防控制机构、医疗机构在发生传染病疫情时的任务与职责；

（四）传染病暴发、流行情况的分级以及相应的应急工作方案；

（五）传染病预防、疫点疫区现场控制，应急设施、设备、救治药品和医疗器械以及其他物资和技术的储备与调用。

地方人民政府和疾病预防控制机构接到国务院卫生行政部门或者省、自治区、直辖市人民政府发出的传染病预警后，应当按照传染病预防、控制预案，采取相应的预防、控制措施。

…………

第二十七条　对被传染病病原体污染的污水、污物、场所和物品，有关单位和个人必须在疾病预防控制机构的指导下或者按照其提出的卫生要求，进行严格消毒处理；拒绝消毒处理的，由当地卫生行政部门或者疾病预防控制机构进行强制消毒处理。

…………

第二十九条 用于传染病防治的消毒产品、饮用水供水单位供应的饮用水和涉及饮用水卫生安全的产品，应当符合国家卫生标准和卫生规范。

饮用水供水单位从事生产或者供应活动，应当依法取得卫生许可证。

生产用于传染病防治的消毒产品的单位和生产用于传染病防治的消毒产品，应当经省级以上人民政府卫生行政部门审批。具体办法由国务院制定。

第三章 疫情报告、通报和公布

…………

第三十一条 任何单位和个人发现传染病病人或者疑似传染病病人时，应当及时向附近的疾病预防控制机构或者医疗机构报告。

第三十二条 港口、机场、铁路疾病预防控制机构以及国境卫生检疫机关发现甲类传染病病人、病原携带者、疑似传染病病人时，应当按照国家有关规定立即向国境口岸所在地的疾病预防控制机构或者所在地县级以上地方人民政府卫生行政部门报告并互相通报。

…………

第三十四条 县级以上地方人民政府卫生行政部门应当及时向本行政区域内的疾病预防控制机构和医疗机构通报传染病疫情以及监测、预警的相关信息。接到通报的疾病预防控制机构和医疗机构应当及时告知本单位的有关人员。

…………

第五章 医疗救治

第五十条 县级以上人民政府应当加强和完善传染病医疗救治服务网络的建设，指定具备传染病救治条件和能力的医疗机构承担传染病救治任务，或者根据传染病救治需要设置传染病医院。

…………

第七章 保障措施

…………

第六十条 县级以上地方人民政府按照本级政府职责负责本行政区域内传染病预防、控制、监督工作的日常经费。

国务院卫生行政部门会同国务院有关部门，根据传染病流行趋势，确定全国传染病预防、控制、救治、监测、预测、预警、监督检查等项目。中央财政对困难地区实施重大传染病防治项目给予补助。省、自治区、直辖市人民政府根据本行政区域内传染病流行趋势，在国务院卫生行政部门确定的项目范围内，确定传染病预防、控制、监督等项目，并保障项目的实施经费。

…………

第八章　法律责任

…………

第七十一条　国境卫生检疫机关、动物防疫机构未依法履行传染病疫情通报职责的，由有关部门在各自职责范围内责令改正，通报批评；造成传染病传播、流行或者其他严重后果的，对负有责任的主管人员和其他直接责任人员，依法给予降级、撤职、开除的处分；构成犯罪的，依法追究刑事责任。

…………

第九章　附　则

…………

第七十九条　传染病防治中有关食品、药品、血液、水、医疗废物和病原微生物的管理以及动物防疫和国境卫生检疫，本法未规定的，分别适用其他有关法律、行政法规的规定。

四、《生物安全法》对具有生物安全风险对象的管控要求

《生物安全法》（节选）

第二章　生物安全风险防控体制

…………

第二十三条　国家建立首次进境或者暂停后恢复进境的动植物、动植物产品、高风险生物因子国家准入制度。

进出境的人员、运输工具、集装箱、货物、物品、包装物和国际航行船舶压舱水排放等应当符合我国生物安全管理要求。

海关对发现的进出境和过境生物安全风险，应当依法处置。经评估为生物安全高风险的人员、运输工具、货物、物品等，应当从指定的国境口岸进境，并采取严格的风险防控措施。

第二十四条　国家建立境外重大生物安全事件应对制度。境外发生重大生物安全事件的，海关依法采取生物安全紧急防控措施，加强证件核验，提高查验比例，暂停相关人员、运输工具、货物、物品等进境。必要时经国务院同意，可以采取暂时关闭有关口岸、封锁有关国境等措施。

…………

第三章　防控重大新发突发传染病、动植物疫情

第二十七条　国务院卫生健康、农业农村、林业草原、海关、生态环境主管部门应当建立新发突发传染病、动植物疫情、进出境检疫、生物技术环境安全监测网络，组织监测站点布局、建设，完善监测信息报告系统，开展主动监测和病原检测，并纳入国家生物安

全风险监测预警体系。

…………

第二十九条 任何单位和个人发现传染病、动植物疫病的，应当及时向医疗机构、有关专业机构或者部门报告。

医疗机构、专业机构及其工作人员发现传染病、动植物疫病或者不明原因的聚集性疾病的，应当及时报告，并采取保护性措施。

依法应当报告的，任何单位和个人不得瞒报、谎报、缓报、漏报，不得授意他人瞒报、谎报、缓报，不得阻碍他人报告。

第三十条 国家建立重大新发突发传染病、动植物疫情联防联控机制。

发生重大新发突发传染病、动植物疫情，应当依照有关法律法规和应急预案的规定及时采取控制措施；国务院卫生健康、农业农村、林业草原主管部门应当立即组织疫情会商研判，将会商研判结论向中央国家安全领导机构和国务院报告，并通报国家生物安全工作协调机制其他成员单位和国务院其他有关部门。

发生重大新发突发传染病、动植物疫情，地方各级人民政府统一履行本行政区域内疫情防控职责，加强组织领导，开展群防群控、医疗救治，动员和鼓励社会力量依法有序参与疫情防控工作。

第三十一条 国家加强国境、口岸传染病和动植物疫情联合防控能力建设，建立传染病、动植物疫情防控国际合作网络，尽早发现、控制重大新发突发传染病、动植物疫情。

…………

第五章 病原微生物实验室生物安全

第四十二条 国家加强对病原微生物实验室生物安全的管理，制定统一的实验室生物安全标准。病原微生物实验室应当符合生物安全国家标准和要求。

从事病原微生物实验活动，应当严格遵守有关国家标准和实验室技术规范、操作规程，采取安全防范措施。

…………

第四十四条 设立病原微生物实验室，应当依法取得批准或者进行备案。

个人不得设立病原微生物实验室或者从事病原微生物实验活动。

…………

第四十八条 病原微生物实验室的设立单位负责实验室的生物安全管理，制定科学、严格的管理制度，定期对有关生物安全规定的落实情况进行检查，对实验室设施、设备、材料等进行检查、维护和更新，确保其符合国家标准。

病原微生物实验室设立单位的法定代表人和实验室负责人对实验室的生物安全负责。

…………

第五十条　病原微生物实验室的设立单位应当制定生物安全事件应急预案，定期组织开展人员培训和应急演练。发生高致病性病原微生物泄漏、丢失和被盗、被抢或者其他生物安全风险的，应当按照应急预案的规定及时采取控制措施，并按照国家规定报告。

五、《食品安全法》对食品检验和食品安全事故处置的要求

《食品安全法》（节选）

第五章　食品检验

第八十四条　食品检验机构按照国家有关认证认可的规定取得资质认定后，方可从事食品检验活动。但是，法律另有规定的除外。

食品检验机构的资质认定条件和检验规范，由国务院食品安全监督管理部门规定。

符合本法规定的食品检验机构出具的检验报告具有同等效力。

县级以上人民政府应当整合食品检验资源，实现资源共享。

第八十五条　食品检验由食品检验机构指定的检验人独立进行。

检验人应当依照有关法律、法规的规定，并按照食品安全标准和检验规范对食品进行检验，尊重科学，恪守职业道德，保证出具的检验数据和结论客观、公正，不得出具虚假检验报告。

…………

第七章　食品安全事故处置

第一百零二条　国务院组织制定国家食品安全事故应急预案。

县级以上地方人民政府应当根据有关法律、法规的规定和上级人民政府的食品安全事故应急预案以及本行政区域的实际情况，制定本行政区域的食品安全事故应急预案，并报上一级人民政府备案。

食品安全事故应急预案应当对食品安全事故分级、事故处置组织指挥体系与职责、预防预警机制、处置程序、应急保障措施等作出规定。

食品生产经营企业应当制定食品安全事故处置方案，定期检查本企业各项食品安全防范措施的落实情况，及时消除事故隐患。

第一百零三条　发生食品安全事故的单位应当立即采取措施，防止事故扩大。事故单位和接收病人进行治疗的单位应当及时向事故发生地县级人民政府食品安全监督管理、卫生行政部门报告。

县级以上人民政府农业行政等部门在日常监督管理中发现食品安全事故或者接到事故举报，应当立即向同级食品安全监督管理部门通报。

发生食品安全事故，接到报告的县级人民政府食品安全监督管理部门应当按照应急预案的规定向本级人民政府和上级人民政府食品安全监督管理部门报告。县级人民政府和上级人民政府食品安全监督管理部门应当按照应急预案的规定上报。

任何单位和个人不得对食品安全事故隐瞒、谎报、缓报，不得隐匿、伪造、毁灭有关证据。

…………

第十章 附 则

…………

第一百五十二条 铁路、民航运营中食品安全的管理办法由国务院食品安全监督管理部门会同国务院有关部门依照本法制定。

保健食品的具体管理办法由国务院食品安全监督管理部门依照本法制定。

食品相关产品生产活动的具体管理办法由国务院食品安全监督管理部门依照本法制定。

国境口岸食品的监督管理由出入境检验检疫机构依照本法以及有关法律、行政法规的规定实施。

军队专用食品和自供食品的食品安全管理办法由中央军事委员会依照本法制定。

六、《突发公共卫生事件应急条例》对应急组织、信息报告、应急处理和应急保障的要求

《突发公共卫生事件应急条例》(节选)

第一章 总 则

…………

第四条 突发事件发生后，省、自治区、直辖市人民政府成立地方突发事件应急处理指挥部，省、自治区、直辖市人民政府主要领导人担任总指挥，负责领导、指挥本行政区域内突发事件应急处理工作。

县级以上地方人民政府卫生行政主管部门，具体负责组织突发事件的调查、控制和医疗救治工作。

县级以上地方人民政府有关部门，在各自的职责范围内做好突发事件应急处理的有关工作。

…………

第二章 预防与应急准备

…………

第十六条 国务院有关部门和县级以上地方人民政府及其有关部门，应当根据突发事件应急预案的要求，保证应急设施、设备、救治药品和医疗器械等物资储备。

…………

第三章 报告与信息发布

第十九条 国家建立突发事件应急报告制度。

国务院卫生行政主管部门制定突发事件应急报告规范，建立重大、紧急疫情信息报告系统。

有下列情形之一的，省、自治区、直辖市人民政府应当在接到报告1小时内，向国务院卫生行政主管部门报告：

（一）发生或者可能发生传染病暴发、流行的；

（二）发生或者发现不明原因的群体性疾病的；

（三）发生传染病菌种、毒种丢失的；

（四）发生或者可能发生重大食物和职业中毒事件的。

国务院卫生行政主管部门对可能造成重大社会影响的突发事件，应当立即向国务院报告。

第二十条　突发事件监测机构、医疗卫生机构和有关单位发现有本条例第十九条规定情形之一的，应当在2小时内向所在地县级人民政府卫生行政主管部门报告；接到报告的卫生行政主管部门应当在2小时内向本级人民政府报告，并同时向上级人民政府卫生行政主管部门和国务院卫生行政主管部门报告。

县级人民政府应当在接到报告后2小时内向设区的市级人民政府或者上一级人民政府报告；设区的市级人民政府应当在接到报告后2小时内向省、自治区、直辖市人民政府报告。

…………

第二十二条　接到报告的地方人民政府、卫生行政主管部门依照本条例规定报告的同时，应当立即组织力量对报告事项调查核实、确证，采取必要的控制措施，并及时报告调查情况。

第二十三条　国务院卫生行政主管部门应当根据发生突发事件的情况，及时向国务院有关部门和各省、自治区、直辖市人民政府卫生行政主管部门以及军队有关部门通报。

突发事件发生地的省、自治区、直辖市人民政府卫生行政主管部门，应当及时向毗邻省、自治区、直辖市人民政府卫生行政主管部门通报。

接到通报的省、自治区、直辖市人民政府卫生行政主管部门，必要时应当及时通知本行政区域内的医疗卫生机构。

县级以上地方人民政府有关部门，已经发生或者发现可能引起突发事件的情形时，应当及时向同级人民政府卫生行政主管部门通报。

第二十四条　国家建立突发事件举报制度，公布统一的突发事件报告、举报电话。

任何单位和个人有权向人民政府及其有关部门报告突发事件隐患，有权向上级人民政府及其有关部门举报地方人民政府及其有关部门不履行突发事件应急处理职责，或者不按照规定履行职责的情况。接到报告、举报的有关人民政府及其有关部门，应当立即组织对突发事件隐患、不履行或者不按照规定履行突发事件应急处理职责的情况进行调查处理。

对举报突发事件有功的单位和个人，县级以上各级人民政府及其有关部门应当予以奖励。

…………

第四章　应急处理

第二十六条　突发事件发生后，卫生行政主管部门应当组织专家对突发事件进行综合评估，初步判断突发事件的类型，提出是否启动突发事件应急预案的建议。

…………

第二十九条　省级以上人民政府卫生行政主管部门或者其他有关部门指定的突发事件应急处理专业技术机构，负责突发事件的技术调查、确证、处置、控制和评价工作。

…………

第三十一条　应急预案启动前，县级以上各级人民政府有关部门应当根据突发事件的实际情况，做好应急处理准备，采取必要的应急措施。

应急预案启动后，突发事件发生地的人民政府有关部门，应当根据预案规定的职责要求，服从突发事件应急处理指挥部的统一指挥，立即到达规定岗位，采取有关的控制措施。

医疗卫生机构、监测机构和科学研究机构，应当服从突发事件应急处理指挥部的统一指挥，相互配合、协作，集中力量开展相关的科学研究工作。

第三十二条　突发事件发生后，国务院有关部门和县级以上地方人民政府及其有关部门，应当保证突发事件应急处理所需的医疗救护设备、救治药品、医疗器械等物资的生产、供应；铁路、交通、民用航空行政主管部门应当保证及时运送。

第三十三条　根据突发事件应急处理的需要，突发事件应急处理指挥部有权紧急调集人员、储备的物资、交通工具以及相关设施、设备；必要时，对人员进行疏散或者隔离，并可以依法对传染病疫区实行封锁。

第三十四条　突发事件应急处理指挥部根据突发事件应急处理的需要，可以对食物和水源采取控制措施。

县级以上地方人民政府卫生行政主管部门应当对突发事件现场等采取控制措施，宣传突发事件防治知识，及时对易受感染的人群和其他易受损害的人群采取应急接种、预防性投药、群体防护等措施。

第三十五条　参加突发事件应急处理的工作人员，应当按照预案的规定，采取卫生防护措施，并在专业人员的指导下进行工作。

第三十六条　国务院卫生行政主管部门或者其他有关部门指定的专业技术机构，有权进入突发事件现场进行调查、采样、技术分析和检验，对地方突发事件的应急处理工作进行技术指导，有关单位和个人应当予以配合；任何单位和个人不得以任何理由予以拒绝。

第三十七条　对新发现的突发传染病、不明原因的群体性疾病、重大食物和职业中毒事件，国务院卫生行政主管部门应当尽快组织力量制定相关的技术标准、规范和控制措施。

第三十八条 交通工具上发现根据国务院卫生行政主管部门的规定需要采取应急控制措施的传染病病人、疑似传染病病人，其负责人应当以最快的方式通知前方停靠点，并向交通工具的营运单位报告。交通工具的前方停靠点和营运单位应当立即向交通工具营运单位行政主管部门和县级以上地方人民政府卫生行政主管部门报告。卫生行政主管部门接到报告后，应当立即组织有关人员采取相应的医学处置措施。

交通工具上的传染病病人密切接触者，由交通工具停靠点的县级以上各级人民政府卫生行政主管部门或者铁路、交通、民用航空行政主管部门，根据各自的职责，依照传染病防治法律、行政法规的规定，采取控制措施。

涉及国境口岸和入出境的人员、交通工具、货物、集装箱、行李、邮包等需要采取传染病应急控制措施的，依照国境卫生检疫法律、行政法规的规定办理。

第三十九条 医疗卫生机构应当对因突发事件致病的人员提供医疗救护和现场救援，对就诊病人必须接诊治疗，并书写详细、完整的病历记录；对需要转送的病人，应当按照规定将病人及其病历记录的复印件转送至接诊的或者指定的医疗机构。

医疗卫生机构内应当采取卫生防护措施，防止交叉感染和污染。

医疗卫生机构应当对传染病病人密切接触者采取医学观察措施，传染病病人密切接触者应当予以配合。

医疗机构收治传染病病人、疑似传染病病人，应当依法报告所在地的疾病预防控制机构。接到报告的疾病预防控制机构应当立即对可能受到危害的人员进行调查，根据需要采取必要的控制措施。

第四十条 传染病暴发、流行时，街道、乡镇以及居民委员会、村民委员会应当组织力量，团结协作，群防群治，协助卫生行政主管部门和其他有关部门、医疗卫生机构做好疫情信息的收集和报告、人员的分散隔离、公共卫生措施的落实工作，向居民、村民宣传传染病防治的相关知识。

第四十一条 对传染病暴发、流行区域内流动人口，突发事件发生地的县级以上地方人民政府应当做好预防工作，落实有关卫生控制措施；对传染病病人和疑似传染病病人，应当采取就地隔离、就地观察、就地治疗的措施。对需要治疗和转诊的，应当依照本条例第三十九条第一款的规定执行。

第四十二条 有关部门、医疗卫生机构应当对传染病做到早发现、早报告、早隔离、早治疗，切断传播途径，防止扩散。

第四十三条 县级以上各级人民政府应当提供必要资金，保障因突发事件致病、致残的人员得到及时、有效的救治。具体办法由国务院财政部门、卫生行政主管部门和劳动保障行政主管部门制定。

第四十四条 在突发事件中需要接受隔离治疗、医学观察措施的病人、疑似病人和传染病病人密切接触者在卫生行政主管部门或者有关机构采取医学措施时应当予以配合；拒绝配合的，由公安机关依法协助强制执行。

七、《病原微生物实验室生物安全管理条例》对病原微生物实验室生物安全管理的要求

《病原微生物实验室生物安全管理条例》（节选）

第三章 实验室的设立与管理

…………

第二十条 三级、四级实验室应当通过实验室国家认可。

国务院认证认可监督管理部门确定的认可机构应当依照实验室生物安全国家标准以及本条例的有关规定，对三级、四级实验室进行认可；实验室通过认可的，颁发相应级别的生物安全实验室证书。证书有效期为 5 年。

第二十一条 从事病原微生物实验活动应当在相应级别的实验室进行。实验室从事病原微生物实验活动，其级别应当不低于病原微生物目录规定的该项实验活动所需的实验室级别。

一级、二级实验室仅可从事病原微生物目录规定的可以在一级、二级实验室进行的高致病性病原微生物实验活动。三级、四级实验室从事高致病性病原微生物实验活动，应当具备下列条件：

（一）实验目的和拟从事的实验活动符合国务院卫生主管部门或者兽医主管部门的规定；

（二）通过实验室国家认可；

（三）具有与拟从事的实验活动相适应的工作人员；

（四）工程质量经建筑主管部门依法检测验收合格。

第二十二条 三级、四级实验室，需要从事病原微生物目录规定的应当在三级、四级实验室进行的高致病性病原微生物实验活动或者疑似高致病性病原微生物实验活动的，应当依照国务院卫生主管部门或者兽医主管部门的规定报省级以上人民政府卫生主管部门或者兽医主管部门批准。实验活动结果以及工作情况应当向原批准部门报告。

实验室申报或者接受与高致病性病原微生物有关的科研项目，应当符合科研需要和生物安全要求，具有相应的生物安全防护水平。与动物间传染的高致病性病原微生物有关的科研项目，应当经国务院兽医主管部门同意；与人体健康有关的高致病性病原微生物科研项目，实验室应当将立项结果告知省级以上人民政府卫生主管部门。

第二十三条 出入境检验检疫机构、医疗卫生机构、动物疫病预防控制机构在实验室开展检测、诊断工作时，发现高致病性病原微生物或者疑似高致病性病原微生物，需要进一步从事这类高致病性病原微生物相关实验活动的，应当在具备相应条件的实验室中进

行；依照本条例的规定需要经过批准的，应当取得批准。

专门从事检测、诊断的实验室应当严格依照国务院卫生主管部门或者兽医主管部门的规定，建立健全规章制度，保证实验室生物安全。

八、《医疗废物管理条例》对医疗废物管理的要求

《医疗废物管理条例》（节选）

第二章　医疗废物管理的一般规定

…………

第十二条　医疗卫生机构和医疗废物集中处置单位，应当对医疗废物进行登记，登记内容应当包括医疗废物的来源、种类、重量或者数量、交接时间、处置方法、最终去向以及经办人签名等项目。登记资料至少保存3年。

第十三条　医疗卫生机构和医疗废物集中处置单位，应当采取有效措施，防止医疗废物流失、泄漏、扩散。

发生医疗废物流失、泄漏、扩散时，医疗卫生机构和医疗废物集中处置单位应当采取减少危害的紧急处理措施，对致病人员提供医疗救护和现场救援；同时向所在地的县级人民政府卫生行政主管部门、环境保护行政主管部门报告，并向可能受到危害的单位和居民通报。

第十四条　禁止任何单位和个人转让、买卖医疗废物。

禁止在运送过程中丢弃医疗废物；禁止在非贮存地点倾倒、堆放医疗废物或者将医疗废物混入其他废物和生活垃圾。

第十五条　禁止邮寄医疗废物。

禁止通过铁路、航空运输医疗废物。

有陆路通道的，禁止通过水路运输医疗废物；没有陆路通道必需经水路运输医疗废物的，应当经设区的市级以上人民政府环境保护行政主管部门批准，并采取严格的环境保护措施后，方可通过水路运输。

禁止将医疗废物与旅客在同一运输工具上载运。

禁止在饮用水源保护区的水体上运输医疗废物。

第三章　医疗卫生机构对医疗废物的管理

第十六条　医疗卫生机构应当及时收集本单位产生的医疗废物，并按照类别分置于防渗漏、防锐器穿透的专用包装物或者密闭的容器内。

医疗废物专用包装物、容器，应当有明显的警示标识和警示说明。

医疗废物专用包装物、容器的标准和警示标识的规定，由国务院卫生行政主管部门和环境保护行政主管部门共同制定。

第十七条　医疗卫生机构应当建立医疗废物的暂时贮存设施、设备，不得露天存放医疗废物；医疗废物暂时贮存的时间不得超过2天。

医疗废物的暂时贮存设施、设备，应当远离医疗区、食品加工区和人员活动区以及生活垃圾存放场所，并设置明显的警示标识和防渗漏、防鼠、防蚊蝇、防蟑螂、防盗以及预防儿童接触等安全措施。

医疗废物的暂时贮存设施、设备应当定期消毒和清洁。

第十八条 医疗卫生机构应当使用防渗漏、防遗撒的专用运送工具，按照本单位确定的内部医疗废物运送时间、路线，将医疗废物收集、运送至暂时贮存地点。

运送工具使用后应当在医疗卫生机构内指定的地点及时消毒和清洁。

第十九条 医疗卫生机构应当根据就近集中处置的原则，及时将医疗废物交由医疗废物集中处置单位处置。

医疗废物中病原体的培养基、标本和菌种、毒种保存液等高危险废物，在交医疗废物集中处置单位处置前应当就地消毒。

第二十条 医疗卫生机构产生的污水、传染病病人或者疑似传染病病人的排泄物，应当按照国家规定严格消毒；达到国家规定的排放标准后，方可排入污水处理系统。

第二十一条 不具备集中处置医疗废物条件的农村，医疗卫生机构应当按照县级人民政府卫生行政主管部门、环境保护行政主管部门的要求，自行就地处置其产生的医疗废物。自行处置医疗废物的，应当符合下列基本要求：

（一）使用后的一次性医疗器具和容易致人损伤的医疗废物，应当消毒并作毁形处理；

（二）能够焚烧的，应当及时焚烧；

（三）不能焚烧的，消毒后集中填埋。

九、海关总署公告 2021 年第 4 号关于海关监管作业场所（场地）的要求

（一）《海关监管作业场所（场地）设置规范》（节选）

第一章 总 则

…………

二、本规范的海关监管作业场所（场地）划分为：

（一）监管作业场所，包括水路运输类海关监管作业场所、公路运输类海关监管作业场所、航空运输类海关监管作业场所、铁路运输类海关监管作业场所、快递类海关监管作业场所等。

（二）集中作业场地，包括旅客通关作业场地、邮检作业场地等。

三、海关监管作业场所（场地）内的功能区划分为：

（一）口岸前置拦截作业区，包括车体及轮胎消毒场所、核生化监测处置场所、指定检疫车位、指定检疫廊桥或指定检疫机位、检疫锚地或泊位、指定检疫轨道等。具体设置要求详见《海关口岸前置拦截作业区设置规范》（附件 1）。

（二）查验作业区，该功能区以查验为主，配套设置必要的储存区、暂时存放区、扣

检区、技术整改区等。海关监管作业场所（场地）涉及运营进口汽车、普通食品、进口冷链食品、进境食用水生动物、进境水果、进境木材、进境粮食、进境种苗、供港澳鲜活产品、血液等特殊物品、集装箱/箱式货车承载货物等业务，以及有公路口岸客车进出境的，相应的查验作业区具体设置要求详见《海关监管作业场所（场地）查验作业区设置规范》(附件2)。

（三）检疫处理区，该功能区以检疫处理和卫生处理为主，配套设置必要的查验区、存放区等。包括进境原木检疫处理区、进境大型苗木检疫处理场等，具体设置要求详见《海关监管作业场所（场地）检疫处理区设置规范》(附件3)。

…………

第二章　海关监管作业场所设置规范

…………

二、场地设置

（一）具有储存或者装卸、集拼、暂时存放海关监管货物的仓库或场地，配备相应设施，并且设置明显区分标识。

（二）设置符合海关要求的功能区域，设置区域标识牌，并且标识场内的通行、分流路线。

（三）如需实施海关查验，应当设置满足海关查验作业要求的场地，配备海关实施查验、安全防护的设备以及相应的专业操作人员。

（四）根据海关监管需要，预留大型集装箱/车辆检查设备、辐射探测设备等所需的场地和设施，自行安装且供海关使用的集装箱/车辆检查设备及辐射探测设备等应当与海关联网。

（五）提供存放海关暂不予放行货物的仓库或者场地。

（六）地面平整、硬化，无病媒生物孳生地，场地及周围环境应具备有效的防控鼠类的设施，符合国家标准《病媒生物综合管理技术规范　环境治理　鼠类》(GB/T 31712)的相关要求。

（七）具有必要的病媒生物控制措施，具备完善的卫生管理制度（包括卫生保洁制度、货物堆放制度、病媒生物防控制度）与有效的卫生控制措施。

（八）根据海关监管需要，设置检疫处理区，用于对进出境货物、集装箱进行检疫处理。

（九）根据海关监管需要，对食品、动植物及其产品储存等，应设置专门区域。

三、场所用房

（一）根据海关监管需要，提供采样室、样品室、病媒生物及有害生物初筛鉴定室等技术用房，以及更衣室、工具室等配套设施，满足开展感官检验、取制样品、初筛鉴定及标本存放、留样存放、药品与器械存储等作业要求。

（二）根据海关卫生检疫工作需要，提供检疫查验、卫生监督、卫生处理技术用房及配套设施，满足开展医学排查、隔离留验、传染病快速监测、卫生监督采样检测、病媒生物监测与控制等作业要求。

（三）提供具备网络通讯、取暖降温、休息卫生等条件的海关备勤、办公场所。

四、信息化管理系统

（一）根据海关监管需要，配备与海关联网的信息化管理系统，能够接收海关相关指令信息，并按照海关要求实现货物进场、出场、存储状态等电子数据的传送、交换。

（二）根据海关监管需要，企业自用信息化管理系统应当向海关开放有关功能的授权。

（三）建立符合海关网络安全要求的机房或机柜，并且建立满足海关对运输工具登临检查、货物查验、场所巡查等工作要求的无线网络。

（二）《海关监管作业场所（场地）监控摄像头设置规范》（节选）

一、根据《海关监管区管理暂行办法》《海关监管作业场所（场地）设置规范》的相关规定，制定本规范。

二、本规范要求安装监控摄像头的海关监管作业场所（场地）包括：

（一）海关监管作业场所，如水路运输类海关监管作业场所、公路运输类海关监管作业场所、航空运输类海关监管作业场所、铁路运输类海关监管作业场所、快递类海关监管作业场所以及从事边民互市业务的监管作业场所等。

（二）海关集中作业场地，如旅客通关作业场地、邮检作业场地等。

（三）海关监管作业场所（场地）内的功能区，如通用查验场地、口岸前置拦截作业区、进口汽车查验区、动植物产品（含食品）查验区、供港澳鲜活产品查验区、卫生检疫查验区、公路口岸客车查验区、进境原木检疫处理区、进境大型苗木检疫处理场等，具体设置要求详见《海关监管作业场所（场地）功能区监控摄像头设置规范》（附件 1）。

（四）海关作业现场，如免税品商店（含销售场所和监管仓库）、海关对外办理业务大厅、陆路口岸边境通道、停机坪等，具体设置要求详见《海关作业现场监控摄像头设置规范》（附件 2）。

三、海关监管作业场所（场地）内的功能区，应在满足对应海关监管作业场所（场地）监控摄像头设置规范要求的基础上，同时满足对应功能区的监控摄像头设置规范要求。

四、海关根据法律、规章的规定和海关实际监管的要求确定监控摄像头的重点监控范围或区域。主要包括：车辆进出通道及卡口、海关查验场地、检疫处理场地（不含第三方检疫场地）、泊位、施解封区、查验地磅、运输工具登临区、航空箱拆板和组板区、旅检大厅等。

重点监控区域应保证监控摄像头点位具有一定的冗余度，确保个别摄像头出现故障时不影响海关对重点监控范围或区域的连续监控。

五、海关监管作业场所（场地）监控摄像头和视频监控系统的其他设备、部件、材料应当符合现行国家行业标准，设备选型、平台系统、集成软件应当与海关现有系统相兼容，相关工程设计及施工应当符合国家有关标准，接入设备及系统符合国家相关安全标准，并应符合相关安全管理部门要求。

海关监管作业场所（场地）监控摄像头、视频监控系统设备选型应当符合《海关视频监控系统技术规范》（HS/T 58），并应根据海关监管需要，在符合上述规范或标准要求的基础上，提高设备选型、建设标准。

六、海关监管作业场所（场地）应当建立满足海关监管要求的视频监控系统，通过视频监控安全设备与海关联网，视频存储时间不少于 3 个月。

七、海关监管作业场所（场地）应根据海关监管需要，合理设置摄像头安装点、监控范围，并应当采用照明、红外等方式，保证监控摄像头夜间监控的清晰度。

八、海关监管作业场所（场地）应建立符合海关网络安全要求的机房或机柜，用于安置监控摄像头的存储、联网、集成等相关设备。

九、监控摄像头的控制权，是指对摄像头的镜头焦距和监控视角（范围）的调动控制权，分为海关专控和海关主控。海关专控是指监控摄像头只能由海关控制，海关主控是指海关在执行对监控摄像头的调动时，不允许其他控制方调动。